U0137125

華志文化

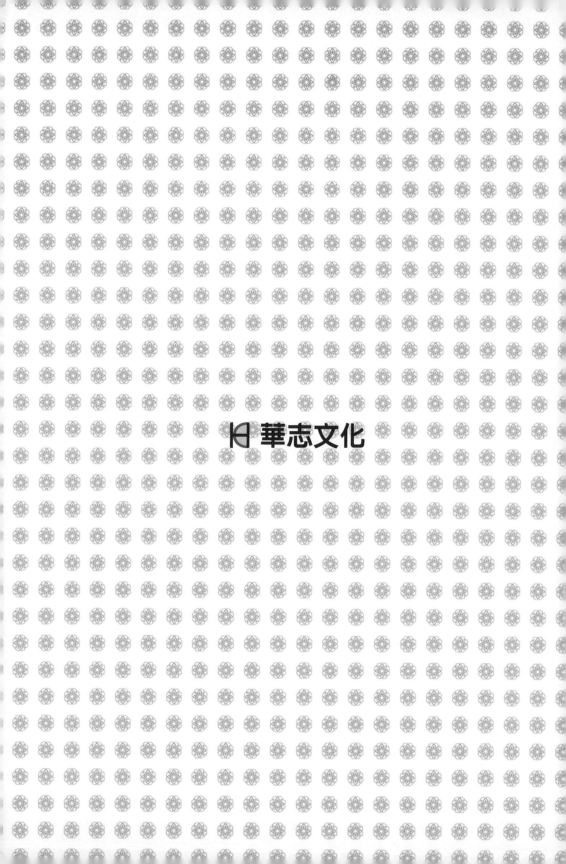

華志文化

排毒養顏奇蹟

吃對喝對就能快速疏理身上的毒素

瘡瘍腫瘤是熱毒的表現
四肢冷冰是寒毒的反映
眼眶黧黑是瘀血的標誌
皮膚胖贅是痰毒的流露
情志抑鬱是鬱毒的結果
只要活一天，毒素就伴隨我們一天。
學會排毒養生就是健康人生的活法。

健康排毒價
199元

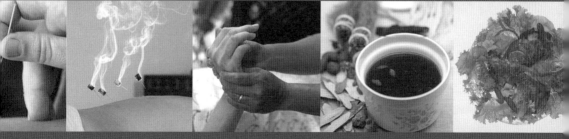

無毒一身輕，健康一生的排毒計畫
由內而外，自然美、素顏美很簡單

漆浩醫師　著

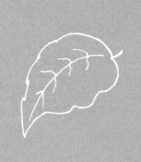

前言

現代社會，垃圾這個詞已經耳熟能詳，垃圾食品、垃圾檔案、垃圾語言等，說的是多餘又有害的東西，而人體內同樣具有許多這樣的東西，我們把它稱為「毒」，它代表了沉積在人體內的一切代謝廢物，是人類衰老和疾病的重要原因。病理學家梅基尼可夫的研究指出：「大腸中糞便積聚，因而產生腐敗細菌，形成有害物質，引起自身食物慢性中毒，於是發生疾病和衰老的現象」。這便是醫學上著名的「自身中毒」學說。

同樣，中醫學很早就講補瀉出入，排毒養顏就是平衡身體代謝的重要方法。中醫學認為，人體的生理活動就是造成人們「五毒俱全」的原因。在我們的日常生活中，瘡瘍腫癤是熱毒的表現、四肢冷冰是寒毒的反映、眼眶黧黑是瘀血的標誌、皮膚胖贅是痰毒的流露、情志抑鬱是鬱毒的結果。總之，只要我們生活一天，毒素就伴隨我們一天。可見排毒養生是健康人生的基石。

那麼「毒」，是怎樣產生的呢？

其一，從飲食中來。

人類是雜食性的，吃的食物越雜，獲取的營養物質越全面，而且也有利於機體的酸鹼平衡調節。但是東方人的飲食習慣以小麥、白米、肉類等偏酸性食物為主，特別是隨著生活水準的提高，食用過多肉類和糖類等偏酸性食物，又缺乏蔬菜、水果的調和，極易破壞機體內環境的酸鹼平衡，導致心血管疾病、腦血管疾病、惡性腫瘤及糖尿病等現代「文明病」的發生。這主要是因為酸性物質在體內聚積過多，使內環境酸鹼值發生改變之故，不僅會影響細胞的新陳代謝，加速衰老，而且因此產生的酸中毒還會引發各種疾病。所以，健康的祕訣在於合理飲食，透過科學的飲食療法排除血中的酸毒，以使機體內的酸鹼值相對平衡，防止疾病的發生。因此，要注意酸鹼平衡，均勻營養，才能進行自我排毒。

其二，從外部環境中來。

來源於外界對人體有不利影響的物質，統稱為外來之毒。如自然界的六氣：風、寒、暑、濕、燥、火，六氣以及四季時令氣候太過或不及，都會形成毒邪，侵襲人的機體。現代醫學的病原如細菌、病毒等，常常侵襲人體而致病。汽車、工業廢氣對大氣的汙染，農藥、化肥對食品的汙染，化學藥品的副作用，噪音、電磁波、超音波對人體的干擾都是一種毒邪，對人體必然造成傷害。特別是當糧食、蔬果、水和空氣被毒物輕度汙染時，人們就會在不知不覺中吃進和吸進有毒物質，日積月累，悄悄地吞噬和毒害機體的健康，嚴重者甚至危及生命。

其三，從人體內部代謝中來。

在正常的新陳代謝過程中會產生各種毒素。這些毒素被人體再吸收，進入血液，可造成人體自身中毒，從而引起人們外在容顏及內在臟腑的衰老。

那麼，如何做到「排毒養顏」呢？

首先，要堅持適宜的運動以增強體質，促進血液循環，提高機體對毒物的抵抗力和加速對毒物的代謝。

其次，要合理膳食，均衡營養，時常保持排便通暢，有利於排除腸道內的垃圾和毒物。

人體排毒的途徑眾多，為我們提供了各種可能。人是「造物主」製造的最完美傑作，人的孔竅、毛孔、排泄器官都有著其各自的分工功能。汗、涕、淚、尿、便都各歸其處，是人體不同的排毒管道。例如近代有一名醫，姓肖，善用大黃治病養生，故又稱「肖大黃」。「肖大黃」用大黃有特色，一是用量適中，即根據病人的病情決定大黃的用量；二是用法多樣，即分生用大黃、先下大黃、後下大黃、酒炙大黃等多種用法；三是用得頻繁，即幾乎每病必用大黃。用大黃的目的：一是通便，因為通便即可通腑，便通則氣順；二是瀉火；三是去瘀血。不僅如此，肖大黃還每日早晚各服用大黃數克，以通便養生，潔淨胃腸，並堅持幾十年如一日，掌握其用量至大便鬆軟易解，不稀為度。他用大黃的經驗不但為他獲得了良好的聲譽，而且也使他保持了健康的體魄。

當我們感受人間的甘苦，從汗水、淚水，甚至從二便之中感受到人生的沉重及解脫的輕鬆，在面對最鄙俗者時，才能體會到最高雅者，只有弄清看似腐臭不堪的「排毒」，才能迎來人生清澈明亮的天空。

第三，要遠離我們身邊的毒素，戒菸、戒毒、少飲酒，盡量減少毒物進入體內。例如講究食物、食品之衛生以排除毒素；科學地食用新鮮水果、蔬菜以遠離汙染；少吃或者不吃醃製食品；戒除酒毒，促進酒精分解和排泄；戒除菸毒，遠離致癌、致畸物質的危險等等，另外，在特殊工作條件下必須接觸鉛的工種有採礦、冶煉、印刷鑄字、顏料和油漆等。而環境汙染主要指化學氮肥(如尿素、硫酸銨等)施用量偏多引起的汙染，表現為蔬菜內硝酸鹽含量過高。透過採取有效措施，既可以補充合理的營養，又可以提高機體對有害物質的抵抗力。

第四，可經常選食一些具有抗汙染、清血毒的食物，如豬血、菌類、綠豆、海帶、蔥蒜、鮮果汁等，以保持血液清純，減少發病隱患。

第五，一些研究證明，透過按摩可排毒，使病變組織被動解離，使壓擠的組織得以鬆解。按摩推拿也可以使混亂的氣血回復到有序的健康狀況中。這在中醫學中被稱為通調氣機、降逆消腫。總之，中醫按摩排毒有活躍血液循環、增強新陳代謝、改善組織營養狀態及活動筋骨的作用，從而加速排走使身體疲勞的物質，把淤積廢物排出體外。

第六，眾所周知，洗浴是人類文明的象徵，它不僅是人們清潔衛生的需要，經過千百年實踐證明，沐浴更是一種行之有效的防病治病、美容護膚、強身健體的重要方法之一。洗浴排毒是透過水、浴液、溫度、陽光、空氣等對人體體表的刺激，使人體氣血流暢、毛孔疏通、促進血液循環、增強新陳代謝、扶正排毒、降低肌肉張力，有利於消除疲勞，達到疏通經絡、行氣活血、調整臟腑功能的作用。研究證明，沐浴使人神清氣爽、五臟和諧、全身放鬆，是大眾健康生活的重要手段。

第七，隨著近些年來海內外對中醫食療研究的不斷深入、國內經濟的迅速發展和生活水準的不斷提高，藥粥也越來越得到人們的重視和接受。粥湯不僅能解暑濕毒，而且還能利尿排毒、發汗解毒，是排毒的重要內容。

總之，排毒是生命所必須的過程。人體總是處於不斷的新陳代謝中，要代謝就會產生代謝後的廢物，這些代謝後的廢物有的能透過兩便排出，有的是無形的，沉澱在血液與體液中，但我們還是可以感覺到它的存在。用現代研究的觀點來說，這些無形的毒素可以是代謝的自由基，可以是體內失去活力的激素及代謝的分子，或以其他形式存在體內的「垃圾」，而排毒的目的就是要為它們找到出口，並徹底乾淨地排除它們。

中醫認為，人體最佳的健康狀態就是陰陽平衡，而對一切疾病中所出現的陰陽失調，都可透過「陰病陽治」、「陽病陰治」（即透過補瀉手法）進行調節。而現代醫學研究臨床證明，這種按摩排毒補瀉的手法確實有其神經內分泌系統的生理基礎。在人們進行自我調節排毒的過程中，人體的各個臟器功能都會發生微妙的變化

所謂排毒的目的就是「推陳出新」。推陳就是排濁，出新就是生元。濁是指穢濁，泛指體內不利於健康的瘀、血、濕、風、寒、腫瘤、體液中的廢物及一切病理性產物。排濁的途徑可透過大便、放屁、小便、吐嘔、咳嗽、乾咳、出汗。所有的毒素都不如心理的戕害來得痛苦，心理的鬱悶可說是最厲害的內毒素，需要我們採取「心病還要心藥醫」的方法來排毒，這就是意念排毒法的運用基礎。在人的心中，寧靜永遠是沉澱一切心毒、保護內心安定的良藥。現代社會中，名的驅使、利的誘惑、欲的滿足，不斷地把人引向一個喧囂紛亂的世界。但無論再複雜、再遙遠、再深邃、再奇特，終究是自己的內心，終究還是要靠自己的寧靜來照亮。

自然界一年四季的變化與人體的生理時鐘變化是密切相聯的，所以，調理排毒首先要從四季的變化著手，早在幾千年前，中國古代第一部醫學著作《內經》中就指出：調理排毒需要做到適應一年四季的陰陽變化。本書從春、夏、秋、冬四季的氣候特點出發，結合人體的生理、病理狀態及四季適合的中醫藥方法進行調理排毒。

常年來，絕大部分的人由於缺乏正確的營養知識而過量攝入肉類食品，同時排毒物質的攝入量卻不夠，加上缺乏運動、工作壓力大等原因

導致人體陰陽不平衡，經常處在「帶毒」狀態。人體陰陽不平衡的「帶毒」狀態主要表現為大小便不通暢，皮膚暗黑晦澀，舌燥口乾、疲勞乏力、活力降低、反應遲鈍、適應能力下降。人會經常處於焦慮、煩亂、無聊、無助之中，主要原因是長期不合理的飲食狀態，其中最主要是肉類攝入過量及人體必需的鎂元素攝入過少而造成細胞內的廢物積聚。久而久之，這些廢物會在身體內各個器官引起病變，這種病變的過程相當漫長，我們身體所反映的各種不適，往往正處在這種慢性病變的過程。根據筆者的實踐體會，這種慢性病變，如能及時採取措施，改變陰陽不平衡的「帶毒」狀態，是完全能從根本上得到遏制的。排除毒素，維護健康，這正是本書編寫的目的所在。

目　錄

💡第一章　排毒養顏，健康人生的基石

　　現代社會，垃圾這個詞已經耳熟能詳，垃圾食品、垃圾檔案、垃圾語言等，說的是多餘又有害的東西，而人體內同樣具有許多這樣的東西，我們把它稱為「毒」，它代表了在人體沉積的一切代謝廢物。中醫學很早就講補瀉出入，排毒養生就是平衡身體代謝的重要方法。

　　「毒」，是怎樣產生的呢？如果說人的吃喝玩樂是通俗意義上的人生樂趣的話，那麼，這些生理活動就是造成人們「五毒俱全」的原因。

　　在我們日常生活中，瘡瘍腫癤是熱毒的表現、四肢冷冰是寒毒的反映、眼眶黧黑是瘀血的標誌、皮膚胖贅是痰毒的流露、情志抑鬱是鬱毒的結果。總之，只要我們生活一天，毒素就伴隨我們一天。可見排毒養生是健康人生的基石。

💡第二章　四季調理排毒養顏

　　自然界的一年四季變化與人體的生理時鐘變化是密切相聯的，所以，調理排毒首先要從四季的變化著手，早在幾千年前，中國古代第一部醫學著作《內經》中就指出：調理排毒需要做到適應一年四季的陰陽變化。本章從春、夏、秋、冬四季的氣候特點出發，結合人體的生埋、病理狀態以及四季適合的中醫藥方法進行調理排毒。

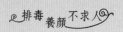
💡第三章　陰陽平衡排毒養顏

　　人體陰陽不平衡的「帶毒」狀態主要表現為大小便不通暢、皮膚暗黑晦澀、舌燥口乾、疲勞乏力、活力降低、反應遲鈍、適應能力下降。人會經常處於焦慮、煩亂、無聊、無助之中，主要原因是長期不合理的飲食狀態所引起的，其中最主要是過量攝入肉類食品及人體必需的鎂元素攝入過少而造成細胞內的廢物積聚。久而久之，這些廢物會在身體內各個器官引起病變，這種病變的過程相當漫長，我們身體所反映的各種不適，往往正處在這種慢性病變的過程。根據筆者的實踐體會，這種慢性病變，如能及時採取措施，改變陰陽不平衡的「帶毒」狀態，完全能從根本上得到遏制。

💡第四章　手法補瀉排毒養顏

　　中醫認為，人體最佳的健康狀態就是陰陽平衡，對於一切疾病中所出現的陰陽失調，都可透過「陰病陽治」、「陽病陰治」（即透過補瀉手法）進行調節。而現代醫學研究臨床證明，這種手法補瀉排毒是有其神經內分泌系統上的生理基礎的。在人們進行自我按摩排毒的過程中，人體各個臟器的功能都會發生微妙的變化。

　　按摩排毒刺激可使血液中的紅血球和白血球數增加、白血球的吞

噬能力增強、血清中補體效能提高，同時可提高損傷部位的痛閾，即透過大腦皮層的負誘導現象，使大腦對於疼痛的敏感性降低，因而可產生止痛作用。一些研究證明，透過手法按摩，可使病變組織被動解離，使壓擠的組織得以鬆解。按摩推拿也可以使混亂的氣血回復到有序的健康狀況中。這在中醫學中被稱為通調氣機、降逆消腫。總之，手法補瀉排毒有活躍血液循環、增強新陳代謝、改善組織營養狀態及活動筋骨的作用，從而加速排走使身體疲勞的物質，把淤積廢物排出體外。

💡第五章　淋巴疏理排毒養顏

　　所謂淋巴按摩排毒法是一種利用手法按摩，從腳底往上推，藉幫助淋巴回流達到「淋巴引流排毒」作用的一種方法。我們知道，淋巴系統是除了動脈、靜脈兩大循環以外的人體第三套循環系統，一些不容易通過微血管壁的大分子物質，如：癌細胞、細菌、異物等較易進入微淋巴系統循環，進而產生病理變化，危害人體健康，在這種情況下透過淋巴排毒法令淋巴回流，有助於幫助毒素排出。

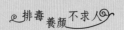
第六章　刮痧放血排毒通經

　　中醫認為，當人體進行代謝的過程中，會累積各種各樣的毒素，而積聚於皮下經絡之間的熱毒尤其常見，這些熱毒分布在皮膚表面或稍稍沉降於皮下，其外治的清除方法之一就是刮痧。所謂刮痧排毒是指透過手指、刮板或針具來開洩人體皮膚的毛孔，刺激皮下微血管和神經末梢，振奮經絡，開通腠理，流通氣血，發揮各種正常調節功能，達到排除毒氣瘀邪、祛病強身的療法。主要用於五臟六腑的火毒、中暑、瘟疫、感冒、食物中毒等病症。

第七章　藥浴養生排毒養顏

　　眾所周知，洗浴是人類文明的象徵，它不僅是人們清潔衛生的需要，經過千百年實踐證明，沐浴更是一種行之有效的防病治病、美容護膚、強身排毒的重要方法之一。洗浴排毒是透過水、浴液、溫度、陽光、空氣等對人體體表的刺激，使人體氣血流暢、毛孔疏通，促進血液循環、增強新陳代謝、扶正排毒、降低肌肉張力，有利於消除疲勞，達到疏通經絡、行氣活血、調整臟腑功能的作用。研究證明，沐浴使人神清氣爽、五臟和諧、全身放鬆，是大眾健康生活的重要手段。

第八章　花卉排毒

　　花卉是植物的花瓣和花蕾，是植物營養精華的展現。大多數花卉都具有芳香的氣味和晶瑩剔透的肉質，既含有豐富的營養物質，如：生物鹼、酸、酯類、維生素和微量元素等。花卉大多性溫，具排毒作用，能行氣活血、通經止痛，內服可調整臟腑功能、平衡陰陽，外用又多能殺蟲止癢、殺菌滅毒，一些花卉如與中藥配合還有較好的引氣歸經作用，能將藥物的性味導入人體經絡、臟腑血脈，因而花卉的排毒保健功能十分廣泛，至少具有行氣活血、通經止痛、健脾和胃、殺蟲止癢、殺菌滅毒、強筋壯骨、滋陰養血、利水消腫、平衡陰陽等近十種功效，可廣泛運用於婦女經前產後、老人體質虛弱、兒童發熱、中風等各類病人的排毒保健。

　　花卉排毒之所以得到國內外眾多人士的鍾愛，除其本身的色、香、味俱佳外，主要是花卉富含全面、眾多的排毒養顏作用。食用菊花可有效消褪女性面部色斑、消除痤瘡。另有研究證實，90％的法國模特兒，為保持體型優美，也長年食用鮮花。

　　若長年飲用菊花酒有養肝明目、抗衰老的作用、日本抗衰老專家研究萱草的營養和藥用價值後，將其排在8種抗衰老植物之首，其花不僅氣味芳香怡人，更具有良好的預防老人癡呆作用，能減緩記憶力降低、改善視力、提高性生活品質。

第九章　飲茶排毒

　　醫學研究發現，茶能消除人體中有害的鹽類及體內累積的毒素，產生抗衰老作用，並預防膽結石、腎結石和膀胱結石的形成，且能防治痛風、瘰癧等疾病。茶葉中含有的生物鹼有興奮、利尿、鬆弛平滑肌、降低膽固醇及防止動脈硬化的作用；茶多酚類有抗菌、消炎、增強微血管彈性、抗輻射損傷、促進葉酸的生物合成等作用；脂多醣體則可以增

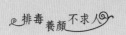
強機體的非特異免疫功能，並具有改善造血功能、保護血液的功用。據現代研究表明，廣島原子彈爆炸的受害者中，凡長期飲茶者的存活率較高。而據最新研究顯示，茶葉具有顯著的抗癌、抗突變作用，並能降低血糖和輔助治療糖尿病。

第十章　藥粥排毒養顏

粥，含水量高達90％，同體積的稠粥所含能量僅為米飯的三分之一左右，是一種飽腹感強而能量密度低的食品，用粥作為主食能夠較快地感覺到飽足感，沒有主食攝入過量的煩惱。特別是添加雜糧和豆類，如：大麥、燕麥、蕎麥、薏米等低血糖指數食品原料的粥，由於其血糖指數較低，可以有效減緩餐後血糖增加的速度，減少胰島素的分泌，而枸杞、南瓜、紅薯、山藥、蒟蒻等經常添加的原料也具有預防肥胖和高血糖的作用。

此外，長期食用這種加有雜糧或豆類的粥，還可以輕鬆地緩慢降低體重，對工作繁忙、經常吃外食的人來說更具現實意義。在現代飲食生活中，其對健康的益處十分值得重視和發揚，一些中醫研究者甚至把粥作為治療慢性疾病的手段之一。隨著近些年來海內外對中醫食療研究的不斷深入，以及國內經濟的迅速發展和生活水準的不斷提高，藥粥也越來越得到人們的重視和接受。

粥不僅能解暑濕毒，而且還能利尿排毒、發汗解毒，是排毒的重要內容。當然，藥各有不同，所排之毒也有所差異，下列就分別予以介紹：

第十一章　飲汁排毒

　　果汁色彩誘人、味道鮮美、營養豐富，在塑化劑疑雲籠罩，市售飲料內容物是否天然無毒遭到質疑的今日，已逐漸成為人們日常鍾愛的保健飲品。常喝果汁，不但能健康身體，還能排毒養顏。但是，你必須要知道，其實喝果汁也有很多講究。

　　怎麼喝果汁才最科學呢？本篇飲汁排毒說明果汁能清熱排毒、生津止渴，解毒主要針對火熱之毒、肺熱之毒、肝火之毒、腸胃之毒，能夠消暑行氣、補血、健脾胃、增加食欲、治脾胃虛弱、食少便溏、體倦乏力及熱病煩渴、吐血衄血、小便赤痛等症。篇中更告訴你自製的方法，教你自製飲料、營養豐富、味道鮮美，讓你愛不釋手。

第十二章　燉湯排毒養顏

　　燉湯排毒重在調理人體內臟氣血，將養分、水分、五味和五氣有機地融合在一起，不僅展現了中華飲食文化的豐富內涵，且具有強身健體的重要調理作用。

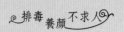

第十三章　養顏美容排毒

從中醫的角度來說，面部晦暗、乾澀、鬆弛、皸裂乃至雀斑的出現都跟肌膚和內臟鬱毒有關，有了內臟鬱毒就會出現心情煩躁及憂鬱，而內在的原因則是五臟氣血較弱。養顏美容排毒的目的是著手於啟動、加強血氣的運行，從而減淡皮膚的色素沉澱及減慢色斑出現的速度。

第十四章　運動導引排毒

俗話說：「生命在於運動。」運動的好處在於強身健體。氣功、瑜珈、呼吸操，這些運動之所以被酷愛運動的人，視為解毒與養生的「良方」，就是因為它能透過導引煦氣，調整人體陰陽氣血，調整內分泌狀態到最良好的水準，使人能排除體內的毒素，益壽延年，廣大讀者不妨一試。

💡第十五章　蔬菜水果排毒

　　研究證明，多吃蔬菜和水果可以促進腸蠕動，防止便祕，使我們排出廢物和毒素。當我們身體內部恢復活力，我們也會看起來容光煥發，變得美麗！豆漿、蔬菜、水果、綠茶、水一定要天天相伴，白木耳、黑木耳、蘑菇、蜂蜜、芝麻、紅棗、菊花、海帶、枸杞和大蒜要常吃。這些都是既有營養又能排毒的好東西。

💡第十六章　心理疏導排毒

　　所謂意念排毒的目的就是「推陳出新」。推陳就是排濁，出新就是生元。濁是指穢濁，泛指體內不利於健康的瘀、血、濕、風、寒、腫瘤、體液中的廢物及一切病理性產物。排濁的途徑可透過大便、放屁、小便、吐嘔、咳嗽、乾咳、出汗排出。但所有的毒素都不如心理的戕害來得嚴重，心理的鬱毒可以說是最屬害的內毒素，需要我們採取「心病還要心藥醫」

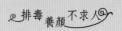

的方法來排毒，這就是意念排毒法運用的基礎。在人的內心中，寧靜永遠是沉澱一切心毒、保護內心安定的良藥。現代社會中，名的驅使、利的誘惑、欲的滿足，不斷地把人引向一個喧囂紛亂的世界，但無論再複雜、再遙遠、再深邃、再奇特，終究是自己的內心，終究還是要靠自己的寧靜來照亮。

第十七章　蒸氣浴排毒

蒸氣浴是一種不可替代的排毒法，在失眠、肥胖症上有其獨到之處。蒸氣浴能夠促進機體的新陳代謝，增強機體的抵抗力和恢復功能障礙。實驗結果表明，在進行蒸氣浴時，體溫平均升高1.8℃，基礎代謝增高、脈搏和呼吸加快、白血球數增多。蒸氣浴對神經、肌肉、骨骼、結締組織的變化有直接影響。蒸氣浴時，輸送到肌肉的血液量增加，肌肉血管擴張，肌肉的肌酸和其他廢物可迅速排除，還有助於工作和運動中被損害的組織之修復，所以蒸氣浴能使人消除神經緊張和疲勞，浴後使人有一種輕鬆感。蒸氣浴既可做純水蒸氣浴，也可做藥物蒸氣浴，其防治疾病的原理主要是利用物理溫熱作用及中藥藥物作用調節高級神經中樞和全身生理及病理，是一種驅邪而不傷正氣、發汗而不傷營衛、內病外治、透邪外出、活血行滯、紓筋通絡的好方法。

第一章
排毒養顏，健康人生的基石

　　現代社會，垃圾這個詞已經耳熟能詳，垃圾食品、垃圾檔案、垃圾語言等，說的是多餘又有害的東西，而人體內同樣具有許多這樣的東西，我們把它稱為「毒」，它代表了在人體沉積的一切代謝廢物。中醫學很早就講補瀉出入，排毒養生就是平衡身體代謝的重要方法。

　　「毒」，是怎樣產生的呢？如果說人的吃喝玩樂是通俗意義上的人生樂趣的話，那麼，這些生理活動就是造成人們「五毒俱全」的原因。

　　在我們日常生活中，瘡瘍腫癤是熱毒的表現、四肢冷冰是寒毒的反映、眼眶黧黑是瘀血的標誌、皮膚胖贅是痰毒的流露、情志抑鬱是鬱毒的結果。總之，只要我們生活一天，毒素就伴隨我們一天。可見排毒養生是健康人生的基石。

◆為什麼要排毒養顏？

　　首先，排毒是生命所必需的過程。人體總是處於不斷的新陳代謝中，要代謝就會產生代謝後的廢物，這些代謝後的廢物有的能夠透過兩便排出，有的是無形的，沉澱在血液與體液中，但我們還是可以感覺到它的存在。用現代研究的觀點來說，這些無形的毒素可以是代謝的自由基，可以是體內失去活力的激素及代謝後的分子，或以某種形式存在體內的「垃圾」，而排毒的目的就是要為它們找到出口，並徹底乾淨地排去它們。

　　隨著人類生活水準的提高，某種營養物質攝取過量也可能成為

危害健康的「毒物」，如：蛋白質、脂肪、糖類、維生素、礦物質及纖維素等，攝取過量可能引起中毒或營養失衡而有損健康。不良嗜好如：抽菸、酗酒、吸毒、喜食鹹食或燻烤醃製食物，也可能成為危害健康的「毒物」。伴隨著醫藥衛生事業的發展、就醫服藥的方便，保健食品及藥物的不當使用而也會產生嚴重的毒副作用，危害健康。

當糧食、蔬果、水和空氣被毒物輕度汙染時，人們就會在不知不覺中吃進和吸進有毒物質，日積月累，悄悄地吞噬和毒害其健康，嚴重者甚至危及生命。在正常的新陳代謝過程中會產生各種毒素，這些毒素被人體再吸收，進入血液，會造成人體自身中毒，從而引起人們外在容顏及內在臟腑的衰敗。這就是人之所以要排毒養顏的原因。

那麼，如何「排毒養顏」呢？首先要堅持適宜的運動以增強體質，促進血液循環，提高機體對毒物的抵抗力和加速對毒物的代謝；其次，要合理膳食，均衡營養，時常保持排便通暢，有利於排除腸道內的垃圾和毒物；第三，要戒菸、戒毒、少飲酒，盡量減少毒物進入體內的機會；第四，可經常選食一些具有抗汙染、清血毒

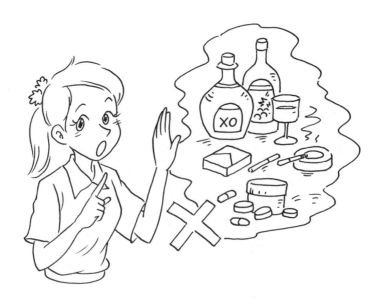

的食物，如：豬血、菌類、綠豆、海帶、蔥蒜、鮮果汁等，以保持血液清純，減少發病隱患。

　　其次，人體排毒的途徑眾多，為我們提供了各種可能。人是「造物主」製造的最完美的傑作，人的孔竅、毛孔、排泄器官都有著各自的分工功能。汗、涕、淚、尿、便都各歸其處，是人體不同的排毒管道。例如近代有一名醫，姓肖，善用大黃治病養生，故又稱「肖大黃」。「肖大黃」用大黃有特色，一是用量適中，即根據病人的病情決定大黃的用量；二是用法多樣，即分生用大黃、先下大黃、後下大黃、酒炙大黃等多種用法；三是用得頻繁，即幾乎每病必用大黃。其用大黃的目的：一是通便，因為通便即可通腑，便通則氣順；二是瀉火；三是去瘀血。不僅如此，「肖大黃」還每日早晚各服用大黃數克，通便養生，潔淨胃腸，並堅持幾十年如一日，掌握其用量至大便鬆軟易解，不稀為度。他用大黃的經驗不但為他獲得了良好的聲譽，而且也使他保持了健康的體魄。

　　當我們感受人間的甘苦，從汗水、淚水，甚至從二便之中感受到人生的沉重及解脫的輕鬆時，將更能懂得幾千年古人所說：「佛道在屎尿之中」的真諦。健康之道從某個角度來看，不亦在這屎尿之中？只有在面對最鄙俗者才能體會到最高雅者，只有弄清了看似腐臭不堪的「排毒」，才會迎來人生清澈明亮的天空。

　　生命的基本特徵是新陳代謝，人在體內新陳代謝的同時，不斷從外界攝取營養，並將其加工合成自身物質，同時又把自身的物質不斷分解氧化，產生能量供機體需要，並把代謝中所產生的有毒物質排出體外，一旦體外的環境和體內的功能產生異常，就會導致毒素不能外排而存留體內，這時就需要我們運用排毒之法排除毒素，維護健康，而這正是本書編寫的目的所在。

◆分辨內毒與外毒

　　提起「毒」，人們往往本能地產生一種畏懼感，看到某些藥品

或化學試劑的標籤上「毒」字每每和骷髏畫在一起時，更會感受到死神的威脅。在中醫學上，「毒」字應用更為廣泛，諸如言病邪有「熱毒」、「溫毒」、「濕毒」，言治則有「解毒」、「化毒」、「以毒攻毒」等等。那麼，人們觀念中感到恐懼的「毒」，與中醫所講的「毒」，到底有哪些區別，又有哪些關聯呢？

排毒解毒是在中醫養生理論的基礎上發展起來的一種新的養生理論。早在《黃帝內經·素問·生氣通天論》中就有「大風苛毒」的說法。苛毒，指嚴重的毒邪。除此之外，中醫還有時毒、溫毒、火毒、熱毒、濕毒、寒毒、痰毒、疫毒、邪毒等說法，而治療方面也有「清熱解毒」、「化濕排毒」、「溫經排毒」、「燥濕排毒」、「瀉火排毒」之說。因此，排毒之法是針對體內的各種病理毒因採取的對應方法。

從現代的觀點來看，凡是體內產生的各種病理代謝產物，能夠破壞人體正常生理功能，引起機體暫時或永久性病理狀態者，均可稱為「毒」。中醫學中有「邪盛謂之毒」的觀點，既有外來之毒，也有內生之毒。有的物質缺乏或超過了機體的生理所需時，就會對機體產生不良的影響，就會成為毒，比如葡萄糖，本來是人體所必需的營養物質，但過量卻會導致糖尿病，甚至損害諸多臟器的功能。脂肪本來為人體所必需，但若脂肪代謝紊亂，高血脂反而有害健康。另外，生理性的物質一旦改變了它所應該存在的部位，也會成為一種毒，如胃液，是人體正常的消化液，但若胃或十二指腸穿孔，消化液進入腹腔，就會引起腹膜炎，成為「毒」。

那麼，什麼是外毒呢？

來源於外界對人體有不利影響的物質，統稱為外來之毒。如自然界的六氣：風、寒、暑、濕、燥、火，六氣以及四季時令氣候太過或不及，都會形成毒邪，侵襲人的機體。現代醫學的病原如細菌、病毒等，常常侵襲人體而致病。汽車、工業廢氣對大氣的汙染；農藥、化肥對食品的汙染；化學藥品的副作用；噪音、電磁波、超聲波等超高頻率對人體的干擾都是一種毒邪，對人體必然造

成傷害。

什麼是內毒呢？

內毒通常指機體在正常的新陳代謝過程中所產生的各種廢物。另外，由於機體代謝障礙，本來正常的生理性物質，亦可能轉化為對機體不利的因素而成為毒。這裡所說的「內毒」是指體內之毒，包括熱毒、瘀毒、濕毒、寒毒等等。有的是代謝之毒、有的是食入之毒、有的是精神之毒、有的是感染之毒，而排毒的途徑也是多種多樣的，舉例來說，熱毒可以透過刮痧從皮下淋巴排出，可以透過放血從血脈排出，可以透過通便從大腸排出，透過小便從膀胱排出，透過運動出汗從皮膚毛孔排出。

◆自覺的排毒養顏法

其實，在我們日常生活中常有著一些不自覺或自覺的排毒養顏之法，舉例來說，一個人要預防或消除體內積毒，排毒養顏，可採取下列的飲食方案：

1.每天吃一種海產。2.每週吃一次動物肝臟。3.每週吃一兩次牛肉。4.每週吃一兩次小扁豆、大豆或蠶豆。5.每天一兩種下列蔬菜：鮮筍、胡蘿蔔、洋蔥、韭菜、蔥、菇類、菠菜、甘藍和芹菜。6.每天喝一杯蔬果汁。7.每天至少喝四杯水。

除此之外，下面一些生活經驗就是很有效的排毒養顏法：

1.早晨喝500CC水，跑步1小時，在這個過程中毒素就隨著出汗及小便排出去了。

2.吃西瓜一顆，連吃一天，不吃其他東西，這種作法有些像洗腸，但比洗腸效果好，口感也很好。

3.睡前吃香蕉一至二根或青棗2兩，早起後準時大便，這是自我有意識地排便排毒。

4.在許多地方民間有採草藥洗澡驅熱毒、防治皮膚病的作法，江西用黃荊、菊花、甘草，廣西用金銀花、蒲公英，湖南用千里光等

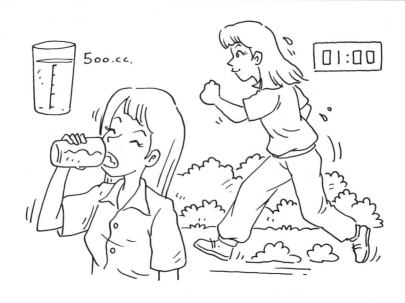

都可以透過外治，熏出熱毒。我在中醫門診時曾目睹金銀花、板藍根、菊花、千里光、蒲公英、敗醬草、黃連、黃芩煎藥熏洗被毒蛇咬傷後紅腫的下肢或上肢而治癒的情景，方法是順著離心的方向一邊洗一邊按摩，推排出毒素，效果往往不錯。

5.近年來流行的SPA水療或又稱為芳香療法，其特色是以植物精油刺激皮膚並佐以按摩，既刺激皮膚孔竅，又有發汗及洗浴排毒的功效，其方法是用市售嬰兒油或玫瑰精油等油推後背、督、任脈沿線、膀胱經，療效值得肯定。

6.刮痧的療法更被認為是排毒的典型療法，既簡單又方便，專除皮下及筋脈之毒，雖然表現為皮下充血，但卻有助於排除體內熱毒。

又如，在生活中還有許多充滿智慧的解毒之法，例如飲茶，就是一種很古老但同樣很深奧的排毒法。苦味而無毒，喝茶不僅能排除胃腸之毒、膀胱之毒，還能排解內心之毒。茶禪是一種洗滌自我式的精神沐浴，是排毒中極為高雅的一種方式，是一種將精神修養與喝茶結合在一起的文化。

1.喝粥：一種很普通、很家常但卻特別不好掌握的排毒法，粥既

應該是美食，又應該是良藥，其訣竅不僅在於怎麼製作粥、喝什麼粥，還在於怎麼喝、什麼時候喝。

2.喝湯：最經典的解毒湯是綠豆湯及薑湯，前者解熱毒，後者解寒毒，都來自於民間，是民間排毒智慧的展現。舉例來說，產後的紅棗湯不僅補血排毒，還有美容作用，喝蛇肉湯除癬子，喝鴿子湯去熱毒還是南方人人皆知的道理。

3.放血：放血解毒比刮痧還簡單，痛一下就完事，小時候對於那些過年過節時飽食而傷的小孩來說，少商（拇指內側端處）放血是躲不過的，治療時用根紅線將拇指下端一繫，用縫衣針在火上消毒後，一針就將血珠刺出來，只需出1至2滴，傷食很快就好。

從以上的例子來看，解毒養顏方法可以輕鬆，也可能痛苦，可能很複雜，也可能很簡單方便，選擇何種方法，你讀過本書就會了解了。

第二章
四季調理排毒養顏

　　自然界的一年四季變化與人體的生理時鐘變化是密切相聯的，所以，調理排毒首先要從四季的變化著手，早在幾千年前，中國古代第一部醫學著作《內經》中就指出：調理排毒需要做到適應一年四季的陰陽變化。本章從春、夏、秋、冬四季的氣候特點出發，結合人體的生理、病理狀態以及四季適合的中醫藥方法進行調理排毒。

◆春季排毒養顏著眼於一個「散」字

　　春天是一年之始。此時，春風送暖，百草發青，春回大地。中醫學認為，春季是生發的季節，天氣由寒轉暖，東風解凍，春陽上升，自然界各種生物萌生，棄故從新。「春生夏長，秋收冬藏，此天道之大經也」。《內經·素問》中曾經指出：「春三月，此謂發陳，天地俱生，萬物以榮，夜臥早起，廣步於庭，披髮緩形，以使志生，生而勿殺，予而勿奪，賞而勿罰，此春氣之應，養生之道也。逆之則傷肝，夏為寒變，春長者少」。也就是說，人們應該晚睡早起，在院子裡多散步，以發布「生」氣，注意舉動應和緩輕柔以應春氣，並要使身心感到舒暢、活潑；切忌惱怒、殺奪弄罰之念，從而使肝氣保持正常的生發、調暢。中醫理論認為，春在自然界主東方，屬木，主風，在人體主肝，而肝氣自然旺於春季，春季養生不好，易傷肝氣，肝傷則不能生心火，到了夏季火就不足，火不足而寒水便來侮之，如此就會發生寒性病變。在陽春三月這黃金季節裡，自然使人們心情舒暢，應該早起到戶外去運動，活動身

體，吸收新鮮空氣，呼出體內的二氧化碳，這對提高身體素質，延年益壽，極有好處。從排毒方面來看，春季飲食應以清淡、補氣和血、補充營養、提高抗病能力為原則。具體來說包括如下幾點：

一、從飲食排毒上平調陰陽

　　春季風氣當令，氣候變化較大，尤其早春，氣候變化更大，常有寒潮來襲，多出現時暖時寒的情況。再加上人體的皮膚已經開始變得疏泄，抵禦寒邪的能力有所減弱，當此之時，氣溫驟變無常，應及時做到：「虛邪賊風，避之有時」。俗話說：「春捂秋凍」，是很有道理的。在春季裡，人們極易上火，表現為：小便發黃、便祕、頭暈、舌苔黃。內會引來外感。春季最常見患感冒、肺炎、腦炎。此外，由於人們的肝氣升發，會導致舊病復發。脾胃病、肝炎和心肌梗塞等病之患者，在此季節最易發病。春天的肝火上升使虛弱的肺陰更虛，故肺結核病會乘虛而入。人體神經調節激素的變化，也會引起精神病的復發，體弱兒童經不住肝氣的侵發，而引起腹瀉。古人在認識到機體內環境與外環境統一的基礎上，對四時的養生方法，提出了「春夏養陽，秋冬養陰」，亦即「法於陰陽」的具體方法，對我們很有啟發。在飲食方面，春季應注意少食辛辣，多用青菜、水果等清涼滋潤類的食物，以抵銷體內外的不平衡。煮桔皮水喝可以化痰止渴，理氣和胃；茅根、蘆根沏水，或鴨梨、荸薺去皮煮水喝，可清熱、潤肺。風熱型的感冒多用蘆根水。胃腸消化差的，可多吃蘿蔔，以理氣、化痰、和胃。在藥物方面，防風通聖丸是春天之良藥，可用來祛火和預防感冒。此藥可表裡雙解、減肥，還可治療蕁麻疹。體質強壯的人服用黃連上清丸，內可清裡水，外可抵風邪。

二、清淡中偏於甘涼

　　春為萬物生發之始，陽氣發越，氣候溫暖，人體腠理疏鬆開泄。所以此季飲食應以清淡為主，應多食時鮮蔬菜，如春筍、菠

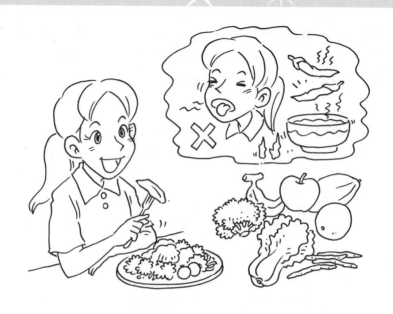

　　菜、芹菜等，這對於因冬天偏食滋補食品而致的偏熱體質者，可產生清熱解毒、涼血明目、清腫利尿的作用。另外，宜選擇性味偏甘涼的食物，以清熱潤裡，防止積熱在內。此類食物有：新鮮之果（鴨梨、荸薺、橘子、甘蔗等）、蔬菜（青菜、白菜、芹菜、菠菜、萵筍、嫩藕、綠豆芽、薺菜、慈菇以及海菜、木耳、紫菜）、豆類及豆製品。同時，應注意勿食油膩、烹煎、辛辣動火之物，不飲烈性酒，以免助陽外泄。在溫暖的春季還宜常喝菜粥，如薺菜粥、菠菜粥等，喝綠豆湯、紅豆湯。飲茶以綠茶為好，且茶水宜淡。這些都有清熱、和胃、生津之功，對身體具有保健作用。

三、清淡之中偏於平衡

　　春天處處生氣勃勃，作為萬物之靈的人也與自然界一樣，充滿生機。這時人體各組織器官功能活躍，所以飲食除注意清淡外，還需補充大量營養，以供機體活動、生長之需要。因此應根據春季的特點，適當選用一些扶助正氣、生發補益元氣的補品，以開發人體之陽，強壯精力。尤其是對久病初癒、病後或年老體虛、手術後失血虧虛、兒童體質虛弱者，更為必要。如：雞肉、動物肝臟、魚

類、瘦肉、蛋黃、牛奶、豆漿、紅棗、花生、山藥、何首烏、人參、黃耆等，均為滋補氣血之佳品，適量久服，必然收到強精力、補虛損之功效。

四、藥膳平衡不可偏廢

春季飲食調養時，要將補品與上述甘涼清淡之瓜果、蔬菜、豆類及豆製品配合起來食用。如用菠菜或黑木耳炒豬肝、芹菜、萵筍或荸薺炒肉片、海帶或慈菇燉瘦肉、毛豆燒雞塊、紫菜蛋花湯等。這些食品既有營養又防滋膩。對體虛之人，還可將補品與補藥配合起來食用，如用何首烏（不可生用）煮濃汁，與豬肝片拌和，並加鹽、蔥、薑、太白粉調味，油炒做成「何首烏肝片」，可補肝腎、益精血，對血虛頭暈有良效。用黃耆、紅棗或山楂燉瘦肉；或用黨參、黃耆各15克與紅棗10枚煮湯食用，每週吃2～3次，均有補中益氣、健脾益胃、升提脫垂臟器之功。還可用黨參、黃耆各20克與雞肉250克，加配紅棗5枚，生薑3片，水、鹽各適量調味，隔水燉熟食用，有益氣血、補虛損、壯身體之功，是久病體虛及術後、產後補養之良方。

對春季氣虛甚者，人參為最優選擇，其性味甘平，能大補元氣、止渴生津、寧心安神。市售之紅參、生曬參均可酌情服用。一般紅參適用於脾胃虛弱、氣短音低、疲乏無力、畏寒怕冷、陽氣不足者；生曬參適用於疲倦乏力、神疲口乾者，若能用西洋參則更佳。該品最簡單的服用法是每次用5克切碎放於小碗中，加小半碗水和適量糖，隔水燉0.5～1小時，連渣一起嚥下，每日1次。也可把該品切片，每次4片，每日3次吞嚥，或在口中含服後嚼碎嚥下。若嫌人參價格昂貴，可用黨參、太子參代替。當然，補藥只為體質虛弱者適用，若體質不虛，則不必食用補藥，而以飲食調補即可。

五、春季排毒膳食譜

1.老母雞艾葉湯：老母雞1隻、艾葉15克。去內臟洗淨，將老母

雞、艾葉裝在瓷罐內加水500CC、白酒30CC，上蒸籠蒸熟吃。祛風散寒、養血，主治婦女春季血虛。

2.荔枝燉蓮子：荔枝乾果30克、蓮子60克，二藥洗淨後放在瓷罐內加水500CC，上蒸籠蒸熟即可服用。平補陰陽、安神養血，主治春季神經衰弱。

3.紅棗健身丸：生吃紅棗15枚，每天3次。養血安神、補脾胃，可主治春季過敏性紫癜。

4.紅棗小麥湯：取紅棗10枚、甘草10克、淮小麥30克，水煎服，每日1劑，分2次服，連服數天。治春季神經官能症。

5.豬肉炒大蒜：用豬肉炒大蒜，盡量食之，小兒酌用。補元氣、治咳喘，治春季外感內傷所致之支氣管咳嗽。

6.蒜頭花梅湯：蒜頭30克、花生45克、梅花肉45克，水熬熟透服用。有祛寒、養陰、補脾益肺作用，可治營養性水腫。

◆夏季排毒養顏著眼於一個「清」字

中醫認為，人類和一切生物必須與生活環境相適應，才能正常地生長發育、繁衍後代。夏季是陽氣旺盛外浮的季節。此時氣溫升高，人們的食欲有所降低，清化能力減弱，使身體能夠得到全面足夠的營養。據我國醫學經典著作《黃帝內經》春夏養陽，秋冬養陰的養生原則，夏季飲食養生應順應自然，宜甘寒、少油，以健脾、祛暑、化濕為原則，宜主清熱，又不宜過食生冷、寒涼之物，以重點保養人體的陽氣，避免傷脾胃，更不可多食油膩厚味，因油膩的飲食不僅難以消化，影響食欲，且易生熱、生濕、生痰，引起疾病。具體來說，包括如下幾個方面：

一、控制冷食的攝取量

夏季氣候炎熱，人們多喜吃冷食、冷飲，但「養陽」卻要求夏季少食冷飲。因為夏季人體皮膚毛孔疏鬆，散熱較多，這就消耗了

體內的「陽氣」。夏季容易疲倦、食欲差便是具體表現。如果貪食冷飲，就會使陽氣受到損傷，發生腹痛、腹瀉、咳嗽氣喘等疾病。中醫認為胃喜暖而惡寒，生瓜、冷飲、涼菜、涼飯等食物最易損傷胃腸而致腹痛、瀉痢等疾病。清代醫學家汪昂說：「食涼水瓜果，則病泄痢腹痛，夏走炎途，貪涼食涼，則病瘧痢。」對各種體質陰虛的病人來說，儘管因疾病所在臟腑不同而有多種多樣的症狀，但都有手腳發涼、喜暖、面色和舌質淡白、脈搏緩慢等特點。這樣的人夏季更不宜吃冷食。總之，夏季要適當控制冷飲、冷食的食用量，進食的速度也不宜過快。脾胃虛弱者或小兒尤其應節制。當然，如果身體健康，在夏季吃些冷食，可產生清熱解暑的作用。

二、適當進食行氣食品

中醫理論認為，四、五、六月天地間的陽氣旺盛，一切生物茂盛秀美。此時，人們的生活起居要保持一定的規律，要根據自己的情況進行適當的體育活動，切莫懶惰睡臥。這是因為，運動可以振奮體內的陽氣，即所謂「動則生陽」，以使血氣運行暢通。運動後，由於陽氣旺盛，會排出汗液，從而代謝出一部分新陳代謝的廢

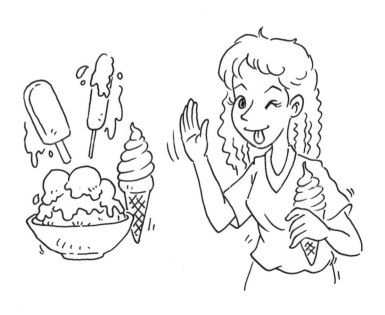

物。但不可大汗淋漓，以免散熱過多，耗傷陽氣。平常陽氣虛弱的人，應藉夏季自然界陽氣旺盛之機，服用行氣的食品，如羊肉、冬蟲夏草、雞肉、桂圓肉、芹菜，可收到更好的治療效果。

三、注意肝火上炎的飲食清理

夏季人們要保持心情愉快舒暢，以使體內的陽氣調和通暢，血氣運行不紊亂，從而產生保護陽氣的作用。如果發怒（俗稱動「肝氣」、「肝火」），則地氣過盛，輕則影響脾胃，使食欲不振，重則全身氣血上湧，出現頭暈、目赤、耳聾，甚至引起昏迷。對這樣的病人也可採取食療方法加以調理，在盛夏酷暑之餘，使其喝上一杯甘涼可口的保健茶，頓時會覺得心曠神怡、渾身涼爽。常飲的保健茶甚多，其中以鹽茶、菊花茶最常用。

鹽茶：食鹽6毫克，茶葉5克，加開水500CC沖泡，涼後飲之，有祛熱解暑、補液止渴的作用。

菊花茶：菊花5克，用500CC開水沖泡，涼後飲用，可清熱解毒，但需忌饑餓，睡前時飲用及飲用過量，更忌隔夜茶。

又例如飲用酸梅湯和梅酒可以防止夏季火熱上炎，及減輕病人食欲不振的症狀。酸梅湯即用烏梅適量煮水，加入白糖即成，當茶飲可增加胃酸分泌、增進食欲，並可解暑生津。梅酒的製作方法是用青梅子（或用市售梅乾代替亦可，不過要用刀將其劈成兩半備用）200克，配米酒600CC，密封浸泡45天。若泡至4個月則味道更佳。飲時可調入蜂蜜或蘋果汁。

在飲用酸梅湯或梅酒的同時，攝入食物應以清淡、滋陰食品為主，即「清補」。忌用肥膩燥熱之品。鴨子、魚、瘦肉、瓜果、白糖、冰糖、薏仁、白扁豆、芡實、蓮子、綠豆、百合之類均為暑天清補之佳品。鴨性偏涼，有「滋五臟之陽，清虛勞之熱，補血行水，養胃生津」之功，食時可與冬瓜共燉湯食用，既可補虛損，又能清暑滋陽，實為夏日滋補佳品，如加配芡實、薏仁同燉則滋陽效果更佳，且能健脾化濕、增進食欲。冬瓜是暑天消暑佳品，用之與

瘦肉同燉，亦可有滋補作用。若逢暑天濕熱便泄、食欲不振者，可用薏仁、扁豆各30克，加白糖煮粥食之，有健脾利濕之功。睡眠欠佳者，可用蓮子或百合與綠豆同煮，加糖或蜂蜜食之，有清熱解暑、滋陰安神之功。

四、根據氣候特點調理脾胃功能

夏季氣候炎熱而又多雨，由於暑熱夾濕，常使脾胃受困，食欲不振。再加上此時人多喜食生冷寒涼之物，往往因食之太過，又傷脾胃。因此，善於飲食調養的人夏天主要從健脾強胃做起。唐代名著《千金要方》說：「夫在身之所以多痰者，皆由春夏取冷太過，飲食不節之故也」。又說：「夏至以後迄至秋分，必須慎肥膩酥油之屬。」因而在炎暑之季，切忌過食生冷，更不可多食油膩厚味或不潔食物，以防痢疾、泄瀉之患。此時的飲食應以甘寒清淡、利濕清暑、少油之品為宜。像西瓜、冬瓜、綠豆湯、酸梅湯、薄荷湯、綠茶等均為清熱利暑、利濕養陽之品，可常食。還可在炎熱夏夜喝些涼性米粥，如綠豆粥、蓮子粥、生蘆根粥、竹葉粥、冬瓜粥、荸薺粥、海蜇粥、鴨梨粥、山楂粥、藕粥等，既可滋潤乾燥之咽喉，又可調劑胃口，起清熱解暑、生津止渴、增進食欲之功效。另外，在盛夏季節還需注意忌食溫補之品，即使是平素陽虛、常服參、茸、附子等溫補藥品之人，也應注意氣候特點而減服或暫停，轉而用飲食來調補。

五、科學飲用果汁飲料

在炎熱的夏季，人們常由於出汗過量而損耗大量的體液和營養物質；同時天熱影響脾胃，減少胃液分泌，降低消化能力；再加上睡眠不足，損耗津液，從而大大減弱了食欲，造成人體入少而出多的局面，使許多人一到夏天就精神萎靡、體重下降。要改善以上「症狀」，必須從增強食欲做起，再增加營養物質的攝入，達到祛暑消疲的目的。因此對在室外、野外及高溫環境中工作的人，可備

酸梅湯、綠豆湯當茶飲用，或用綠豆、銀花、扁豆、冬瓜煮湯飲，具清暑解毒之功。

夏季適合飲用的果汁主要有柳橙汁、蘋果汁、檸檬汁、番茄汁、葡萄汁、鳳梨汁等，這些果汁不僅富含多種營養，而且能幫助消化，提高食欲，特別是新鮮的原汁品質尤佳。飲時最好先用溫開水沖淡後再喝，以免大量營養素濃縮進入血液中引起不良反應，如頭暈、噁心等。以下再介紹一種夏季保健的清涼飲料，該飲料以大蒜酒為主料，飲時用大蒜酒5CC，濃縮果汁30CC（普通果汁亦可），調和後酌量放入冰塊即成，飲用起來爽口清涼。大蒜酒的製作方法是用大蒜瓣200克，去皮，蒸20分鐘（不怕大蒜氣味者亦可不蒸），然後泡在60CC的燒酒中（其他酒亦可），並加冰糖200克，浸泡1個月後即可飲用，但微帶大蒜氣味，若泡1年則可氣味全無。此飲料清暑除疲、鎮靜安眠、可增進食欲、強壯精力、活血、能治食物中毒、利尿驅蟲。

在冷飲方面，紅豆冰棒及冰水營養價值較好，可適量選食；至於雪糕等物營養價值雖高，但含糖量太多，又是冰凍之物，不可多食，更不可在飯前進食，否則會損傷脾胃。汽水雖能生津，但缺乏營養，其中含有碳酸等物，多喝於身體有害。

六、由於夏季天氣炎熱，多食蔬菜

人們的食欲降低，消化力也減弱，應少吃些肉類，多食一些涼拌菜和鹹蛋、豆製品、芝麻醬、綠豆、新鮮蔬菜、瓜果為宜。在調味方面可適當用一些蒜和芥末，以便產生殺菌和增進食欲的作用。

七、夏季排毒膳食譜

1.四神湯：將蓮子、淮山藥、茯苓、芡實適量燉排骨，有健脾胃之功效。每日一次，連服數日。

2.蓮子煲：蓮子、百合、綠豆同煲，加糖食用，有補充營養的功效。每日一次，連服數日。

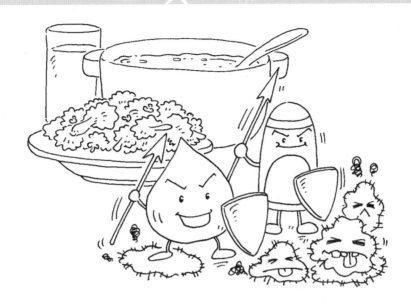

3.龍眼蓮子方：龍眼肉十粒、蓮子一兩、芡實五錢，慢火熬湯，有治療失眠、心煩、神經衰弱的功效。每日一次，連服數日。

4.蓮子羹：蓮子加一顆雞蛋作羹，有清熱、瀉火、養心安神的功效。每日一次，連服數日。

5.冰糖蓮子：蓮子煮湯加冰糖，或加白木耳煮湯，冰後食用，是清熱解暑的良品。每日一次，連服數日。

6.人參蓮子湯：人參五錢、蓮子一兩，加水適量泡發，再加冰糖30克，燉1小時，主治病後調養、脾虛、疲倦、自汗、泄瀉等症。每日一次，連服數日。

◆秋季排毒養顏著眼於一個「潤」字

秋季是陽氣收斂下降的季節。此時氣溫涼爽、乾燥。隨著暑氣消褪，人們從暑熱的困乏中解脫出來，食欲逐漸增加。在這個季節，飲食宜生津養陰之品，少食煎炒之物。蔬菜宜選用大白菜、菠菜、冬瓜、黃瓜、白木耳，肉類可食鴨肉、青魚等。同時，此季節因食品豐富，種類繁多，瓜果蔬菜、魚肉禽蛋不少，所以還應注

意飲食的平衡與多樣化，勿偏食。漢代醫學名著《內經·素問》指出：「秋三月，此謂容平，天氣以急，地氣以明，早臥早起，與雞俱興，使志安寧，以緩秋刑，收斂神氣，使秋氣平，無外其志，使肺氣清，此秋氣之應，養收之道也。逆之則傷肺，冬為飱泄，奉藏者少」。意思是說，秋風勁急，地氣清肅，萬物色變，人們應早睡早起，避免肅殺之氣對人體產生不良的影響。養生者思想意識要清靜安寧，神氣漸收，以適應秋季寒涼的氣候，不讓意志外馳，保持肺氣清靜，這就是調養秋收之氣的道理。秋季排毒調理應以潤燥去火、滋陰潤肺為主要原則，具體包括如下幾點：

一、潤燥之中防寒涼

由於秋季氣候乾燥，容易發生咳嗽或乾咳無痰、口舌乾燥等症，此時最好吃些雪梨、鴨梨，生食能清火，蒸熟可滋陰，條件許可的不妨吃些秋梨膏、養陰清肺膏、龜苓膏等滋陰潤肺之品，對防燥均有益。在秋季裡，瓜果大量上市，此時須特別注意「秋瓜壞肚」。尤其是立秋之後的瓜果，不可任意多吃，否則會損傷脾胃的陽氣。一般說來，只要是水果都有益於健康，如蘋果含有多種維生素及鉀，對心血管患者有益，且具止瀉作用。香蕉含多種維生素，其中的維生素P有利於增加血管壁彈性、維生素E能增加細胞的分裂次數，均有益於健康，還有止咳、潤腸、降壓的作用。鳳梨有利尿作用，對腎、高血壓患者有益，對治療支氣管炎也有療效。柑橘有鎮咳、潤肺、健胃的作用。柿子有清熱、去煩、生津，潤肺化痰、澀腸止瀉和降壓等作用。梨可潤肺、消痰止咳、治便祕。龍眼有滋補、安神、補血的作用，對夜間失眠的老年人尤為適宜。葡萄可預防疲勞，有益氣、補血、利筋骨，健胃、利尿等作用。但水果除少數（如龍眼、荔枝、葡萄）外，其餘的性味均偏寒涼，食用時應注意適量，不可恣意縱腹，以免傷害脾胃陽氣。

二、潤燥之中要滋陰

　　隨著暑氣消褪，人們從暑熱的困乏中剛剛解脫出來，食欲逐漸提高，但如不注意飲食起居的調養，便會出現精神疲憊、腰膝痠軟、食欲不振或煩躁多夢、咽乾舌燥、潮熱低燒等氣虛、陰虛症狀。因此，中秋時節應適當多吃些補氣滋陰、生津潤燥的食品。秋季晝夜溫差大、寒霜乍降，早晚易受涼引起咳嗽或氣喘復發。《飲膳正要》說：「秋氣燥，宜食麻以潤其燥。」所以秋季飲食宜用甘潤、平和之品，而忌用辛辣煎烤等燥熱食物，對生冷寒涼之物更應忌食。可常食蘿蔔、梨、枇杷、荸薺、蘋果、柿子、杏仁、薏仁、芝麻、核桃、芡實、白果、銀耳、藕粉等品，有清肺潤燥、降氣、化痰、止咳之功。在晚秋近冬季節，若能在每晚臨睡前用1～3個胡桃肉（連紫衣）與1～3片生薑同嚼後嚥下，連服數日，對防止氣喘的發作有很好的效果。民間有「秋藕最補人」一說，在涼而燥的秋季宜常食藕粥，或用糯米灌入藕眼中煮食，是清心健身、補血潤燥之良品。用荸薺煮粥亦可常食，有涼潤清熱之功。

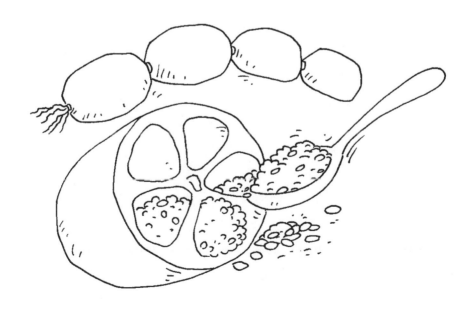

三、排毒之中要照顧消化器官

秋天氣溫逐漸下降，調補身體十分必要，但應注意到夏天氣溫高，大部分人胃口不好，日常吃的大多是瓜果、粥類、湯類等清淡易消化之食品，脾胃活動亦隨之減弱。如秋涼後馬上吃進大量豬、牛、羊、雞等難以消化的補品，勢必會加重脾胃負擔，造成胃腸功能紊亂，不僅無法消化吸收，甚至還會造成胃腸疾病。所以，秋涼季節進補的原則是既要營養滋補，又要易於消化吸收。芡實因此是秋季最佳的食選，它含有豐富的碳水化合物，含有蛋白質、鈣、磷、鐵、維生素、核黃素等多種營養物質，而脂肪含量很少，極易被人體吸收。如能在進入秋涼後脾胃功能尚差時，及時給予本品，則不但健脾益胃，又能補充營養。可用芡實米與綠豆、薏仁、紅棗、花生，或與百合、冰糖同燉食，有補中益氣、開胃清熱、潤肺之功。也可用芡實與瘦肉、牛肉、雞肉等共燉食用，可補養強身，是適時妙品。若平時消化不良，或熱天汗出多又易脾瀉者，可經常用芡實煮粥或煮紅糖水吃。如用芡實60克與北耆15克煮爛吃，可補腎治遺精、白帶和多尿，對老年人尿頻亦有良效。這個季節食品種類最豐富，花苔、瓜果、豆莢類的蔬菜種類很多，魚、肉、蛋類也不少。因此這個季節在膳食調配上，只要注意平衡就可以了。

四、秋季排毒膳食譜

1.鴨蛋青蔥湯：鴨蛋1～2顆、青蔥（連白）數根。加水適量同煮，飴糖適量調和，吃蛋飲湯。每日1次，連服數日。

2.無花果冰糖水：無花果（乾）30克、冰糖適量。煲糖水服食，每日1次，連服數日。

3.麥冬白蓮湯：麥冬、白蓮各12克，冰糖適量。加水燉後，當茶飲。

4.藕汁蜜糖露：鮮蓮藕適量，洗淨，榨汁100克，加蜂蜜20克，調勻服用。每日1次，連服數日。

5.百合香蕉汁：百合15克、香蕉2根（去皮）、冰糖適量。加水同燉，飲汁食香蕉。

6.沙參桑果汁：沙參12克、桑果15克、冰糖適量。加水同煮，飲汁食桑果。

7.百合綠豆湯：綠豆20克、百合15克、冰糖適量。加水同煮，飲湯食百合、綠豆。每日1次，連服數日。

8.橄欖蘆根茶：橄欖（青果）4枚、蘆根30克。清水兩碗半煎至1碗，去渣當茶飲。

9.玄麥甘桔湯：玄參12克、麥冬12克、甘草3克、桔梗6克。開水沖泡，當茶飲。

10.秋白梨羹：秋白梨一顆去心、燕窩一錢，先用開水泡，再入冰糖一錢蒸熟。每日早晨服下，勿間斷。治秋季老年痰喘。

11.燕窩湯：燕窩3克、冰糖30克。取燕窩放入盤內，用50℃的溫水浸泡，待燕窩鬆軟後去除燕毛，撈出，用清水洗淨，瀝乾水分，撕成細條，放入乾淨的碗中待用。鍋中加入清水250克，小火煮冰糖，燒開融化，撇去浮沫，用紗布濾除雜質，倒入乾淨鍋中，下燕窩，再置小火上加熱，沸後倒入碗中即成。此方中燕窩補虛損、潤肺燥、滋腎陰，而冰糖潤肺。二味合用，可療虛損、肺痿、咯血。

◆冬季排毒養顏著眼於一個「溫」字

冬季為嚴寒之季，萬物冬眠，此時氣溫下降，陽氣內藏，為抵禦風寒，冬天自古以來是人們進補的時節。因為冬季天寒地凍，萬物伏藏，外界氣溫較低，人體需要較多的熱能以維持體溫，且此時最易感受寒邪，所以冬季應選擇性溫熱、益氣補陽之食物及「血肉有情」之品，溫散寒邪，才能增強機體抗禦風寒和外邪的能力。再加上冬季人體代謝下降，精氣物質封藏，營養物質最易吸收貯存，所以冬季排毒溫散寒邪對健康最為有利。

一、冬令排毒養顏以溫散為主

適用於冬令進補的食品有牛肉、羊肉、雞肉、棗、蓮子、核桃、龍眼、芝麻、木耳、蜂蜜等，均為滋補佳品。對體質虛弱者，要加服一些補藥以補虛損、壯精力，如人參、鹿茸、蜂王漿、各類補膏等。另外，在寒冷的冬季最宜常服溫性熱粥，如糯米紅棗粥、桂圓粥、鹿角膠粥等，以暖中禦寒、溫補元陽，使人精力充沛。在調味品上可以多用些辛辣食物，如辣椒、胡椒、蔥、薑、蒜等。特別應注意冬季有色蔬菜品種不多，往往造成某些維生素不足，應盡可能爭取吃一些綠色蔬菜，如雪裡紅、綠豆芽等。

二、排毒前要先健脾胃

冬令排毒首先要從「底」做起，所謂「底」即調整脾胃功能。基礎打好了，才可能提高人體對排毒食品的吸收能力，而不致發生「虛不受排」的情況。尤其是對需「排毒」的人來說，則「底」更為重要。芡實是打底的最佳食選，可先用芡實、紅棗或花生仁加紅糖燉湯服，或用芡實燉牛肉、羊肉等食用，就可產生打底的作用。

三、要辨人辨症排毒

冬令排毒不能不分青紅皂白，隨意將排毒溫散藥胡亂服用，而應按機體情況、個體差異來選用。否則，不但服後對身體無益，反而有害。例如，將紅參、鹿茸等藥品用於機體偏於興奮、代謝旺盛之人，不但對身體無益，反而會引起身體虛性興奮，造成不良效果。而將這些藥品用於身體機能不足的陽虛之人則最合適不過。因而，挑選食品時，必須因人而異。

對一般體質不虛，僅想增強體力的人應以食品為主，如用生薑大棗燉羊肉、紅燒牛肉、米酒炒海蝦、桃仁芝麻糊（用桃仁、芝麻炒熟研碎加水煮開後，再加白糖、澱粉調和即成）、銀耳燉冰糖、桂圓蓮子湯等。

對於體質虛弱較甚者，則應在食補的基礎上適當配合些補藥、補膏服用，以助補虛之功。一般認為，氣虛者可服黨參膏、參耆膏。若症狀較重者，則可改服人參，服法見「春季排毒養顏」，也可用黨參、北耆與瘦肉同燉食，均可產生補氣、治氣虛乏力之功。血虛者可服十全大補膏、滋補膏或參杞補膏等以補氣血、壯筋骨、安心神，還可常吃含鐵質較多的動物肝臟、瓜果蔬菜及帶皮的花生米等。陰虛者，可選服瓊玉膏以養陰潤肺，還可加服知柏地黃丸或大補陰丸以清虛熱；亦可常用銀耳、百合、蓮子、芝麻、核桃等燉冰糖食用。陽虛者，可服參鹿補膏以助陽益腎，治陽虛畏寒及性機能衰退等症；若症狀較重者，還應配合服鹿茸片等藥，以加強補陽之效果；也可常食當歸生薑羊肉湯、肉蓯蓉燉羊肉及用羊或牛骨髓煮粥食用，均可產生溫散寒邪之效。

四、生病時不宜排毒

在排毒期間還應注意：不要食生冷、油膩之物，以免妨礙脾胃消化功能，影響補品、補藥的吸收。若腹脹不消化時，可喝一些紅茶以健胃除脹。進補期間如遇感冒、發熱、腹瀉，應暫時停服各類補品，以防補物戀邪，應待病好後再服。在服人參時應忌服蘿蔔，因為前者補氣、後者耗氣，兩者同服會影響人參的溫散效果。

總之，冬令排毒要根據個體差異來選擇補品，體質不虛者，最好以飲食排毒，而不必服用排毒藥。

五、冬季排毒養顏膳食譜

1.芡實白果粥：取芡實30克、白果10枚、糯米30克，煮成粥。1日1次，10日為1療程（食量少者，芡實、糯米可用15～20克）。

2.花生蠶豆湯：取花生米120克、蠶豆200克、紅糖50克。鍋內加水3碗，微火煮，水呈棕紅色渾濁狀時可服用，服時加適量紅糖。日服2次。

3.鯉魚冬瓜湯：取活鯉魚1條，冬瓜500克。將魚開膛去鱗洗淨，

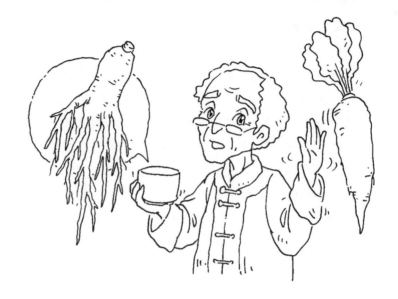

冬瓜削皮,加水清燉。喝湯並食魚肉,日服2次。有益氣、活血、利水的功效。

4.**人乳汁**:取新鮮人乳汁,每次服300CC,每2日1次。本品對兒童急、慢性腎炎引起的蛋白尿有療效,在中西醫結合療效不佳時可選用。

5.**煮蘿蔔水**:將蘿蔔切成小塊,用適量水(以浸淹蘿蔔塊為宜)煮爛。每日1次,每次1小碗蘿蔔水。有益氣、除濕、化濁的功效。

◆十二月飲食排毒養顏法

飲食天天有,排毒時時行,一年十二個月,天氣環境不一樣,人體變化不一樣,飲食食物的性味不一樣,從中醫陰陽五行學說出發,依據中醫「天人相應」理論,找出適合各月飲食排毒的食物如下:

正月

正月裡臟腑最易感染,肺臟之氣很微弱,所以應該增加辛辣食物,減少鹹味食物,如牡蠣、龜板、蛤蚧等,減少酸味食物,如白

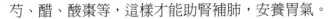

芍、醋、酸棗等，這樣才能助腎補肺，安養胃氣。

二月

二月裡腎氣微弱，肺氣旺盛，飲食方面最好戒酸增辛，減少酸味食物，如酸棗仁、五味子、烏梅、酸白菜等，達到助腎補肝的目的，宜於靜膈去痰水，開泄皮膚，出些汗水以散發體內潛藏的立冬之氣。

三月

三月裡腎臟之氣停息，心臟之氣正漸漸加強，東方的木氣正當旺盛，這時應該少吃甘甜的食物，如梨、熟地黃、甜杏仁、蜂蜜等，多吃辛辣的食物，這樣可以補精神、益氣力。

四月

四月肝臟已病，心臟卻漸漸強壯，所以人應多吃酸味的食物，少吃苦味的東西，如苦瓜、黃連、龍膽草、蛇膽等，以補腎補肝，調養胃氣。

五月

五月時，人體內的肝臟之氣已進入休止狀態，而心臟之氣卻日益旺盛，所以多吃酸味食物，少吃苦味的東西，如苦杏仁、苦蕎麥、苦參等，以利肝臟，補養益氣，蓄養精氣。

六月

六月應該多吃鹹味的食物，如帶魚、海馬、蝦仁，這樣才能使生氣微弱的胃臟得到滋養。在這個月裡，人體之內只有脾臟之氣尤其旺盛，所以宜減少肥膩、甘味的食物，如小麥、梨、西瓜。

七月

七月肝臟、心臟都較為衰弱，只有肺臟旺盛，宜多食鹹味食物，如海藻、昆布、蛤蚧、蟶子；減少辛味食物，如花椒、菜菔子、韭菜等，且宜安靜性情以助氣補筋，滋養脾胃。

八月

八月心臟氣微，人體中肺臟主事，此時於飲食方面應少吃苦味的食物，如莧菜、苦瓜、茶葉等，多吃辛味的食物，這樣才可以補

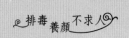

筋補血，從而滋養心、肝、脾、胃。

九月

九月陽氣已衰，陰氣太盛，暴風會時常發起，此時切忌置身於暴風之中，以免暴邪乘虛而入。需節制飲酒，注意多吃甘味食物，如葛根、茯苓；少食苦味，如菠菜、薺菜、梔子、黃連等，以補益肝腎，助養脾胃，保養元氣。

十月

十月心臟和肺臟都比較衰弱，而腎氣卻很強旺，所以飲食方面宜少吃辛味食物和苦味食物，如魚腥草、香椿、白蘿蔔、辣椒等，以保養腎氣。

十一月

十一月腎臟正旺，心臟之氣衰微，飲食方面宜多吃苦味的食物，盡量減少鹹味的食物，如珍珠、海蟹、鹽等，以補理肺胃。

十二月

這個月的脾土之氣旺盛而腎氣下行，故飲食方面宜多吃苦味的食物，少吃甘味的食物，如羊肉、陳皮、芫荽（香菜）、大蔥、大蒜等，以補心助肺，調理腎臟。

第三章
陰陽平衡排毒養顏

　　多年來，絕大部分的人由於缺乏正確的營養知識而過量攝入肉類食品，同時排毒物質的攝入量卻不夠，加上缺乏運動、工作壓力大等原因導致人體陰陽不平衡，經常處在「帶毒」狀態。

　　人體陰陽不平衡的「帶毒」狀態主要表現為大小便不通暢、皮膚暗黑晦澀、舌燥口乾、疲勞乏力、活力降低、反應遲鈍、適應能力下降、人會經常處於焦慮、煩亂、無聊、無助之中，主要原因是長期飲食的不合理所引起，而其中最主要的原因就是過量攝入肉類食品，及人體中所必需的鎂元素攝入量過少而造成細胞內的廢物積聚。久而久之，這些廢物就會在身體內各個器官引起病變，這種病變的過程相當漫長，我們身體所反映的各種不適，往往正處在這種慢性病變的過程中。根據筆者的實踐體會，這種慢性病變，如能及時採取措施，改變陰陽不平衡的「帶毒」狀態，是完全能從根本上得到遏制的。

◆測量自己是否需要排毒養顏

「帶毒」狀態量表

1.精神緊張、焦慮不安	16局部麻木、手腳易冷
2.孤獨自卑、憂鬱苦悶	17皮膚暗黑晦澀、舌燥口乾
3.注意分散、思考膚淺	18自感低燒、夜常盜汗
4.容易激動、無事自煩	19腰痠背痛，此起彼伏
5.記憶閉塞、熟人忘名	20舌生白苔、口臭自生
6.興趣變淡、欲望驟減	21口舌潰瘍，反覆發生

7.懶於交往、情緒低落	22味覺不靈、食欲不振
8.易感疲勞、眼易疲倦	23反酸噯氣、腹部飽脹
9.精力下降、動作遲緩	24大小便不通暢
10.頭昏腦脹、不易復元	25易患感冒、唇起皰疹
11.久站頭暈、眼花目眩	26鼻塞流涕、咽喉疼痛
12.肢體酥軟、力不從心	27憋氣氣急、呼吸緊迫
13.體重減輕、體虛力單	28胸痛胸悶、心區有壓感
14.不易入眠、多夢易醒	29心悸心慌、心律不整
15.晨不願起、晝常打盹	30耳鳴耳背、易暈車船

如果你具有10項以下的上述特徵，屬於輕度「帶毒」。

如果你具有15項以下的上述特徵，屬於中度「帶毒」。

如果你具有20項以上的上述特徵，屬於重度「帶毒」。

◆飲水排毒～減少毒素在人體內被吸收

　　人體的組成成分中，水佔了絕對大的比例，而生命又往往是要靠水來維繫的。如果你飲入的水是絕對潔淨、品質高的，靠它便可稀釋毒素，減少毒素在人體內被吸收，從而有效解除體內的大部分

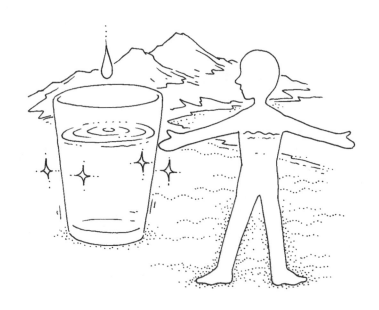

毒素。

　　1974年，美國紐約史蒂文‧凱達林格癌症中心的研究員雷蒙，將死於各種癌症的106人的癌細胞，以及因其他疾病而死的病人的細胞取樣，透過核磁共振儀器比較細胞內所含水量的特性。結果發現，圍繞在癌細胞DNA周圍（去氧核糖核酸）的水與圍繞在正常細胞DNA周圍的水的結構是不同的。依據這一成果，日本醫學博士林秀光進一步認為，DNA在癌化以前，細胞水就出現了異常的現象。接著他又研究發現，由核磁共振儀檢測得知，細胞內水的特性之改變，不只出現在癌細胞這個特異現象，除了癌細胞外，腫瘍、發炎症狀等也可以見到這種現象。也就是說，不只是癌症，其他所有的疾病都是由於細胞內水的特性改變所引起的。因而，治療疾病的根本，也在於使細胞內的水正常化，從而保證細胞恢復正常的生理機能。

　　實際上，癌症就是有毒物質在人體細胞內外體液的長期累積，造成細胞損傷又急性惡化的結果。而癌細胞的擴散首先是透過體液進行的，人體內的水每5～18天更新一次，如果佔人體70％的水總是高品質的，人體的細胞也就有了健康清新的生存環境，也就使人體自身免疫功能健全，沒有了癌細胞自下而上擴散和惡化的條件。事實上，人體的新陳代謝可使紅血球、白血球每10天，胰臟每隔1～2天，胃黏膜、上皮細胞每隔2～3天，其細胞幾乎全部都會更新一次。而腦細胞、蛋白質中98％在不到一個月的時間就會全部更新。因此構成我們身體的細胞在短時間內就會被全新的細胞所取代。所以，縱使你的肝臟、胰臟、腎臟有七、八成都已遭到破壞，也不用擔心。這些細胞在數個月內都可以更新，並恢復到正常狀態。前提是要讓好水源源不斷地充塞在細胞中，努力為好細胞創造一個清淨的生存環境，防患於未然。

　　另外，糖尿病、胃病等慢性病的患者越來越多，而且趨向年輕化，也與人們的飲水習慣及水的品質不無關係。然而，日常飲用水中，品質高的水卻很少見，而品質高的水則讓人越飲越精神，越飲

人的身體越健康。

　　儘管人們使用了各種美容的技術，但有些人的效果始終不佳，其原因之一就是忽視了飲水的作用。眾所周知，如果補充足夠的水分，便能使細胞水量充足，皮膚就會顯得柔軟、細嫩、滋潤而富有光澤，就可減少皺紋，延緩衰老，從而達到美容的目的。飲用20℃～25℃的涼開水效果最佳。由於開水自然冷卻後，水的性質也發生了相應的變化，內聚力增大，分子之間更加緊密。這些性質與生物細胞內的水十分接近，有很大的「親和性」，從而使水更容易滲透到皮膚內。

　　人體除了呼吸系統外，胃腸道也能吸收氧氣，而這些氧氣是由飲食，主要是水攜帶的。當水的含氧量達到9％時，心血管和結石症的發病率都會大大降低。另外，適當飲水可使肺部組織保持濕潤，順利地吸進氧氣，排出二氧化碳。

　　每年盛夏，門診腎絞痛的患者會增多，這些患者大多發病很急，突然一側或雙側腰部劇烈疼痛，往往痛得連聲叫喊、大汗淋漓。據臨床觀察，這種腎絞痛的急性發作，大多為有腎結石病史或過於勞累、高溫作業、野外活動、出汗多而喝水少的人。對於腎結石病人發生的腎絞痛，絕大多數是由於結石梗塞在腎或輸尿管所致。特別是在炎熱的夏天，由於人體排汗量大增，使尿液減少和濃縮，常使原有結石或有潛在結石的病人誘發腎絞痛；同時尿液濃縮，也是形成泌尿系統結石的重要因素，或使原來的小結石體積增大，梗塞尿道而發生腎絞痛。因此，在炎熱的夏天，凡是進行高溫作業、野外活動的人或體育運動員，尤其是過去曾有腎絞痛病史者，更應注意多喝水。

　　飲水排毒是指以飲水為祛毒治病手段的一種傳統方法。水是構成人體組織的重要部分，佔整個人體重量的65％。我們所吃的食物，包括糖、蛋白質、維生素、無機鹽等，都要先溶於水中後，才能被吸收。新陳代謝後的廢物，也都要先溶解在水中，才能排出體外，由於體內水分的分布及循環才能使身體保持恆溫、保持機體的

生命運動。

　　血液中水分佔83％，肌肉中水分佔75％，即使是堅硬的骨頭也有22％的水分。人體各種細胞都需要有水分，才能發揮正常功能，如酶只有在有水的情況下才有活性，新陳代謝也只有靠水分才能進行，總之沒有水就沒有生命運動。

　　科學家還發現，水分在人體內的比例，隨著年齡的變化而改變，人到了老年期，身體細胞內的水分一般減少30～40％，因而影響了身體對各種營養的吸收，引起皮膚逐漸老化乾燥、鬆馳、皺紋增多、失去彈性；還可以表現為「津液不足」，或消化液分泌不足，影響消化吸收，導致精神萎靡、大便乾結、排便困難、小便易濃縮產生結晶、尿道結石等。

　　醫學證明，高血壓、冠心病人之所以易於上午發生腦梗塞、心肌梗塞，都是因為夜裡不能補充水分，造成上午血液濃稠、血液流通阻力增加、黏滯度增高。如果清晨能飲一杯水，補充水分，便可降低血液黏稠度，改善血液循環，有利於預防心腦血管的意外。不僅如此，清晨飲一杯開水對身體大有益處，因為經過一夜睡眠，胃和小腸基本上都已排空，喝了水，就等於給排空的腸胃來一次清洗，既有助於當天食物的消化和吸收，又可以防止便祕。

　　老人由於生理的變化，往往對口渴不敏感，加之體內容易缺水，所以要養成不渴也適當飲水的習慣，老人每天最好能飲6～8杯水，但不要一次飲量太大，以免引起血管中的含水量急劇增加，加重心、腎負擔。假如感到開水淡而無味，可以用喝茶、喝湯的方式來解決。

　　飲水排毒不會像藥一樣迅速見效，一般大約一個月以後才會慢慢生效。還有一點必須注意，大家都認為所謂水療就是喝水，卻忘記喝多少就要排多少的原則。如果只是喝水，那麼只做到一半，也就是如果沒有排出，效果必然減半。

　　輕症患者或健康的人只要喝水，就會直接排出毒素。但重病患者無法順利排泄，以致身體變得浮腫，所以在浮腫之前，務必設法

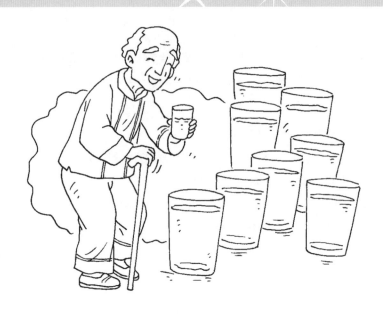

排水。排水的方法除了大小便之外，還有發汗、呼氣等。因此，健康者和輕症者在家中喝含高鎂的水即可，但排尿不暢及重症患者務必在諮詢醫生後才能接受水療。

　　還有最重要的一點，就是「飲水排毒」不是短暫性的，而是持續性的行為。患者不能因為病情好轉、體質獲得改善就停止，因為廢物的累積並未中斷。換句話說，必須認真實施「水療」，並在真正痊癒後，才算是做到了「飲水排毒」。

　　「水療」還能降脂排毒，降低血液濃稠度又減肥。據研究統計，我國國民血脂增高的狀況，其首要因素是與飲食相關。隨著國民生活水準的提高，城鄉居民每日攝取的含油脂成分的食物大大超標。因此，調整飲食結構與方式，採取適當的食療方式，應是降低血脂保持健康的首選。

　　高血脂症除了由內分泌紊亂引起外，大多數與進食、飲水、運動、機體代謝和外界環境等多種因素影響有關，首先應從調整生活方式開始，如多飲水，特別是早晨起床後空腹飲一杯溫開水，使體內保持充分的水，能稀釋血液，降低血液黏稠度，保持血液循環通暢。

◆鹼性食品排毒～保持人體酸鹼平衡

一、萬病皆從人體的酸中毒開始

　　人體就像一座精密無比的「化學工廠」，每時每刻都在進行數以萬計的化學反應，這些反應必須在體液酸鹼度處於一個恆定的平衡狀態下時，才得以順利進行。正常人體的酸鹼度（ph值）保持在7.3～7.4之間，呈弱鹼性，屬酸鹼平衡。如果略高或略低0.1個ph值單位，如平時多吃鹼性食品，體液的酸鹼度ph值在7.5以上，就屬鹼性體質；若嗜食酸性食品，體液酸鹼度ph值在7.3以下，就屬弱酸性或酸性體質。這兩種情況若長期得不到改善，人體健康便會受到影響，疾病就會隨之而來。一位美國病理學家指出：「萬病皆從人體的酸中毒開始，只有使體液呈弱鹼性才能保持人體的健康」。

二、嗜食酸性食物破壞酸鹼平衡

　　儘管機體具有體液緩衝系統，可以使酸鹼度保持恆定，但是這種緩衝能力十分有限；雖然泌尿系統對體液的酸鹼平衡也具有一定的自我調節能力，可調節能力也是有限的。實驗證明，如果飲食搭配不當，長期嗜食酸性食物會破壞體液的酸鹼平衡，以致出現輕度體液酸中毒症，此症早期容易被其他疾病所掩蓋而不易發現，但這種輕度的酸中毒會影響某些代謝進行而導致疾病的發生。老年人因這種輕度酸中毒易患神經痛、高血壓、動脈硬化、胃潰瘍等疾病。

三，酸性體質患者的臨床表現

　　現代都市人的體液多呈酸性，是百病滋生的原因之一。酸性體質患者的臨床表現為：頭暈耳鳴、全身乏力、手腳發涼、易患感冒、便祕、皮膚粗糙、情緒易躁、傷口難癒合、記憶力減退、思維遲鈍，嚴重者甚至影響嬰幼兒的生長發育；中老年人易引起高血壓、高血脂、動脈硬化、冠心病、胃潰瘍、痛風及神經性疾患；孕

婦往往導致胎兒發育障礙，不利於優生優育。因此，無論是嬰幼兒、青少年、中老年、孕婦都應在保障膳食營養的前提下，多吃些鹼性食品，少吃酸性食品，以保持體液的酸鹼平衡，有利於防病抗病、身心健康。

四、區分食品的酸鹼性、避免攝入過多酸性食物

生活中如何區分食品的酸鹼性呢？酸性食品是指食品中含有的無機鹽中的非金屬元素，如磷、硫、氯、溴、碘、硒等，在經過消化代謝後，生成帶陰離子的酸性氧化物，這在營養學上謂之酸性食品。這類食品含蛋白質、脂肪、碳水化合物（俗稱糖類）較高，如肉類、魚類、禽類、蝦蟹、酒、花生、核桃、糖果及澱粉類食品的米、麵、麵包、餅乾等。生活中，不少人以為酸味的食品就是酸性食品，如山楂、番茄、柑橘、杏仁、石榴、草莓等，其實這是一種誤解，這些帶酸味的食物恰恰是鹼性食品。酸性食品由於味道鮮美，誘人食欲，加之生活水準的提高，因此，絕大多數人都攝入過多。過多地攝入酸性食品，必然會動用體內鹼性物質來中和酸化，使身體變為酸性體質。酸性體質的人之所以易患高血壓、動脈硬

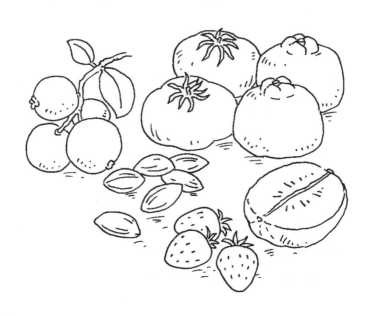

　　苦味食物與人的精神活動有密切關係。帶苦味的咖啡、茶葉、巧克力、啤酒等都含有一定的咖啡因等物質，因而有提神醒腦之功能，使人從緊張的心理狀態中鬆弛下來，有助於消除大腦疲勞、恢復精力與體力。

　　青年人若受到失戀等精神打擊，苦味食物也能助其一臂之力。原來，人的血液中有一種稱為苯乙胺的化學物質左右著人的心理與情緒。正常情況下苯乙胺的濃度處在相對穩定狀態，熱戀時由於大腦活動促使苯乙胺分泌增多，因而情緒高漲、激動不已，心中充滿幸福感；一旦失戀則苯乙胺濃度驟降，導致人的情緒從高峰降至低谷，因而精神萎靡、夜不能寐。此時可吃點巧克力，巧克力中的苦味成分中含有大量苯乙胺，能迅速升高血液中此「興奮物質」的含量，從而改善症狀。

　　苦味蔬果中含有豐富的鹼性成分，可以有效地抵銷酸性產物，保持人體的酸鹼平衡，消除致病隱患。

　　此外，「黃瓜洗面乳」、「苦瓜除皺乳」等熱銷化妝品市場的事實也表明，對於愛美者，特別是年輕女性來說，苦味食物也是難得的美容品。

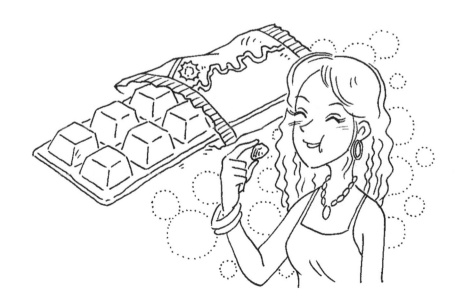

◆燥濕排毒～恢復人體清爽

中醫認為濕為陰邪，具有重濁、黏滯的特點，易傷人體陽氣。「重」即頭重、身體痠痛沉重的毒型；「濁」指大便溏薄、小便渾濁、濕疹流黃水、婦女白帶過多等穢濁不清的排泄或分泌物；而濕性「黏滯」既可指病程纏綿反覆發作（如風濕病、類風濕病等），也可指大便不爽、小便澀滯不暢等毒型。具體方法須注意如下幾點。

一、環境調攝

不宜居住在潮濕的環境裡，尤其在陰雨季節，更要注意避免濕邪的侵襲。居室盡可能做到空氣流通、清爽乾燥。不要久泡冷水，外出需帶雨具並及時避雨。若涉水淋雨，回家後要立即服用薑糖水。如有頭重、發燒等毒型者，可服藿香正氣水及感冒藥等。悶熱潮濕的氣候易致衣物返潮甚至發霉，人也會感到不適。穿著返潮的衣物，容易感冒或誘發關節疼痛，因此，衣物要經常曬一曬。

二、飲食調理

飲食以清淡和容易消化為宜，切勿過飽。少吃生冷、肥甘、油膩的食物，特別是厚油的肉湯。戒菸，酒類也不宜多飲。平素多吃些蔬菜、水果，尤其是一些具有健脾利濕、化痰祛痰的食物，如白蘿蔔、荸薺、紫菜、海蜇、洋蔥、杏、梨、枇杷、豬肺、白果、大棗、扁豆、薏仁、赤小豆、淮山藥等。夏季可常進些清熱利濕的藥膳，如綠豆粥、荷葉粥、紅豆粥、薏仁粥、薏仁茯苓粥等；但切忌食用冰飲，因為寒涼飲食最易損傷脾胃的陽氣，增加痰濕的停滯。

三、運動

痰濕體質者多形體肥胖，身體易倦，故應長期持續運動，如散

步、慢跑、球類、游泳、武術、八段錦、五禽戲以及各種舞蹈、氣功等，且活動量應逐漸增加，讓臟腑功能得到鍛鍊，鬆弛的皮肉逐漸變得結實緊密。

四、藥物防治

長期以來，民間對濕證的預防累積了豐富的經驗，如端午節懸掛石菖蒲、艾葉，以除濕邪。還可選用芳香藥物，如佩蘭、辛夷、白芷、蒼朮、藿香、薄荷、丁香等來洗浴、焚熏、作藥枕。多雨季節，某些地區有用鮮藿香、鮮佩蘭等化濁藥物作為飲料服用的習慣，也是一種較好的防濕方法。此外，艾灸、拍打兩膝下的足三里穴，也有健運脾胃、驅除痰濕的保健效果。痰濕之生成與肺、脾、腎三臟關係最為密切，痰濕毒型明顯時，應配合適當的藥物，標本兼治。治本的重點在於調補肺、脾、腎三臟。如肺失宣降、津液輸布失常、聚液為痰者，當宣肺化痰，方選補肺湯或二陳湯；若因脾不健運而濕聚成痰者，當健脾化痰，方選四君子湯等。

◆通便排毒～縮短有害毒素停留時間

不少人都有這樣的感覺，排便如果正常的人，一天沒有大便就會覺得全身不舒服，如果幾天不大便，身體就感覺到沉重、困滯、全身煩燥、面色也會浮現出鏽色或濁色。這其實就是毒素不能排出體外所致，如果是代謝旺盛的人那麼後果不堪設想。在中醫學上，我們將糞便在腸腔內停留較久，大量水分被腸壁吸收，致使糞便乾燥，不易排出的現象稱為便祕。便祕是困擾人們的常見病，給人帶來重重煩惱和危害。現代醫學研究認為，食物殘渣在腸道內停留過久不僅會產生便祕，還會使食物被腸道細菌發酵腐敗產生很多有害物質，這些物質被人體吸收後，如果超過肝臟的解毒能力就會引起中毒症狀，嚴重的甚至會引起早衰、貧血，還會誘發或加劇心絞痛、腦溢血、肺氣腫等病症。經常便祕的人，代謝產物、毒素等有

害物質不能及時排出，毒素被腸壁吸收，進入血液，布散全身，輕者可引起頭暈、乏力、氣短、面色無華、煩躁等慢中毒症狀，日久毒素內蘊，可導致氣滯血瘀、氣機逆亂、耗氣傷津，引起高血壓、高血脂、冠心病、中風、老年性癡呆、腫瘤等疾病的發生。

一、清潔血液

要明白通便排毒與清潔血液之間的關係，必須先了解血液的產生過程。

在高中的生物課課本中對血液的產生都是這樣定論，即紅血球在骨髓中生成。但這一定論在十多年前被國際自然醫學會會長森下敬一所否定，他根據諸多研究者的各種實驗和觀察證實，製造血液的場所是腸；森下敬一還透過自己嚴密周全的實驗和研究證實了「紅血球母細胞」是在我們人體中的腸壁絨毛組織中產生的。

從口食入的食物經消化液的作用和腸蠕動的效果後成為黏糊狀態。這些黏糊狀態的食物緊緊地貼附在腸絨毛的表面。隨時間的流逝，這些食物逐漸地被裹入絨毛組織內部。其後食物在絨毛組織內接受真正的消化作用，結果出現了紅血球母細胞。這些紅血球母細胞，猶如紅血球的母親，其細胞內妊娠著數十個紅血球。那些胎兒紅血球則隨著時間的推移從母親腹中分娩出來，然後作為新生的紅血球被送入血管內。

英國學者約蘭·翰達也曾發表消化管造血學說，但他解釋說：「腸絨毛組織中存在著特殊的白血球。白血球中含有無數小顆粒，顆粒被送入微血管並在其中變化成紅血球。」雖說法不同，但他也清楚地看到了紅血球母細胞。

由於骨髓具有易於逆返的性質，這種現象常被研究者們注意到，因而建立了骨髓造血學說這一現代醫學中錯誤的造血理論。

在骨髓中，組織細胞（骨髓細胞）向紅血球的逆返現象一開始，骨髓內首先出現巨核細胞這一變種細胞。隨著時間的推移，巨核細胞逐漸崩潰，顯現出內部滿是紅血球的現象。這種情況不僅在

骨髓，身體內的其他所有組織都可能發生。因為所有體細胞最初都是由紅血球製成。只不過是隨身體情況的變化，如絕食或腸有障礙等正常造血不能進行時，體細胞再返回到原來的紅血球罷了。

「食物成為血液，血液變成細胞」是生理機能的基本過程。因此體內發生的反應——慢性病也當然是隨這一過程產生的。首先食物在腸內腐爛，而後腐爛生成的腐爛病態物質被帶入血中，血液性質狀態發生混亂，血液則被汙染。被汙染的血液使組織發生炎症，各種慢性病便產生了。高血壓、心臟病、糖尿病、神經痛、胃潰瘍、癌症和其他所有慢性病都是這種發病過程，無一例外。所以只要使腸內物質不發生腐爛，血液便可得到清潔，而許多慢性疾病則會自然痊癒。

腸內還存在著稱作腸內細菌的許多微生物。它們以多種多樣的機能，為創造奧妙的生態系而活動著。這種生態系受到飲食內容、精神緊張、化學物質的侵入等生活環境的影響發生微妙變動，其結果是腐爛更易發生。因而，採用通便排毒法，使糞便及時正常地排出體外，就能有效地防止腸內發生腐爛，從而使血液能一直保持清潔。

二、延緩衰老

在正常的情況下，人體每天吃進去的食物經過消化吸收後，食物的殘渣透過大便排出體外，從而維持了人體正常的新陳代謝。如果大便在腸內停留時間過長發生腐爛，祕結不下或解而不暢，並停留兩天以上，則可認為是便祕。

大便祕結，產生「留毒」，以致胃腸不清、氣血逆亂、功能失調，導致早衰；輕則致病、重則喪生。據國內外有關研究人體衰老機制的學者認為，食物殘渣久滯腸道，並由腸道細菌發酵腐敗，產生有害氣體和毒素，如酚、氨、氮、甲烷、硫化氫等，這些毒素被腸壁吸收，進入血液，可造成人體自身中毒，從而引起臟腑衰老。

因而，採用通便排毒法，及時地把糞便排出體外，從而縮短有

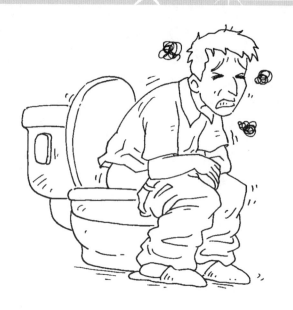

害毒素在腸內停留的時間，也就大大減少了腸道對毒素的吸收。故通便排毒對延緩機體衰老有一定的功用。

現將應急排便與治療便祕的方法介紹如下：

在便意急迫時如廁下蹲，先用食指按摩長強穴（尾骨尖端前下方）、會陰穴（肛門與陰部之中部）各1分鐘，再使雙手食指彎曲如鉤狀，指端與肛管垂直，從肛門兩側，向上外方向，有節奏地一壓一鬆推擠肛周組織。力量均勻，由輕而重，直至糞便排出。其原理，一是透過按摩穴位消除緊張；二是用力推擠，能使糞塊碎裂；三是鬆弛肛門擴約肌，使糞便易於排出。操作前，應剪短指甲，便後用肥皂洗手。

如果有便祕的人，要注意以下幾個方面：

一、注意飲食結構

飲食與排便通暢有密切關係，精製食品及肉、蛋類食物不利於腸道蠕動，應多食水果和蔬菜等含多量植物纖維的食物。對功能性便祕，可採用飲食療法。多吃一些富含維生素、礦物質和纖維素的食品，如：蕎麥、燕麥、玉米、黃豆、芋頭、山芋、芝麻等；蔬菜

有：芹菜、韭菜、白蘿蔔、菠菜、白菜、油菜、冬瓜、南瓜、海帶等；果品有：核桃、花生、松子、葵花子、蘋果、梨、香蕉、荸薺及蜂蜜等。具體的食療方有：

1.健胃通便

菠菜適量，在沸水中燙2～3分鐘，以麻油適量拌食佐餐。

2.補腎通便

核桃肉30克，鹽水泡過炒乾，每天3次，每次10克，嚼碎食用。

3.潤腸通便

芝麻60克炒熟搗爛，加入60克蜂蜜，每天用溫開水送服一調羹。

4.滋陰潤腸

蜂蜜20克，溫開水沖兌，滴入麻油少許，每天早晨空腹服用。

5.生津潤腸

荸薺12克，去皮切片，煮湯，每天早晨各服一半，連服七天。

6.健胃潤腸

香蕉，每次吃2根，每天吃3次。

7.行氣通便

黃豆250克，溫水泡漲後放鐵鍋裡加水煮，加少許醋和鹽或白糖，水煮乾後即可撈出，每次食150克，3天食完。

二、多喝開水

有條件的就要多喝含鎂量高的礦泉水，大便的質地、次數與飲水有密切關係。當腸內的水分充足，大便就稀軟便溏；如水分過少，大便則乾燥硬結。為了使腸腔內保持足夠的水分軟化大便，就應當養成每天經常喝開水的習慣。

三、養成定時大便的習慣

生活起居有規律，每日晨起空腹飲淡鹽水一杯，定時作息、定時進餐、按時排便，就能養成定時大便的好習慣。不要強忍大

便不解，這樣易損傷人體正氣，引起痔瘡等病。在大便時不宜用力強擠，如大便時用力強擠，則易擾亂大腸的功能。尤其是高血壓、腦動脈硬化的病人，由於過度用力而使腹壓、血壓升高，易誘發中風，再因靜脈充血，易形成痔瘡等疾病。

四、可採用自我腹部按摩通便排毒

此是透過簡單的按摩手法，以疏暢氣血，增強消化排泄功能，加強大、小腸的蠕動，促進新陳代謝，通暢大便，對防治便祕有良好效果。一般按摩多在晚上臨睡前與早晨起床前各做一次，具體手法如下：

先將兩手掌相互摩擦至發熱，再把左手掌放在右手背上，右手掌放在上腹部心窩處，先由左向右旋轉按摩15次；然後在下腹部依上法，左右各旋轉按摩15次。做完上、下腹部的按摩之後，再從心窩處向下推，直到恥骨聯合處，做20次左右。或以臍為中心，順時針方向輕輕按摩，每日1～2次，每次10～15分鐘。

按摩手法要輕，不可過分用力，做按摩時需排空小便，且過饑過飽時不宜做，全身肌肉要放鬆，一定要把思想集中到排便意念上。按摩時如小腹中產生腸鳴，腹中有熱感，則是按摩的效應。在按摩過程中，如產生便意時，即去排便。排便時可用雙手並指，合力從左下腹向左上腹來回做直線按摩。一般初試者，不一定在最初幾次就有效果，需要耐心在每天同一時間，多次重複進行，只要一次成功，就有希望建立大腸蠕動的條件反射，每天定時排便，排除體內廢物與毒素。這種按摩法還有顯著的減肥功效，筆者的一位老年朋友在短短的兩個月內，用此法減去了十多公斤，「啤酒肚」明顯減小。

此外，人們也不能長期依賴以瀉下方式來排毒，便祕患者不能濫用大黃等瀉藥而要爭取建立自己良好的排便習慣。因為有些瀉藥對腸功能影響很大，會使腸黏膜應激力減弱，從而更易導致便祕的發生。這一點已反覆強調過，尤其是痔瘡便祕患者更不能用一般

瀉藥，以免使痔瘡及便血加重。許多人在評價自己使用某種排毒類保健品的效果時，經常提到的是排便。一位好友說：「這兩天我排毒了。」問她如何知道毒素是否排出來了，答曰：「原來兩天大便一次，現在一天大便兩次了。」為了排毒，還有人靠飲用大黃液，其排毒機理在於促進大便的排泄，因此主要成分中均含有大黃。而大黃是一種含有蒽醌類成分的物質，如果長期服用會抑制自身的免疫力。有的人吃大黃還會有副作用，表現為腹疼、輕度噁心等。此外，如果長期依賴以瀉下方式來排毒，久而久之就有可能影響人體對某些營養的吸收，造成貧血等不良後果。

五、要運動並忌口

採用通便排毒療法時，還要增加運動量，加強活動及力所能及的運動鍛鍊。少食辛辣、油膩的食物，便祕患者要少喝咖啡、濃茶、白酒等，虛寒性便祕者，應忌食生冷瓜果及冷飲。

◆發汗排毒養顏～神清氣爽，皮膚酣暢

人體在新陳代謝中會產生許多「有毒」物質，它包括食物消化

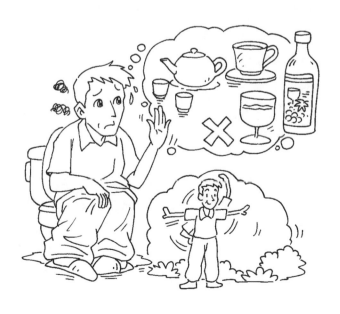

過程中的分解產物，從不潔空氣中吸入的大量有害微粒和氣體，還有生病時產生的有害物等等。儘管人體內部具有一定的清理自身毒素、淨化血液的能力，但當體內毒素積存過多或因機體解毒、排汗功能減弱，使毒物不能有效按時排出時，就會對身體造成不利的影響，所以近來流行起了「發汗排毒」養生法。

其實，古人就常使用發行排毒法。宋代許叔微《本事方》記載：「傷寒病，需要照顧表裡，注意次序。」過去，漢武帝有個大臣叫范雲，得了時疫熱病，請徐文伯來看。當時，漢武帝有重大的國事活動要舉行，范雲怕自己因病耽誤，請求能快點治好。徐文伯說：「這很簡單，就是怕二年後要復發。」范雲說：「早上明白了道理，晚上就死去也很知足，何況有二年時間。」徐文伯就用火燒熱地，將桃葉、柏葉鋪在地上，讓范雲躺上去。不久，范雲大汗出，第二天病就好了。二年後果然舊病復發死去。發汗雖能使疾病很快好轉，但副作用很大。所以，不能不顧表裡，只圖疾病速癒。可見桃葉發汗排毒法很奇妙。

出汗除了具有為人熟知的在熱天靠蒸發來降溫的功能外，還能排除體內的廢物，因此是自癒系統的極重要機制之一。如果攝入的鈉太多，汗水將會排除過量的鈉。機體也能透過出汗排除其他礦物質、藥物和某些毒素，減輕肝臟和腎臟的部分工作負擔，因為這兩個臟器就是主要負責為血液去毒和清潔的。建議肝病和腎病患者要經常出汗。

人們很容易學會適應蒸氣浴，能長時間地承受越來越高的溫度。如果你從未洗過蒸氣浴，應該循序漸進，逐漸增加溫度。在桑拿浴室中你可能會有被燒被煮的感覺，其實你體內的溫度上升得不多，明顯增加的是體表的溫度。蒸氣浴會引起生理上，特別是心血管功能的明顯變化，但一離開高溫的浴室後就會立刻恢復原狀。除非你有嚴重的心血管疾病，不然這些變化可能有益於鍛鍊你的心臟和動脈。

試著在本週內找一個方便的桑拿浴室或蒸氣浴室，每天洗一個

痛快的蒸氣浴。但要注意進去前要喝大量的水，洗完澡後要喝足夠的水來補充失去的水分。如果洗完蒸氣浴後你還能泡一下冷水或沖一下冷水，不妨也試試看。許多人發現這會使人精神飽滿。你要注意觀察蒸氣浴對你的精力、心情、緊張狀態、睡眠、皮膚、肌肉和關節等發揮了什麼作用。

那麼，如何透過出汗有效清除體內的毒素呢？一般可採用以下方法：

1.每週至少應進行1次能使身體多出汗的運動，毒素會隨汗液流出體外。常做深呼吸，能刺激呼吸道，增加肺活量，新鮮空氣和大量的負離子又能「清洗」呼吸道，增加人體的免疫力。

2.運動後應及時將體內經汗腺排出的油膩和汗垢去掉，以保持皮膚汗孔排毒通暢及皮膚表面的呼吸功能。

3.洗澡水溫度以35～40℃為宜。條件許可者，每週洗1次桑拿浴效果更佳。此外，每天用熱水洗腳，多浸泡、常搓揉，既能舒筋活絡，又有一定的去汗排毒功效。

◆補虛排毒～提高人體免疫功能

表虛、裡虛、陽虛、陰虛使病邪乘虛得入，虛者易感病邪，虛毒解毒方極大地提高身體的免疫力、抵抗力，有效地抵禦外感性疾患，雙向調節，是延年益壽必服的常用藥品之一。

一、表虛排毒經典方——玉屏風散

適用於體表氣虛、易外感風邪者。

黃耆、白朮、防風三味組方，即著名的玉屏風散，該方主治虛人易感風邪者，即反覆感冒者。中醫學認為，反覆感冒的病人是因為肺氣虛，肺主腠理，腠理在表，肺氣虛的病人也表虛，故應當先補肺氣以實表。方中黃耆具有益氣固表的作用，抵禦風邪無以乘虛而入；白朮補氣健脾以資水穀之源，助黃耆益氣固表；防風引藥達

腠理，使諸藥在腠理發揮作用以實表，從而達到預防感冒的作用。就像用屏風將人圍起來，使人免遭風邪之害，避免感冒發生。故命名該方為玉屏風散。

現代藥理研究揭示：玉屏風散對巨噬細胞的吞噬功能不僅有明顯的促進效應，還有較強的保護作用；玉屏風散能提高人體免疫功能，提高人體免疫球蛋白IgA、IgG、IgM；對一些變態反應性疾病，包括喘息性支氣管炎、硬皮病等，玉屏風散也有很好的雙向調節作用。

老年人常服玉屏風散，可以極大地提高身體的免疫力、抵抗力，有效地抵禦外感性疾患。

二、陽虛排毒經典方——金匱腎氣丸

適用於命門火衰、腎陽虛損、腰痠腿軟、經常惡寒的中老年人。

上海高血壓研究所首先發現金匱腎氣丸可促進人體血液中腎上腺皮質激素、性激素濃度升高，有明顯抗衰老作用。日本大學教授原中琉璃子在實驗中選用出生24至36月齡的小白鼠進行了研究，結果發現小白鼠用金匱腎氣丸後，尿量增加，對水和電解質代謝有良好的影響，所以金匱腎氣丸對防止血壓上升非常有效，也是預防和治療腎虛的良藥。

原中琉璃子還對服用金匱腎氣丸和不服用金匱腎氣丸的小白鼠分別給予糖類，觀察食後血糖值發生的變化，結果顯示，即使是年齡大的小白鼠，只要服用了金匱腎氣丸，其血糖曲線也可得到改善，說明金匱腎氣丸有改善糖代謝的作用。

此外，金匱腎氣丸的抗衰老作用還表現在它有預防脂肪積存於肝臟中的作用。因此，為有效地抗衰老，中老年人應注意平時經常服用一些金匱腎氣丸。

三、陰虛排毒經典方——六味地黃丸

適用於陰虛火旺、腎陰虧損、腰痠腿軟、手足心潮熱的中老年人。

六味地黃丸為中醫滋補腎陰的基本藥方。目前，除廣泛用於治療冠心病、高血壓、腦動脈炎、結核病、婦女更年期綜合症及慢性腰腿痛症屬腎虛者外，還是延年益壽必服的常用藥品之一。六味地黃丸中六味相合，滋而不膩，補而不滯，現代研究發現有以下功用：一是有抗疲勞、抗低溫、耐缺氧之作用。二是能改善神經系統、性腺功能障礙。三是有降血脂、抗動脈硬化、減少心肌膠原沉著、減輕主動脈壁脂質沉著的作用。四可以提高實驗動物的血鈣、磷含量，抗佝僂病。五有顯著降壓、鎮靜、利尿、改善腎功能作用。六可以促進肝糖元合成，有利於加強肝臟解毒功能。七可以顯著降血糖，並使紅血球糖代謝恢復正常。八有誘生干擾素作用。可提高特異性抗體水準、淋巴細胞轉化率與巨噬細胞吞噬功能，從而提高免疫功能。九是有雙向調節功能。十是可以調動人體抗癌能力，扶正祛邪有助於防治癌症。六味地黃丸適於肝腎陰虛的中老年人常服。

第四章
手法補瀉排毒養顏

　　中醫認為，人體最佳的健康狀態就是陰陽平衡，對於一切疾病中所出現的陰陽失調，都可透過「陰病陽治」、「陽病陰治」（即透過補瀉手法）進行調節。而現代醫學研究臨床證明，這種手法補瀉排毒是有其神經內分泌系統上的生理基礎的。在人們進行自我按摩排毒的過程中，人體各個臟器的功能都會發生微妙的變化。

　　按摩排毒刺激可使血液中的紅血球和白血球數增加、白血球的吞噬能力增強、血清中補體效能提高，同時可提高損傷部位的痛閾，即透過大腦皮層的負誘導現象，使大腦對於疼痛的敏感性降低，因而可達到止痛作用。一些研究證明，透過手法按摩，可使病變組織被動解離，使壓擠的組織得以鬆解。按摩推拿也可以使混亂的氣血回復到有序的健康狀況中。這在中醫學中被稱為通調氣機、降逆消腫。總之，手法補瀉排毒有活躍血液循環、增強新陳代謝、改善組織營養狀態及活動筋骨的作用，從而加速排走使身體疲勞的物質，把淤積廢物排出體外。

◆排毒按摩入門

一、排毒按摩要靈活

　　對於初學者來說，掌握一些常見的排毒按摩穴位是十分必要的，這是家庭按摩的重要前提之一。例如，常用的人中穴（在鼻唇溝中下1／3處）多用來搶救昏迷或暈倒的病人。又如湧泉穴（在腳板心下）多用來治療失眠、高血壓之類的身體上部病症，而迎香穴（在兩鼻端凹陷處）則是防治鼻部和上呼吸道疾病的主要穴位，腎

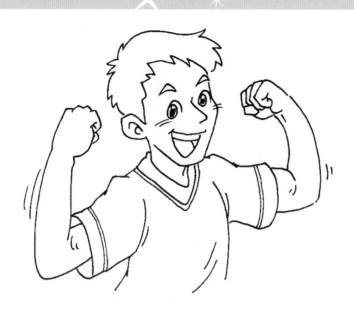

腧穴（在腰椎第二節下旁開1.5寸處）是用來治療腎虛和泌尿生殖系統的疾病。在掌握穴位時，要注意其名稱、定位和取穴方法，以及主治功能等。因為穴位的運用和幾種因素密切相關，特別是一些有代表性的保健按摩穴位往往可以成為眾多按摩穴位的主穴，在治療過程中發揮重要的作用。

　　了解了按摩穴位的相關知識以後，如何取得較好的防治效果，就要看對按摩手法的掌握了。對排毒按摩手法的掌握主要與下列因素有關。

1.穴位位置

　　由於穴體在人體的位置不同，所屬經絡也有所不同，因此按摩時選用的手法也有所不同。比如頭部多用梳理之法和點啄之法；面部多用抹法和摩法；而頸部多用扳法和揉法；而在腹部和胸部，則可運用震顫法；在肩部多運用推搓之法；在會陰部多用點按之法；四肢部可以用推拿、旋轉之法。這是因為局部皮膚、肌肉的厚薄、構造不同，則刺激強度和方向也不同。如在皮膚要注意輕柔而溫和，可採用旋轉式、螺旋式；在肌肉和筋骨則要注意凝重而從容；而在骨節穴位裡要採用點、按式。在一些身體的要害部位，猛烈的

按摩方法是禁忌，如頭部、腰部切忌猛烈按摩推動，腰部按摩一般順其肌肉方向由上至下，頭部則盡量使用魚際部局部接觸，順臉部肌肉紋理而走行。腰部還可以配合捶擊及拍打等手法。

2.範圍大小

單個的穴位可採用較小範圍的刺激手法，如點穴、揉穴、擦穴等。例如，揉法就是在病人的某個穴位上，用手指或手掌做迴旋揉動，作用為疏通經絡、活血止痛，但對於由多個穴位連成的按摩線路則可運用推、搓之法，而一個按摩區域的刺激則可用較為寬泛的按、摩、推、拿方式。例如，按法是在患者的一定部位上，用手指、手掌、掌根進行一起一伏的按壓，由輕到重，有節律且有彈性，作用為散瘀止痛、通經活絡，適用於全身各部。摩法是指在患者的一定部位上，用手指或手掌迴旋地摩動皮膚，力量僅達到皮膚及皮下，作用為鬆弛肌肉、消腫散瘀。推法是用手掌、掌根或手指在皮膚上做向前、向後或左右推撫，作用為舒筋活血、消炎止痛、解除疲勞。拿法是指在病人的一定部位，用拇指和其餘四指相對用力將肌肉拿起，稍停再放開，速度和強度因病情而定，作用為疏通經絡、消除疲勞。

3.病變性質

例如，對實證及那些體質較為強壯的病人，可以採取瀉法進行治療；對那些虛證及體質較為虛弱的病人，則可採取補法治療；對於肥胖而氣滯的病人採用通法治療；對外感病人則多可用汗法進行治療。在按摩時，要注意按摩的頻率、力度及方式。如汗法的頻率快而淺、補法的頻率緩慢而深透、通法則宜有力而深透。這都是操作時要注意掌握的。

此外，按摩時要注意思想、精神的配合，如思想集中，放鬆，安靜等。

二、排毒按摩時間巧掌握

排毒按摩時間的掌握主要根據外部自然界氣候變化的規律和人

體自然生理時鐘的變化規律來進行，當然也要適當考慮按摩者的方便與否。這三個因素相結合就可以較明顯地提高按摩的效率，避免各種影響按摩作用的不利因素。

1.四季相應

從外在自然界變化的規律來看，春暖、夏熱、秋涼、冬寒，按摩時要注意採取相應的變化。例如，春暖花開之時，按摩宜緩而輕；夏季炎熱之時，按摩宜急而重；秋風涼爽之時，按摩宜緩而收；冬季寒涼之時，按摩宜急而降。此外，春夏時不可汗而太過，秋冬時不可攻而太盛。

2.早晚各異

從人體自然生理時鐘的變化規律來看，早晨起床時，陽氣興而未盛，按摩宜輕快一些，主要是為了喚醒人體積極的調節作用，為一天的工作生活做準備。而中午時，陽氣盛而已極，按摩時宜重而緩，主要是配合機體旺盛的鬥志，但又不致於使其衰竭。傍晚時，陰氣興而未盛，按摩時宜輕而緩，主要是增長人體的忍耐性和適應性。而至深夜或睡前時，陰氣盛而陽氣收，此時按摩則宜平緩而收斂，加之配合神志的內藏，可幫助按摩者安然入睡。

3.因時而動

日常生活中，我們也可以把握各種有利的時機和場合進行自我按摩，這是每個按摩者都可以自我掌握的。例如，早起梳洗時，對頭部的梳理本身就是頭部按摩術的一部分，而洗臉時只要稍加注意就可以完成臉部按摩。工作時，在辦公室挺胸而坐，可在輕鬆的節奏下對胸脇部進行按摩。而在家中看電視時，家屬可協助你進行腰背部的推拿，洗腳時可按摩足部。在公共汽車和會議未開始前，舉手投足可完成四肢的按摩。即使是洗澡和上廁所也可以對會陰部和全身其他部位進行按摩。

三、按摩排毒功效多

排毒按摩的治病機制與我們從事按摩時的作法有著因果的關

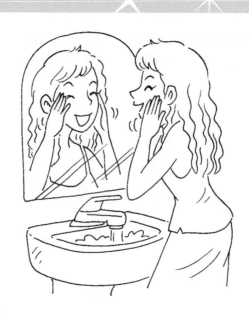

係，因為按摩操作時首先應考慮的就是療效的好壞。而療效的好壞主要是透過治病的過程來實現的。

1.促進陰陽平衡

中醫認為，人體最佳的健康狀態就是陰陽平衡，對於一切疾病中所出現的陰陽失調，都可透過「陰病陽治」、「陽病陰治」（即透過補瀉手法）進行調節。而現代醫學研究臨床證明，這種按摩排毒補瀉的調節是有著其神經內分泌系統的生理基礎的。在人們進行自我按摩排毒的過程中，人體各個臟器的功能都會發生微妙的變化。

2.扶正而祛邪

治病的關鍵就是要扶正祛邪，增加機體的適應能力。按摩排毒刺激可使血液中的紅血球數和白血球數增加，白血球的吞噬能力增強，血清中補體效能也有提高。這在中醫學中可解釋為補氣益血，補肝腎調陰陽。

3.通經又活絡

人體氣血經絡的疏通是治療疾病疼痛的關鍵，所以中醫說，「通則不痛，不通則痛」。按摩排毒刺激可提高損傷部位的痛閾，

即透過大腦皮層的負誘導現象，使大腦對於疼痛的敏感性降低，因而可產生止痛作用。這在中醫學中被解釋為通經活絡，行氣止痛。

4.活血而散瘀

百病多生於瘀。對於外感和內傷疾病來說，經脈的淤阻常常導致產生多種毒型。瘀血和出血互為因果，一方面瘀血導致血脈不通而出血，另一方面出血導致瘀血更為嚴重。而按摩排毒推拿則可使損傷部位的血管擴張，通透性增加，血流量增多，促進和加快瘀血的吸收和排泄，同時使修復損傷組織所需要的營養物質供應得到改善。這在中醫學中被稱為是活血散瘀。

5.調氣又消腫

疾病的產生，一方面是形體的有形變化，如腫脹、移位、破裂、變形等，另一方面則是無形的氣血變化，如氣血的虛弱、盛衰、耗散、順逆等。而按摩推拿可使損傷移位之軟組織恢復到原來的解剖位置。一些研究證明，透過按摩排毒按摩，可使病變組織被動解離，使壓擠的組織也得以鬆解。按摩推拿也可以使混亂的氣血回復到有序的健康狀況中來。這在中醫學中被稱為通調氣機，降逆消腫。

6.祛風並止痙

痙攣的產生是由於內風和外風所導致的，內風是指由於氣血經脈的不通而導致的「風中經脈」，即所謂的「中風」，而外風則是指自然界風寒濕變化導致的經脈受阻，即所謂的痺症，前者是現代醫學所說的心腦血管病，後者是現代醫學所說的關節炎和類風濕性關節炎，而按摩排毒可以使身體經脈的痙攣減輕，從而使肌肉鬆弛，使痙攣之肌肉解痙。這在中醫學上稱為祛風止痙。

7.強筋而壯骨

人體骨骼的強健要以肝腎的功能作為基礎，而中醫按摩排毒有活躍血液循環、增強新陳代謝、改善組織營養狀態及活動筋骨的作用。這在中醫學上稱為補益肝腎，強筋壯骨。

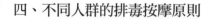

四、不同人群的排毒按摩原則

一般來說，人的體質有虛有實，各有不同。比如，對於治療，有的人敏感，有的人不敏感；有些人的病症可能是由先天稟賦所決定的；而有些人的疾病則可能是由於後天生活的環境和習慣所決定的；有些人受情緒影響較為明顯，常常受些刺激就出現抑鬱、氣機不通的病症；而有些人愛好運動和活動，人體常留下各種傷病；有些人工作性質決定了他活動量小，而在體形上較為柔弱；有些人為生計所迫，鍛鍊出發達的肌肉和強硬的骨骼，而在機體內部卻隱藏著更為危險、嚴重的病症。這都是一個人的體質。由此看來，不同人群的家庭按摩原則應該圍繞著個人體質來進行。

1.氣虛人的排毒按摩

氣虛人常表現為神疲氣短，動則汗出，全身乏力，面色蒼白，食欲較差，不耐活動。其按摩時應注意：

方法：補氣法。

功能：興奮神經。

手法：振、顫、抖、提、拉、扶等。

節奏：猛而快。

主治：各種氣虛病症。

2.氣鬱人的排毒按摩

氣鬱人常表現為神經過敏，抑鬱寡歡，喜歡嘆氣，動輒哭泣，腰背疼痛，咽喉部有異物感，其按摩時應注意：

方法：通氣法。

功能：通氣消積。

手法：指、擦、抹、押等。

節奏：輕快短時。

主治：各種氣鬱病症。

3.血瘀人的排毒按摩

血瘀人常表現為肢體和腰背刺痛，面色暗黑，皮膚有色斑，舌

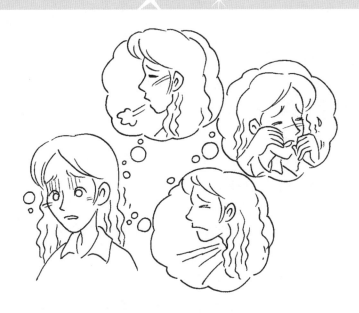

質紫暗，四肢青筋曝露，其按摩時應注意：

　　方法：活血法。

　　功能：活血通絡。

　　手法：揉、捏、把、捧、扭、搓。

　　節奏：視病人忍受度而變化。

　　主治：各種麻木不仁、貧血、瘀血、風寒濕痹、癱瘓症。

4.血積人的排毒按摩

　　血積人常表現為面色紫暗，皮膚和內臟包塊和腫塊，腹部和頸部靜脈曲張，病人常有外傷史，說話口齒含糊不清，動作遲緩，其按摩時應注意：

　　方法：活血化瘀。

　　功能：散積、破聚、軟堅。

　　手法：搖、推、挪、攏、托、捋。

　　節奏：重而有力。

　　主治：外傷腫痛、內傷積聚、病塊壅塞。

5.氣血不調人的排毒按摩

　　氣血不調病人常表現為婦女月經不調，失眠健忘，頭暈目眩，

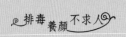
四肢痙攣，臟腑虛弱，咳喘和呃逆，其按摩時應注意：

方法：和氣調血法。

功能：調理氣血不調，臟腑失和病症。

手法：撫、摩、拭、運、搔、壓。

節奏：重中含輕。

主治：各種腫痛、失眠、神經不調、臟腑拘攣病症。

6.外部傷痛病人的排毒按摩

外部傷痛病人常表現為局部腫痛變形，活動受限，關節移位，骨折，肢體功能喪失，日常活動不便，其按摩時應注意：

方法：外病外治法。

功能：理筋治氣，止痛消腫。

手法：點按。依「病在上者下治」的原則，取金門、申脈、崑崙、跗陽、復溜、公孫、承山、承筋點按。

節奏：向上用力。

主治：一切外科病症。

總之，排毒按摩是以陰陽、臟腑、經絡理論為指導的整體辨證論治方法。所以，排毒按摩時不僅要掌握熟練的推拿技術，還要具備辨證施治的本領，否則收不到理想的治療效果。特別需要指出的是，對於那些外傷後局部出現嚴重瘀腫、血腫、肢體畸形和活動受限的病人，以及那些經較長時間推拿治療無效甚至愈推愈重者，施術者要格外慎重。應進一步診斷明確後，再考慮施用何種手法治療。

五、不同疾病的排毒按摩法則

不同疾病患者採用的家庭自我按摩方法有所不同，這是由疾病的性質所決定的。一般來說，不同的疾病其臨床上表現特點也不同。

一些血液循環系統疾病，常出現在血管較為豐富但防禦機制較為薄弱的部位。如冠心病出現在冠狀動脈，腦中風出現在腦血管

中。

消化系統疾病常出現在重要的消化器官周圍，而且大多表現為與消化過程相一致的特徵。例如，胃潰瘍、十二指腸潰瘍和慢性胃炎，在消化系統中發病率最高，疼痛特徵與進食後食物到達和排空的時間相符。

而四肢關節疾病則常表現在腰椎、頸椎、四肢等活動頻繁且支撐負擔較重的部位。針對這種情況，對於不同疾病須採用不同的法則加以配合。

1.外傷性疾病

對於外傷性疾病，按摩的原則是要迅速消除腫痛和痙攣，疏理經脈，使之暢通而減少疼痛。在按摩手法上，除了針對關節採取各種推、拿、抖、轉、旋、按等復位手法外，還採取彈、撥、撚、牽引等方法幫助筋腱恢復正常狀態。為了加強療效，操作時，常在施治部位蓋一條布單或塗擦一些藥液、油、酒、粉等物質（統稱為介質）。常用的有布單，或適量外擦止痛藥水、麻油、冬青油和活絡酒、三七酒及滑石粉等。其目的是滑潤皮膚，減少阻力，協同用藥，避免皮膚乾澀、擦傷。尤其是對於頸部或肢體關節病變的患者，多採用兩手向相反方向或同一方向用力扳動肢體的方法，使脊柱、關節在功能活動範圍內伸展或旋轉，達到使錯斜部位復正（稱為扳法）的目的。

2.經絡不通疾病

對於一些經絡不通的病人，由於常常表現為與經絡沿線部位相聯繫的各種毒型，因此常採用擦法，沿經絡循行線路進行按摩。具體方法是手掌或手指緊貼皮膚，稍用力下壓，並做上下或左右方向的連續不斷往返，輕快疾速擦之。操作時，壓力要均勻適當，不要過重，以深達皮膚及皮下使之產生溫熱感。

3.各部外傷氣血瘀阻疾病

對於全身各部外傷氣血瘀阻所導致的病變，按摩治療的法則是要透過較為強勁的方法對經氣進行振動，使氣血能夠按常道繼續

傳導到遠端，具體方法多採用振顫法。操作時，手掌或中指著力於施治部位或穴位，前臂和手部的肌肉強力地做靜止性用力，意集力隨之而動，發力手指、掌，不可用力下按。本法特點是速快、頻率高、刺激小，具有祛瘀消積、順理氣血、鎮靜安神的作用。對於人體各個部位的疾病，按摩時應根據該部位所能耐受的按摩力量的強弱、能承受按摩作用的部位的大小，以及操作時採用按摩姿勢的便利與否加以掌握。例如，對於背部和腰骶部病症，多可採用拳擊類的按摩手法。患者採坐或臥位，身體放鬆。按摩者手呈握拳狀，腕伸直不得屈伸，以肘關節屈伸活動帶動手部在施治部位進行拳背的平擊。

4.頭面部疾病

對於一些頭面部氣血失調的疾病，常採用較平和的抹法進行防治。方法是以指、掌緊貼穴位處的皮膚，均勻著力，做縱橫直線或弧形線連續往返抹動。根據治療部位，單手或兩手同時操作均可，動作強度不大，作用柔和，輕而不浮，重而不滯。這對頭痛、頭暈、指掌麻木等病變療效良好。

5.肩、背、腰疾病

對於那些肩、背、腰等平日自己不能夠完全按摩到的部位，有時可借助於像按摩棒這樣的按摩工具進行按摩。具體方法是，用特製的桑枝棒直接擊打施治部位。擊打時，要沿與肌肉平行方向（腰骶部除外），用棒體進行擊打，一般一個部位連續擊打3～5次即可。**桑枝棒的製作：**一般取新鮮桑枝12根（各長約40公分，直徑約0.5公分），去皮陰乾後紮成一束，用線密繞一層，然後用棉紙層層卷緊，到手握粗細合適為止。最後，在外層用布裹緊，用線縫好，即可使用。據臨床觀察，該法具有放鬆腠理，健理肌膚，通透毛孔，引邪達表，營養脈絡，宣通氣血，祛風散寒的作用。

6.臀部和下肢部疾病

對於臀部和下肢部病症，按摩時採用掌擊按摩法效果較好。患者取臥位，身體放鬆。術者手指微屈，腕掌用力挺緊，用上臂的力

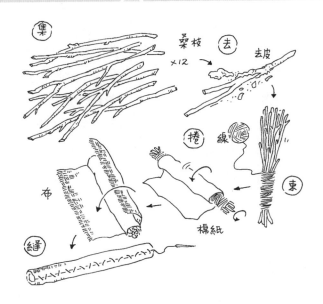

量，以掌根部或小魚際部為著力點，在施治部位進行擊打。可單手也可雙手交替進行。

7.疼痛嚴重疾病

對於疼痛表現較為嚴重的病變，按摩時應首先著重解決其經絡不通的問題。這時，常常使用點按法，即中指或拇指的指端著力於一定部位、穴位，向一定方向做短時間反覆按壓，邊點邊按。操作時，指端與被點按部位呈45°～90°角，發力於腕部，著力於指端，以病患局部有痠、麻、脹感為宜。本法適用於全身各穴位，具有疏通經絡、鎮靜止痛的作用。

8.頑固的疾病

對於一些較為頑固的疾病，一般的按摩手法難以取效，可以採取力量較為沉重的方法來按摩，例如背部、肩部和四肢部疾病，可採用劈法治療。具體方法是，用單手或雙手五指微張開，用尺側掌指部著力於施治部位。操作時，注重指間撞擊，貫力振動，均勻施術，和緩有力，以腕帶指，宜虛不宜實。

總之，在按摩時，按摩手法要求持久、有力、均勻、柔和、深透。持久是指手法能持續運用一定的時間，保持動作和力量的連貫

性，不能斷斷續續。有力，是指手法必須具備一定的力量。這種力量應根據治療對象、病症虛實、施治部位和手法性質而辨症運用。均勻，是指手法動作的節奏和用力的平穩性。動作不能時快時慢，用力不能時輕時重。柔和，是指手動作的穩定溫柔、靈活及力量的緩和，使手法輕而不浮，重而不滯。所以，柔和並不是軟弱無力，也不是滯勁、蠻力或突發暴力。力量是基礎，手法技巧是關鍵，兩者缺一不可，這樣才能達到「深透」。只有持久才能保證刺激的「量」，只有有力才能達到治療的「效」，只有深透才能到疾病的「灶」。

六、五臟六腑病症的排毒按摩

我們知道，臟腑是位於人體內部深處的，它的毒型透過外在的器官而表現。有人說，臟腑既然在身體的縱深處，那麼僅僅作用於體表的按摩方法怎麼可能達到作用於臟腑的效果呢？中醫認為，「有其內必形諸外」，意思是說，臟腑雖然深居體內，但它的變化已經透過體表而得到充分的表現了。在這裡，我們介紹一種透過體表按摩區調理臟腑疾病的方法，這就是五臟體表按摩區的運用法。

五臟體表按摩區是人體臟腑經絡氣血在體表的投射敏感點，與內在的臟腑功能和病理變化相互對應，因此對五臟體表按摩區進行的按摩治療，實質上就是對五臟病症的直接調整。對於初學者來說，熟練掌握這些體表按摩區能夠較迅速地控制五臟病變帶來的不適，促進身體的恢復。

1.心與小腸的排毒

排毒按摩區為心區：心區右上點為第3肋上緣（胸骨外1公分）；左上點為第2肋間隙（胸骨外1.2公分）；右下點為第6胸肋關節；右下點為左鎖骨中線上第5肋間隙，即心尖處。上述各點間的連線即為心臟的體表投影。該區的按摩以由內向外呈同心圓式按摩和沿第2、5、6肋間按摩為主要按摩方式。前者向心方向為補法，離心方向為瀉法；後者從左到右發揮溫補的作用，從右到左為平和的

疏散法。由於心與小腸為表裡，因此小腸病變也可參考心區的按摩法。

2.肺與大腸的排毒

排毒按摩區為肺區：肺區之肺尖位於鎖骨內側端上方2.5公分處，右肺前緣沿胸骨右後方下達第6肋關節；左肺前緣沿胸骨左後方下達第4胸肋關節處向外作弧形達第6肋軟骨中點。肺下緣自第6胸肋關節（右側）或第6肋軟骨中點向外後，在鎖骨中線上平第6肋，在腋中線上平第8肋，在肩胛線上平第10肋，接近後正中線上平第10胸椎。該區的按摩以自上而下為降法，有平喘、止咳、順氣的作用；而由下往上為升法，對氣短、胸悶、小便不利有較好的控制作用。由於肺與大腸為表裡，因此大腸病變也可參考肺區的按摩法。

3.肝與膽的排毒

排毒按摩區為肝區：肝區之肝上界在右鎖骨中線上平第6肋，向左在前正中線上平胸骨劍突上緣，在鎖骨中線上平第5肋間隙。肝下界右側與肋弓一致，向左經8、9肋軟骨結合處，出肋弓再經劍突下3公分處左行，在左肋弓上7、8肋軟骨結合處入左季肋部。該區的按摩以從右到左為疏理法，有良好的疏肝理氣的作用；而由左到右則表現為補血的作用。由於肝膽互為表裡，因此膽病的治療也可以參考肝區的按摩方法。

4.脾與胃的排毒

排毒按摩區為脾區：脾區位於左季肋區深部。正常在肋弓下不能觸及。其長軸與第10肋一致，恰位於9～11肋的深面。其位置可因體位和呼吸等而有所改變。坐位比平臥時約低2.5公分。該區的按摩以同心圓式的揉擦為主，按摩時應盡力使按摩之力透入體內，順時針為補，逆時針為瀉。由於脾與胃互為表裡，因此胃病的治療也可以參考脾區的按摩方法。

5.腎與膀胱的排毒

排毒按摩區為腎區：腎區位於腰背部第2腰椎棘突下旁開1.5寸的腎腧穴與第2腰椎棘突下的命門穴所構成的區域。上限位於平第1腰

椎處，下限位於平第4腰椎處，前部與肚臍相對。該區的按摩以點、揉、按、擦為主，吸氣時按摩為補，呼氣時按摩為瀉。由於腎與膀胱互為表裡，因此膀胱病也可參考腎區的按摩方法。

七、排毒按摩禁忌法則

當然，按摩方法並不是所有的病症都完全適合。對於一些疾病來說，由於其所處的特殊狀態，往往不能夠當時採用按摩方法。為了以防不測，建議下列病人應該禁用或慎用按摩方法。

1.急性病，如急腹症（化膿性扁桃腺炎、闌尾炎、胃及十二指腸穿孔）等炎症急性期。

2.嚴重皮膚病，如潰瘍性皮炎、皮內破損疼痛者。

3.一切易引起出血的疾病，如血小板減少、血友病、紫癜等疾病的患者。

4.懷孕的婦女。

5.骨折病人。

6.高血壓病人及心臟病人應慎用或輕用。

7.面部有瘡癤、眼局部有炎症時應暫停操作。

8.各種惡性腫瘤，膿毒敗血症，國家法定隔離的傳染病，開放性創傷，燙、燒傷，結核病，嚴重心臟病，極度疲勞或酒後，月經期間腰腹等部位均不宜用經穴按摩治療。

另外，按摩前也應該做一些準備工作，而按摩時也要注意一些最基本的注意事項。例如：

1.手指清潔，指甲剪短，並解下手指上的飾品，如金戒指、鑽戒等，以免劃傷皮膚。

2.按摩時由輕至重，由四肢漸至胸腹，由局部至全身，由指（趾）部按摩至掌部按摩，循序漸進。

3.按摩頸部、頭頂部、脊椎部、陰部及肋骨部時要注意力量適中，順應生理彎曲及肌肉分布規律進行按摩。

4.按摩時不要突然增加按摩力度，特別是不宜用暴力進行扭轉動

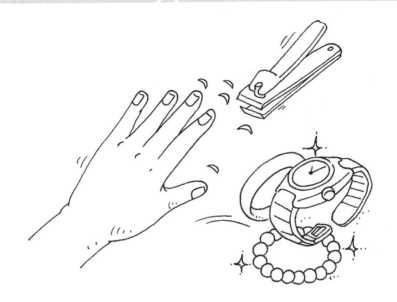

作。

　　5.嚴格按照病程要求進行按摩。

　　6.一般按摩應在飯後2小時以後進行，禁忌饑餓時或飽食後進行按摩。

　　7.按摩者應手掌對搓發熱後再按摩。

　　8.按摩前後應各喝一杯白開水。

　　9.按摩時注意保溫。

　　10.週期一般為2～3天1次，也可1天1次，一週為1週期。

　　11.按摩時，以局部產生痠、脹感為度，不可用力擦傷皮膚。

◆專業精油排毒～調節人體精神，促進血液循環

　　精油按摩是利用植物精油作為介質對人體進行的專業按摩。由於植物精油滲透力強，容易被人體皮膚吸收，因而具有較好的調節人體精神，促進血液循環的作用。

　　實驗證明，用精油按摩臉、背、胸、手背、腳底或風濕的相關部位效果明顯。即使沒有時間好好地按摩，也可用適量的精油塗

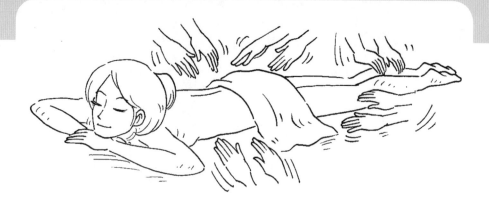

在手背、頸背、太陽穴、兩眼之間、鼻下、耳背，這會促進血液循環，助你恢復體力。手尤其重要，因為手背的皮膚很薄，有很多明顯浮現的大靜脈，而精油則能幫助美容和使手充滿活力。

什麼是精油呢？所有的植物都會進行光合作用，它的細胞會分泌出芬香的分子，這些分子則會聚集成香囊，散布在花瓣、葉子或樹幹上。將香囊提煉萃取後，即成為我們所稱的「植物精油」。精油是由250種以上不同植物的分子結合而成的。在大自然的安排下，這些分子以完美的比例共同存在著，使得每種植物都有其特殊性，也因此精油對人體的奧妙作用是無比的寬廣。

純天然的植物精油都有以下主要功能：氣味芬芳，自然的芳香經由嗅覺神經進入腦部後，可刺激大腦前葉分泌出內啡汰及腦啡汰兩種荷爾蒙，使精神呈現最舒適的狀態，這是守護心靈的最佳良方。而且不同的精油可互相組合，調配出自己喜歡的香味，不會破壞精油的特質，反而使精油的功能更強大。精油本質可防傳染病、對抗細菌、病毒、黴菌、可防發炎，防痙攣、促進細胞新陳代謝及細胞再生功能，讓生命更美好。而某些精油能調節內分泌器官，促進荷爾蒙分泌，讓人體的生理及心理活動，獲得良好的發展。

精油可說是植物的荷爾蒙，它擁有與人類相同的構成物質及生命能量。精油的分子極細，滲透力高，因此能極為有效的進出身體，而不會留下任何毒素。根據研究顯示，精油不會像化學藥物

一樣，殘留在體內，它是藉由便尿、出汗、呼氣而被排出，對正常健康的人而言，排出的時間需要三到六小時，即使對不健康的人而言，也僅需十四個小時。廣義的來說，植物本身就是化學物質的製造工廠。精油進入人體內時，我們等於服食了植物的精華。因此我們可肯定的是，使用精油可以使人體組織更強壯更具有活力。

臨床觀察發現，採取特定的精油對人體淋巴系統進行疏導，對全身的健康是有良好的促進作用的。研究表明，如果在進行柔和的按摩活動時使用香精油，它會在動靜脈的微血管處製造一種循環作用的促進物，幫助血液和器官細胞間的養分與氣體交換。香精油能藉著加速排除人體內的有毒廢物，來促進肌肉的活動。另外，精油對於淋巴循環的促進作用也不可忽視，有些外傷和疾病會使淋巴系統停滯，而產生水腫、發炎等毒型。自從芙德醫生發展出一套淋巴創始理論並發明淋巴引流法之後，這套理論被許多保健師及美容師運用為治療微血管疾病的方法。在排除體內廢物後使用香精油，能加強人體防病的能力，並提高治病的效果。

芳香精油素有「植物激素」之稱，其實許多精油的性質也似人體激素，對人體有著重要作用。芳香精油主要透過以下幾個途徑作用於人體：

1.芳香精油分子透過鼻息刺激嗅覺神經，嗅覺神經將刺激傳至大腦中樞，大腦產生興奮，一方面支配神經活動，產生調節神經活動的功能；另一方面透過神經調節方式控制腺體分泌，從而調節人體的整個內環境。

2.內服精油，經消化道進入人體，調節血液和淋巴循環，進一步調節內分泌，改善內環境。

3.透過親和作用直接進入皮下，精油分子一方面刺激神經，最終調節神經活動及內環境，另一方面直接改變了內環境狀態，使體液活動加快，從而改善了內環境，進一步達到調節整個身心的作用。

4.透過親和作用迅速改變局部組織細胞的生存環境，使其新陳代謝加快，全面解決因局部代謝障礙引起的一些問題。

5.透過親和作用進入皮下，又經體液交換進入血液和淋巴，促進了血液和淋巴循環，加快了人體的新陳代謝。

6.精油分子直接殺減病菌及微生物。

7.精油分子進入人體，增強人體的免疫力。

如何選擇芳香精油的材料呢？

當以芳香精油做溶劑放入浴缸時，可以用基底油作為基本油質來製作沐浴油。最適用的基底油為甜杏仁油，因為它無刺激性，兒童都可放心使用。乾性肌膚的人，將喜歡的精油4～5滴滴入甜杏仁油（1大匙）中即可。油性肌膚的人，建議用伏特加為基底油，在2大匙的伏特加中滴入5～6滴精油混合，可清潔毛孔的汙垢而令人感到清爽。另外，日常用品中能當作基底油的還有蜂蜜、牛奶等。

依芳香療法的不同目的而推薦使用的精油：

1.想要放鬆時

薰衣草——調整心理的平衡。

天竺葵——鎮靜不佳的情緒，使心靈平靜。

橙花——降低憂鬱情緒，使心情開朗。

玫瑰——緩和不安和緊張的情緒，鎮定心靈。

洋甘菊——具有保持心境安定的力量。

檀香——提高自信和對自己的依賴感，加深心靈的充實性。

2.安然入睡時

首先推薦您使用在就寢前的入浴時間中。在悠閒入浴後，伴著身體的餘溫和淡淡的餘香入眠。除了橙花、薰衣草和洋甘菊外還有甜橙，具有解除鬆弛不安和緊張情緒的作用。

3.提升情緒

請盡情地享受奢侈的花香浴。

玫瑰——擁抱著幸福的感覺

佛手柑——充滿活力和自信心

橙花——解除憂傷情緒，緩和壓力。

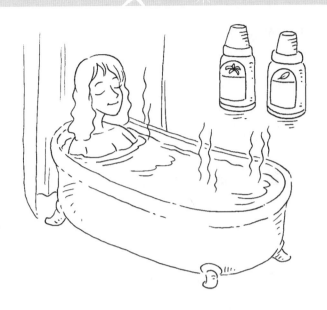

4.光滑肌膚

感覺肌膚粗糙時，可將精油滴入天然鹽中再充分混合，便成了沐浴鹽，其並非用來搓洗身體，而是倒入洗澡水中溶解使用的。在此推薦您使用的精油有：可促進新細胞再生的薰衣草、保持肌膚光澤的天竺葵和緊實鬆弛肌膚的迷迭香等。

5.消除汗臭

使用除臭效果高的精油，讓汗臭元凶離您遠遠的。推薦您使用的精油有殺菌、消毒能力強且可除臭的佛手柑、淨化肌膚的天竺葵和抑制細菌繁殖的薰衣草。

6.肌膚乾癢

保濕效果佳、可預防乾燥和防止發癢甚至能戰勝過敏膚質的精油有：檀香木（具保濕和防止發癢的療效）、乳香（活化肌膚）、薰衣草（防止發癢和肌膚發炎）、玫瑰（具保濕效果，可防止肌膚乾燥）以及洋甘菊（抑制腫癢、強化肌膚）等。

7.消暑精油

消暑排毒推薦您使用檸檬、薄荷、橙花、迷迭香和薰衣草等精油。

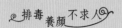

8.精神飽滿的晨浴

精神狀態低迷可採用的精油混合比例是：迷迭香3滴+漿果2滴+檸檬2滴。

9，安詳舒適的晚浴

精油混合比例：鼠尾草2滴+薰衣草2滴+檀香木2滴。

◆中醫正統指壓排毒養顏～加速排走使身體疲勞的物質

中醫正統指壓排毒最重要的功能就是能刺激全身的新陳代謝過程，加速排走使身體疲勞的物質，如尿液、氯化物、磷酸和硫酸等排泄物，將會使新陳代謝的效率顯著提高。它是透過對人體經絡穴位進行指壓而獲得治病效果的方法。

據研究證明，中醫正統指油壓術對皮膚、肌肉、血液和淋巴系統會產生力學和熱的作用。透過皮膚表層指壓，即可治療改善全身部位之不正常毒型，加強皮膚和較差組織的供血功能，並對全身的循環系統產生有利的影響。供血情況良好的話，人體組織或消化道新陳代謝過程中的「廢料」就較容易運走，如此一來就能顯著地改善並加速養分和氧氣的供應，從而促進人體健康和提高免疫功能。

一、腹部按摩排毒～通腹開竅、排除毒素

腹腔是一個薄弱環節，易因瘀血、痰濁、食積而形成「痞塊」，加重氣機不暢或閉塞。腹部痞塊的形成不僅使該處臟腑功能減退，更重要的是導致全身經絡氣機運行不諧調。基於中醫理論，我們可以把腹腔「痞塊」的形成理解為瘀血積滯的重要環節。

研究證實，瘀血的產生及積滯與血運的失常、細胞的凋亡、離子的變化有關，還與超氧自由基的攻擊、興奮性氨基酸的增加、鈣離子的紊亂產生的神經毒性作用密切相關。腹部按摩可以透過加速胃腸蠕動，使部分病理產物經糞便排出體外，以截斷病理變化的惡性循環，保護腦細胞及神經元，達到通腹開竅、排除毒素的目的，

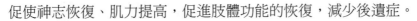

促使神志恢復、肌力提高，促進肢體功能的恢復，減少後遺症。

具體按摩方法有三種：

1.推拉法

據患者腹部痞塊的狀態、深度和腹壁的厚薄來確定力度進行推拿。一般由輕到重，由淺入深，10分鐘左右。

2.歸擠法

醫者用雙手由患者腹部的兩側向臍中適度用力揉腹。一般由輕到重，由淺入深，10分鐘左右。

3.揉按法

醫者以臍為中心，雙手稍用力的揉按，順時針揉按直徑要大，逆時針揉按直徑要小。一般10分鐘左右。

腹部按摩人體祛毒快，無副作用、無痛苦。經過一段手法練習，每日定時會收到令人驚喜的效果。

二、背部指壓按摩排毒～把淤積廢物排出體外

背部有非常多的穴位，多按摩有助身體健康，能除去神經節的壓力，使自主神經系統、循環系統、消化系統等的作用活躍起來，促進血液循環，增加新陳代謝，把淤積廢物順利排泄出體外，提高自然治癒力。

三、摩擦胸背排毒～激發和增強經絡之經氣

生活中，人們常常透過進食一些藥物、保健食品來增強自己的免疫力，減少疾病。但藥物均有一定的副作用，對身體健康不利。經科學研究證明，經常摩擦胸背，能有效地增強免疫力。

胸腺素是人或哺乳動物胸腔前部胸腺分泌的一類由氨基酸組成的蛋白質和肽激素，它可以使T淋巴細胞具有免疫功能。人的血液中存在著一定濃度的胸腺素，發揮維持免疫功能和抵抗多種疾病的作用。人們的胸腺在幼年和兒童時期發育後，隨年齡逐漸緩慢萎縮，老年期萎縮得更厲害，導致血液中胸腺素濃度下降，抵抗力降

低，諸病發生。科學研究證明，摩擦胸部能調節胸腺的應激系統，使「休眠」的胸腺細胞處於活躍狀態，推遲衰老。同時由於摩胸的刺激，使體液系統產生各種激素，作用於各器官組織，提高免疫功能，對抗老益壽具有積極作用。

中醫認為，脊柱是督脈所在，脊柱兩旁的足太陽膀胱經與五臟六腑有著密切關係，對脊背部進行摩擦，能激發和增強經絡之經氣，促進氣血流通，調和臟腑功能。人的背部皮下有大量功能很強的免疫細胞，平時這些免疫細胞安靜地「沉睡」在那裡，擦背時啟動了「休眠」的免疫細胞功能，於是，它們奔向全身各處、搜尋和消滅入侵的細菌。摩擦胸背的具體作法如下：

1.摩胸。

用右手掌按在右乳房上方，手指斜向下，適度用力，推至左下腰，然後再用左手從左乳房上方斜推至右下腰。如此左右手交叉進行，一下一上為一次，共推30次，每天3次。

2.擦背。

兩手按在腰背部脊柱兩旁的彎曲處，然後適度用力向下擦至尾骨處。兩手交叉進行，一上一下為一次，共擦30次，每天3次。摩擦次數也可根據體質情況及耐受力而定，關鍵在於持之以恆。

四、臉部按摩排毒～促進血液循環，增加肌膚彈性

所謂臉部按摩排毒，不是在臉上胡亂瞎揉，因為過於劇烈的拉扯或刺激反而對於肌膚不好。臉部穴道按摩，可促進血液循環、新陳代謝，增加肌膚彈性，每天按摩一次，保證漂漂亮亮。按摩需在臉部乾淨時進行。請注意，洗臉和卸妝或沒事時，不要按摩臉部，以免讓東西跑到毛細孔裡。按摩時請用中指與無名指指腹，不要用食指。按摩前最好用熱水洗洗手。暖暖的手按摩臉部效果特別好。整套按摩約5分鐘就可以做完。每天做一次促進血液循環、新陳代謝，有痘痘的部位不要按。這套按摩適合各種肌膚，即使油性肌膚也很適合。

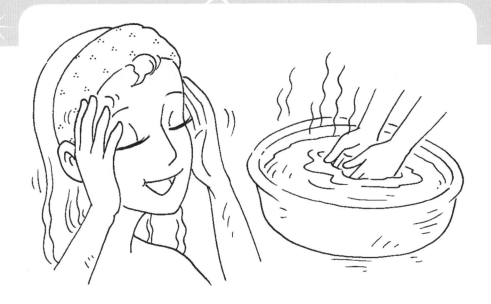

臉部按摩的步驟：

1.將適量的按摩油擦在臉部和頸部，沿下頜指壓。

2.用大拇指壓鼻兩側的凹處，之後順勢下來按到嘴唇兩側，最後到下巴的中心。

3.用10根手指指壓顴骨，從鼻旁向外到耳部。

4.沿眉毛平行壓到鬢際，一路用拇指壓。這對消除頭痛、治療黏膜炎與一般消腫有效。

5.用大拇指從額頭中央以一直線按摩到太陽穴。

6.用食指指壓兩內眼角的淚囊，再沿眉毛下往外輕撫散壓。

7.用手輕壓外耳。從後向前按摩整個耳朵，以畫圓的方式進行，但不要搓揉皮膚。同時，以同樣的方法按摩另一隻耳朵。

五、腿部按摩排毒～促進血液循環、消除水腫

如果可以的話，當然希望你減少長時間的站立和行走，並建議你每站1個鐘頭，每走一段時間的路，就一定要坐下來休息一下。千萬別以為自己年輕力壯，小站一會兒根本不是問題。因為，這會造成靜脈曲張。靜脈曲張可不是一天造成的，而是長年累積的結果。

所以，每天回家要做做抬腿動作，還可以花個15分鐘泡泡腳。按摩對腿部消腫的效果特好。抹上有消水腫、促進血液循環的按摩霜，由遠心端往近心端按摩腿部，最後再按腳底板，整個腿部就會很輕鬆喔！

腿部按摩的步驟：

1.將拇指按壓大腿根，目的是促進血液循環。

2.使用雙手手指，同時按摩大腿、小腿內外兩側，能舒緩腳背的扭傷。

3.用拇指指壓腳踝的內側腳背，能促進血液循環、消除水腫、治療膀胱的疾病。

4.用一隻手，從足弓緊按到腳跟，指壓移動的速度要平均。

◆頭面手法排毒～美容瀉毒、通經活血

一、浴面經絡排毒的保健五官、就近取穴

浴面經絡排毒的按摩路線經過了8個穴位，是按照面部的經絡運行、保健五官、就近取穴的原則設計的，它們是迎香、睛明、攢竹、魚腰、絲竹空、太陽、聽宮、下關等。按摩迎香穴並鼻兩側，可改善鼻腔血液循環，促進鼻黏膜新陳代謝，增強抵抗力，預防鼻、眼及面部疾病；睛明、攢竹、魚腰及絲竹空4穴均能保健眼睛，預防眼病；按摩太陽穴則能預防多種疾病，如頭痛、面癱、眼病、牙病等；按壓聽宮穴，可預防耳聾、耳鳴、耳痛等；按壓下關穴，可預防牙齦萎縮、牙痛等，尤其當牙痛時，用中指尖的中沖穴按壓下關穴（不要抬起）一分鐘，牙就不痛了。

1.雙目輕閉，嘴微抿，用兩手中指中沖穴（位於中指指端），按脈搏跳動節律按壓兩側迎香穴，壓時慢，放時快，各按壓6次，放時意念引導氣血通行。

2.用兩中指指端順鼻兩側溝部向上搓摩6次，搓摩時，意守指端。

3.用中指中沖穴對壓兩側睛明穴6次，對壓時意守指端。

4.讓雙手合谷穴（位於虎口與一二掌骨結合部的中點）對貼兩眼珠，輕輕轉揉，身內、向外各轉揉6次，轉揉時，意守眼珠；轉揉後，雙手分別向左、右貼摩拉開。

5.用兩手中指中沖穴按揉兩側攢竹穴，向內、向外各轉揉3次，按揉時，意守指端。

6.用兩中指頭部掠眉，從攢竹經魚腰穴掠至眉梢絲竹空穴，共6次，掠時意守眼眉。

7.用兩手中指中沖穴對摩太陽穴，向前、向後各轉摩6次，對摩時，意守指端。

8.用兩手中指中沖穴對壓聽宮穴、下關穴各6次，對壓對，意守指端。

9.回至迎香穴。

用雙手中指、食指和無名指，依上述按摩路線，連續貼摩浴面三個循環。這叫作浴面小循環。做浴面小循環時，意念使面部氣血暢通。

各穴位置：

1.迎香：鼻翼外緣鼻唇溝中。

2.睛明：內眼角外，微上，靠近眼眶內緣。

3.攢竹：眉邊緣，稍入眉毛中。

4.魚腰：眉中間，對黑眼珠正中。

5.絲竹空：眉梢，略入眉毛中。

6.太陽：眉梢和外眼角中間，向後一橫食指處。

7.聽宮：耳屏（小耳朵）前凹陷處。

8.下關：耳屏前一橫食指，顴骨弓下凹陷處。

二、梳頭經絡排毒～保證頭部氣血暢通

人的12經脈和365絡脈均上注於頭面。所以，頭是人體五臟六腑

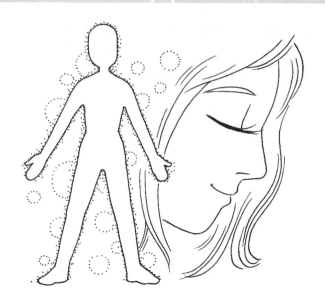

精氣活動的首府，是人體生命的中樞，頭部產生疾病，就是波及全身的大病。因此，要重視頭部健康。主要措施是經常保證頭部氣血暢通。

1.雙手手指分開，用十根指頭，由下向上搓摩額部及前髮際6次。

2.十指屈曲作梳齒，由左耳到右耳全面插入頭髮，大拇指沿耳朵背後壓梳引導，十根指頭由前髮際貼頭皮壓梳到後髮際，共梳6次。也可兩手交替進行，無頭髮時亦做梳頭狀。

3.雙手手指併攏，拉到耳下，用手掌貼耳面從前下搓到後上，再從後上壓到耳朵，順耳背搓到前下，反覆搓摩6次。

4.左手和右手橫貼於頸項（頸後部），向右、向左反覆交替搓摩，上至腦戶、玉枕穴，下至啞門、天柱穴，搓摩各6次。

5.抬起左手，繞頭左側到肩後，用力拍打大椎穴36下；抬起右手，繞頭右側到肩後，用力拍打大椎穴36下；左右手交替，用力拍打大椎穴36下。

6.左右手交替，由大椎穴向上用力搓摩至風府穴各6次。

最後，以頸為軸，將頭向左、向右各緩緩旋轉一周。

各穴位置：

1.啞門：脖子正中，髮際上半一橫食指處。

2.天柱：啞門穴旁，大筋外側。

3.腦戶：腦勺（枕骨）中線向上一橫食指半。

4.玉枕：腦戶左右，與天柱穴直對。

5.大椎：俯首時，項後隆起最高且能左右轉動者為大椎，該穴位於其下凹窩。

6.風府：腦勺中線的凹窩中。

◆點穴解鬱排毒養顏～疏肝理氣、排除鬱毒

現代社會，心有所欲，情有所鬱，久必然化火，所以《黃帝內經》中有「鬱而化火」的說法。現代研究證明，內心的鬱悶易化生激烈仇恨的情緒，仇恨者的唾液中所產生的毒素有大量的毒殺成分，足以使小白鼠致死。可見鬱毒會導致內分泌的失調，或是出現內臟失調，皮膚也會變得不光滑、不潤澤，人們常說「很鬱悶」，「鬱悶」對於健康的害處還是很大的。

清除鬱毒的方法首選心理調攝排遣之法，還可以透過調整呼吸以排除體內鬱毒。除此之外，服用疏肝理氣、排除鬱毒的藥物也可有助於健康，這一方面主要有甘麥大棗湯、柴胡疏肝散，也可以採用點穴、按摩法調理肝氣、疏解鬱毒。

最早的醫學經典《黃帝內經》說：「年有三百六十五日，人有三百六十五穴」，這些穴位透過經絡的連接對臟腑發揮重要的調節作用。

點穴方1：內關穴

此穴在掌腕橫紋後2寸，兩筋之間。按摩時拇指尖掐對側的內關穴。按摩兩側各約1分鐘。

功能：疏肝解毒、理氣化鬱。

點穴方2：人迎穴

此穴在喉結之外方1.5寸、頸動脈部。按摩時取仰臥位，用拇、食二指分別按頸兩側的人迎穴。按摩約半分鐘。

功能：調理心經、化瘀解毒。

點穴方3：百會穴

此穴在兩耳間連線與頭頂正中線的連接處。按摩時用一手中指尖點揉百會穴，手法由輕到重。按摩100下，約2分鐘。

功能：降逆理氣、順理氣機。

點穴方4：少沖穴

少沖穴在小指橈側，指甲角上1分。揉擦少沖穴，施瀉法，按摩36次。

功能：寧心安神，泄熱通經。

點穴方5：經渠穴

經渠穴在寸口陷中，取穴時在橈側莖突內側緣，腕橫紋上1寸，橈動脈外側緣。按經渠穴施平補平瀉法，按摩36次。

功能：清肺降氣，疏肝解鬱。

點穴方6：神門穴

此穴位於掌側腕橫紋尺側稍上方凹陷處。按摩時拇指尖掐對側的神門穴，向手指方向用勁，兩側各約1分鐘。

功能：清心和營，安神定志。

點穴方7：足三里穴

此穴在膝下3寸，足外側部。按摩時點按足三里穴，施瀉法。按摩30次。

功能：調氣理血，通絡化瘀。

點穴方8：三陰交穴

三陰交在小腿內側、內踝尖上3寸，按摩時應點揉，按摩30次。可改善心臟冠狀脈血液循環，改善左心功能，促進腦部血液循環。

功能：能調理氣血、疏肝理氣。

◆拍打通經排毒養顏～疏通經氣、活血通絡

　　拍打具有通經活絡的作用，中醫學認為，人體的背部有主一身陽氣的督脈和貫穿全身的足太陽膀胱經兩條經脈，經脈上有大椎、命門、膏肓腧、脾腧等重要穴位。捶背可以刺激這些經脈和穴位，具有疏通經氣、振奮陽氣、活血通絡、養心安神、調整臟腑器官的作用。

　　我們知道，捶背敲腿可以徒手來做，也可以借助工具進行。徒手做，即將手握成空心拳，在需要的部位剛柔相濟地捶打。至於借助工具，一般是使用木槌。

　　近年商店裡出現了一種精緻的棒槌，桑木製成，因為桑木本身具有藥理作用。一般長40公分，有的在槌頭上還裝有磁，名字更好聽，曰之「神棒」。在臨床上，有的人還邊捶打邊塗抹上特製的藥酒，以增加功效。

　　不管是徒手握空心拳捶打還是用棒槌敲擊，用力都得有度，恰到好處。過輕了像螞蟻爬一樣，不具備振盪的作用；過重了會覺

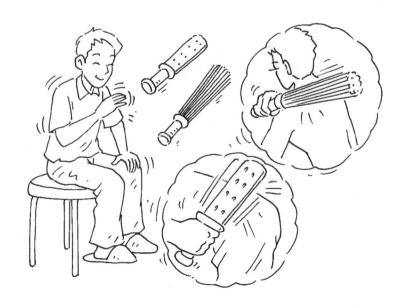

得痛乃至造成傷。一般來說，年紀輕體力又較強者，敲擊可以重一些；上了年紀體力較弱者，那就得輕一些。力度的把握，以不輕不重，舒服為宜。

敲擊時，首先沿著經絡線路上下左右全面敲擊一番，拍打手三陰經治五臟病，拍打手三陽經治六腑病，同時特別有選擇性地對一些重要穴位進行重點敲擊，例如足三里可除脾胃和肝經之毒，腎腧穴除腎臟膀胱熱毒，心腧及小腸腧可除心血管瘀毒，這樣做的好處是能使經絡之氣有效地傳導到有關器官上去，同時能促使淤滯的氣血流通，使緊張的脈絡、肌肉、神經鬆弛下來。

科學家們還研究發現，人背部皮下有大量功能很強的免疫細胞，有人稱它為背小球體細胞，平時它們只安靜地「沉睡」在那裡，處於一種抑制狀態。當洗澡搓背或捶背時，它們就從「休眠」的狀態中被喚醒，啟動了它們的功能。於是，它們活躍起來，熱情地奔向全身各部位，積極地搜尋和消滅入侵的外患，特別對預防癌症有著神奇的功能。

臨床證明，拍打排毒對關節、軟組織扭傷、腰背痛、坐骨神經痛、腰肌勞損、泌尿系統結石、胃炎等消化系統與神經系統的疾病均有一定的療效。除解除人的疲勞外，還能提神醒腦，尤其對腦力工作者大有裨益。一旦將它捶打，便能啟動氣血，調和陰陽，滑利關節，促進血液循環和發送局部組織的營養狀況，奇蹟般地使人體變得「活龍活現」起來。

第五章
淋巴疏理排毒養顏

　　所謂淋巴按摩排毒法是一種利用手法按摩，從腳底往上推，藉幫助淋巴回流達到「淋巴引流排毒」作用的一種方法。我們知道，淋巴系統是除了動脈、靜脈兩大循環以外的人體第三套循環系統，一些不容易通過微血管壁的大分子物質，如：癌細胞、細菌、異物等較易進入微淋巴系統循環，進而產生病理變化，危害人體健康，在這種情況下透過淋巴排毒法令淋巴回流，有助於幫助毒素排出。

◆淋巴按摩解毒～強化人體淋巴免疫功能

一、什麼是淋巴排毒療法

　　淋巴排毒療法又稱淋巴結療法，是新近流行的一種專業排毒

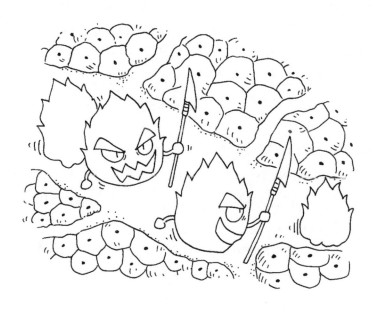

按摩療法。它是以強化人體淋巴系統的免疫功能為基礎的科學按摩法，是將古代按摩療法與現代醫學領域中的一些治療方法結合起來，使機體的防衛系統——淋巴結受到刺激，調動人體的內在抗病能力，並透過神經體液的調解，達到預防和治療病症目的的療法。事實證明，淋巴結療法有一定的抗炎、殺菌、促進淋巴循環、白血球動態平衡、增加網狀內皮細胞吞噬能力等作用。

我們知道，淋巴系統遍布全身每一個部分，在人體中扮演著極重要的角色。它是幫助液體由組織間隙流回血液的一條輔助路線，更重要的是淋巴管可以把蛋白質和比蛋白質更大的顆粒物，以及脂肪類等老廢物質從組織間隙帶走，並且收集細胞經新陳代謝後所釋放的大分子，再經由淋巴系統過濾後，變成乾淨的淋巴液，進入血液維持血液的純淨度。而人體所欲吸收的新分子，也可以經由血液和淋巴液重新進入人體內的組織。除此之外，淋巴系統亦具備著輸送營養和氧氣的功能，並可增加人體抵抗力以對抗外界病毒的侵入。

淋巴按摩排毒便是利用對皮膚內淋巴管的施壓來增強角質層、毛細孔及汗腺相互之間的滲透性及吸收能力，並幫助消除阻塞在內部毛細孔中的殘留物質。經由淋巴引流法可以維持分泌平衡與皮膚的穩定狀態，殘留物質會漸漸被新吸收的活力分子所取代，皮膚能藉此發揮最強的吸收能力。因此，我們可將淋巴按摩排毒視為在加壓與放鬆之間，促進分子的新陳代謝與吸收能力的按摩法。可增強免疫系統，促進細胞活化，具有抗氧化、抗老化作用。

二、淋巴排毒療法的機理

淋巴系統是一個遍布全身的網狀的液體系統，它與心血管系統密切相關，是人體的重要防衛體系。它能製造白血球和抗體，濾出病原體，並加以消滅，以阻止感染蔓延。

淋巴液由血漿變成，但比血漿清，水分較多。沿著淋巴管有100多個淋巴結或淋巴腺，主要集中在身體的頸部、腹股溝和腋窩。當

病毒侵入人體發生感染時，淋巴結就會腫大疼痛，此時淋巴液就奔赴「戰場」，濾出微生物和病毒並消滅它們。炎症消失後，淋巴結就不再腫疼了。

　　淋巴系統由淋巴管、淋巴組織和淋巴器官組成。淋巴液的循環與血液循環不同，它沒有一個像心臟那樣的幫浦來壓送淋巴液，而是靠細胞間的壓力、肌肉的張縮或呼吸來實現循環過程。當新的組織液流入細胞間隙時產生壓力，把原先在空隙中的液體擠入淋巴管。當動脈和肌肉收縮或擴張時，也會給淋巴液施加一定的壓力，使其流動。呼吸作用則在胸導管內引起壓力，使淋巴液流動。而淋巴排毒療法就是在一定程度上給淋巴施加壓力使其流動，同時啟動淋巴系統的免疫功能，疏導淋巴回流的通道。

三、淋巴排毒療法的要素

　　淋巴排毒其實是一種利用按摩及精油活性促進病變部位及相關部位淋巴回流的方法，因此，在我們進行淋巴排毒治療時，多選用病變區回流部淋巴結，如頭部病症選頸部淋巴結、口腔咽喉部病症選頜下淋巴結、上肢病變選腋窩淋巴結、下肢病變與會陰部病變選腹股溝淋巴結等，沿淋巴循行路線進行按摩的方法。按摩能促進代謝、紓解壓力、增強肌肉彈性、減少瘀血，甚至還能促使腦部分泌可舒緩情緒的化學物質，乃至於強化我們的免疫系統。全身性的淋巴引流是必須借由按摩師的手法來進行的。

　　那麼，如何從按摩手法來辨別按摩師的功力呢？

　　1.按摩方向

　　必須順著淋巴管方向進行。頸部按摩手法由下向耳部進行，上半身向腋下進行按摩，下半身向鼠蹊部進行。

　　2.力度

　　淋巴管靠近體表，與血液循環不同的是，它是依賴肢體牽動所產生的肌肉壓力前進。按摩手法是一種輕撫有流動感的方式，若是力度太強或做定點壓迫，反而造成淋巴液滯流。所以，捏、壓、拍

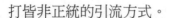

打皆非正統的引流方式。

3.缺氧現象

在療程結束後半天至一天，仍感到頭暈，有可能是手法錯誤導致毒素逆流到腦部發生缺氧現象。嚴重時，還會反胃、疲勞或身體虛弱。

淋巴按摩是對體液滲透與循環障礙相關之代謝調整。安全期時，淋巴系統的阻塞會讓體內毒素、廢物及水分等積存，讓身體免疫能力降低，導致生病機率升高。淋巴按摩能夠將您全身淋巴系統做一次加強循環，排除阻塞現象，增強體質，瘦身健體，令肌膚光澤。

四、淋巴排毒療法的基本操作

淋巴排毒療法的基本操作包括以下兩個部分的內容：

1.淋巴排液按摩療法

淋巴排液按摩法（Lymphatic drainage massage）是一種極為專業的技術。在自然機能下，淋巴流動的通暢是人體正常的生理現象，當這些狀態異常時，會發生各種障礙及皮膚上的問題。適當運用淋

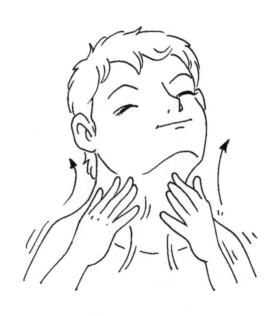

巴排液按摩法，能排除體內的毒素（廢物），對蒼白或晦暗的膚色、暗瘡粉刺等有理想的效果。其他如對眼部周圍、臉、胸、背、臂、腿等部位，淋巴排液按摩法也能奏效，而它又能用於消除扭傷、勞傷、外科等的淋巴水腫。

2.淋巴結的按摩引流療法

我們知道，淋巴通道的順暢與否對於防止浮腫是很重要的，而淋巴按摩引流療法的目的就是對淋巴通道進行疏通。

淋巴管是引流管，控制著組織液的流動、供應、滲透和除去汙濁的組織液，對維持任何器官和組織的正常功能是很重要的。此外，淋巴管配合巨噬細胞等處理組織代謝的降解物，以及參與免疫反應，因此淋巴引流順暢與否對於防止浮腫是很重要的，它們擔負著清除組織中的水分和蛋白質，對保持流入和流出的平衡起有重要作用。由於運動、按摩、脈搏可促進淋巴管引流的通暢度，而淋巴管具有過濾有毒細菌及防止損傷擴散的作用，可清除炎症區的細胞、碎屑、細菌、顆粒、大分子物質及液體，加速炎症轉化，因此這一療法對於我們排毒治療具有十分重要的作用。

當然，在進行淋巴排毒的過程中，還應注意如下事項：

其一、對淋巴結應有計劃的分組輪流使用。

其二、避免損傷神經及血管。

其三、進行淋巴按摩引流法時要注意手及淋巴區的消毒，以避免產生感染。

◆頭部的淋巴排毒～促進代謝、紓解壓力

頭頸部的淋巴管多呈縱行分布，按摩疏導時應由頭部四周向下引流，淋巴管多集中於耳前後及口眼兩側，向頸部前內側運走，所有頭頸部的淋巴液都直接或間接地匯流至頸內靜脈淋巴結（頸深淋巴結）。頭皮淋巴管多縱行走向，由頭顱頂向下引流。面部淋巴管分有淺層和深層淋巴管網，淺層較纖細，深層網稍粗，它們相互吻

合。

眼瞼的淋巴引流可分為淺層淋巴管（瞼板前淋巴管）和深層淋巴管（瞼板後淋巴管），淺層是引流皮膚和眼輪匝肌的淋巴液，深層則引流瞼板或瞼結膜的淋巴液。

頭部的淋巴結多位於頭頸交界處，由後向前依次有枕淋巴結、乳突淋巴結、腮腺淋巴結、下頜下淋巴結和頦下淋巴結等，收納頭面部淺層的淋巴，直接或間接匯入頸外側深淋巴結。

頭部淋巴排毒法根據淋巴管及淋巴結的分布規律，結合臨床效果及經驗而制訂其方法如下：

第一節：端坐凳上，雙手掌指及間關節微屈，以指端或指面著力，從前髮際始向後至頭頂部施梳理法30～40遍。

第二節：雙手拇指置於眉弓、太陽、風池、率谷穴點揉各1分鐘。

第三節：雙手掌由耳後向枕後掌推1～2分鐘。

第四節：雙手十指散開，叩打頭皮1～2分鐘。

第五節：雙手交替揪提頭髮，牽動頭皮一揪一鬆，反覆3～5遍。

第六節：由兩側太陽穴處指揉半分鐘。

第七節：點揉風池穴半分鐘，力量均以痠脹為度。

第八節：當右掌心貼在自己頭部左額時，右手小臂向上提，繞過百會穴，這時右手掌跟著向左耳摸去，變成手指朝前。搓著後頸自左摸至右後頸復原位，如此擦繞，一周為一次，共擦16次。

第九節：按揉兩側人迎穴各1分鐘。

第十節：點按曲池、內關、足三里、湧泉各1分鐘。

◆臉部淋巴排毒～促進面部血液循環，瘦臉美容

淋巴系統產生抗體並吞噬外來細菌，幫助皮膚帶走代謝產物，尤其是微血管所無法吸收的蛋白質和脂肪，以保護皮膚和減肥。淋

巴液中的大量水分可滋潤皮膚。因此，淋巴系統能否正常工作對皮膚的健康很重要。

　　對按摩師來說，沒必要熟悉所有淋巴管的位置，但應了解一些臉部重要的淋巴管腺和淋巴管方向，以施行正確的淋巴引流。這一方法在治療皮膚暗瘡時尤為重要。

一、臉部重要淋巴管

　　1.耳前管腺。

　　2.位於頜角及頸線的淋巴管。

　　3.位於顎以上，下頜以下的淋巴管。

　　4.沿胸鎖乳突到鎖骨後的淋巴管。

　　5.在頸脊底部形成的淋巴管叢。

二、臉部淋巴走向

　　1.從右半邊流過的淋巴液，經過額頭、眼部周圍及右臉頰上部，到達耳前管腺。

　　2.從鼻部右側、上下唇及下頜右側過來的淋巴液則流到下頜下淋巴管。

　　3.以上兩路滙集頭後部過來的淋巴液一起流向胸鎖乳突區的淋巴管腺。

三、淋巴循環不良三因素

　　1.淋巴淤滯：肌肉收縮不夠，可能造成淋巴淤積。

　　2.瓣膜不能正常閉合：瓣膜有缺陷，干擾正常單向流動，造成淋巴液反流。

　　3.沒有正常的淋巴管叢：有些人因為動手術或先天原因，有些淋巴管消失，或是組織間隙的液體不能正常流到淋巴管，而滯留在細胞間的空隙，結果造成組織的腫脹，即所謂的水腫。

　　因此，為了使臉部淋巴循環維持正常運作，可做以下練習：

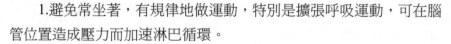

1.避免常坐著，有規律地做運動，特別是擴張呼吸運動，可在腦管位置造成壓力而加速淋巴循環。

2.練習處於不同溫度的水療法，特別是冷熱水淋浴（用適度的冷水與熱水交替沖洗），可造成心跳頻率與皮膚溫度不同，有利於淋巴液循環。

透過淋巴腺按摩，即淋巴引流，可以使淋巴腺系統更加暢通，加速排走毒素和廢物，減輕發炎毒型，對粉刺、暗瘡皮膚特別有效。具體方法如下：

1.按摩從下巴開始，兩手同時呈圓錐狀逐步向上移動，至兩眼下方時，再向面部兩側移動。

2.用兩手食指及中指沿鼻兩側向上移動，再用所有手指在前額處輕壓。

3.用兩手食指及第四指從上下唇中央開始向口角兩側方向移動，然後用所有手指輕撫顴弓。

4.用兩手中指在鼻的兩邊上下輕撫。

5.從兩眼內角開始，用食指及第四指向外眼角移動，再用所有的手指向顳部輕撫。

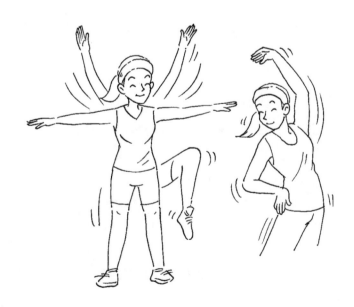

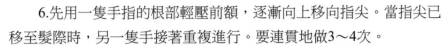

6.先用一隻手指的根部輕壓前額，逐漸向上移向指尖。當指尖已移至髮際時，另一隻手接著重複進行。要連貫地做3～4次。

全部程序進行完畢後，可使整個面部皮膚血液循環暢通。每日早晚可各做一次，每次做3～4遍。

◆頸部的淋巴排毒～排毒扶正，對神經內分泌病症有效

頸部的淋巴結分為頸前和頸外側兩組。

1.頸前淋巴結（anterior cervical lymph nodesl）

分淺、深兩群，位於舌骨下方及喉、甲狀腺、氣管等器官的前方，收納上述器官的淋巴管，其輸出管注入頸外側深淋巴結。

2.頸外側淋巴結（lateral cervical lymph nodes）

包括沿淺靜脈排列的頸外側淺淋巴結及沿深靜脈排列的頸外側深淋巴結。

（1）頸外側淺淋巴結（superficial lateral cervical lymph nodes）：位於胸鎖乳突肌表面及其後緣處，沿頸外靜脈排列，收納頸部淺層的淋巴管，並集中乳突淋巴結、枕淋巴結及部分下頜下淋巴結的輸出管，其輸出管注入頸外側深淋巴結。

（2）頸外側深淋巴結（deep lateral cervical lymph nodes）：數目多達10～15個，沿頸內靜脈周圍排列，上始於顱底，下至頸根部，少數淋巴結位於副神經周圍，在頸根部的淋巴結常沿鎖骨下動脈及臂叢排列。頸外側深淋巴結直接或透過頭頸部淺淋巴結收納頭頸部、胸壁上部、乳房上部和舌、咽、齶扁桃腺、喉、氣管、甲狀腺等器官的淋巴管，其輸出管會合成頸幹。左側注入胸導管，右側注入右淋巴導管，在匯入部位常缺少瓣膜，因此要進行相對應的淋巴排毒法，具體方法是：

第一節：以單手掌或手掌按頸部兩側頸肌，使局部產生潮紅發熱感，每次3～5分鐘。

第二節：用單或雙側的食、中、無名指，在頸部的痛點上下按

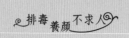

摩，並同時左右轉動頸部10～20次。

　　第三節：用對側食指或中指按揉肩井穴，用單手或雙手拇指按揉風池穴。手法由輕而重，使穴位產生強烈的痠脹感，頭痛患者如加按太陽、合谷等穴，每穴5分鐘左右。

　　第四節：頭部微曲，用拇指拔動頸部的兩側肌肉，由上而下反覆數次。與此同時用左右手由下而上交替捏拿兩側的胸鎖乳突肌。

　　第五節：交替點按大椎穴、雙手的合谷、手三里、曲池等穴，每次3～5分鐘。

　　第六節：兩手拇指按揉同側後髮際凹陷處30次，然後兩手4指併攏，按揉兩側頸項部，以後從後髮際開始至項後高骨處，共30次。

　　第七節：兩手分別地抹對側側頸部（胸鎖乳突肌的中央部分），20次。

◆胸部的淋巴排毒～排毒扶正，對胸部臟器病症有效

　　胸部的淋巴管引流包括胸壁的淋巴管、乳房的淋巴管和胸腔內的淋巴管。胸壁的淋巴引流包括胸前外側壁的淋巴引流和胸後壁的淋巴引流。

　　乳房的淋巴管引流，在乳房的皮膚和乳腺內均存有豐富的淋巴管網。乳腺小葉內沒有淋巴管，周圍的結締組織內存有淋巴管網，相互吻合形成淋巴管，由該處發出的集合淋巴管沿血管和輸乳管內向乳頭彙聚，並在乳暈處併入乳暈下淋巴管，或直接與皮下深層淋巴管相吻合，再注入局部淋巴結。

　　胸部的淋巴管和淋巴結可分為胸壁和胸腔臟器者兩種。

一、胸壁的淋巴結

　　包括胸骨旁淋巴結、肋間淋巴結及膈上淋巴結等，收納胸壁淺、深部的淋巴管，它們的輸出管分別注入縱膈前、後淋巴結或參與支氣管縱膈淋巴幹及直接併入胸導管。

二、胸腔臟器的淋巴結

1.縱膈前淋巴結位於胸腔大血管和心包的前方，收納胸腺、心包、心、膈和肝上面的淋巴管，其輸出管入支氣管縱膈幹。

2.縱膈後淋巴結位於食管和胸主動脈周圍，收納食管、胸主動脈的淋巴管和部分支氣管肺淋巴結及膈上淋巴結的輸出管，其輸出管多直接注入胸導管。

3.氣管、支氣管、肺的淋巴結數目眾多，按引流的順序分為下列諸淋巴結群：肺淋巴結位於肺內，沿支氣管和肺動脈的分支排列，收納肺內的淋巴管，其輸出管注入支氣管肺門淋巴結。此群淋巴結多達10多個，位於肺門處，故稱肺門淋巴結，收納肺、食道等處的淋巴管，其輸出管注入氣管、支氣管淋巴結，該淋巴結群又分成上、下兩組，分別位於氣管的上、下方，它們的輸出管注入氣管周圍的氣管旁淋巴結。左、右氣管旁淋巴結和縱膈前淋巴結的輸出管分別匯合成左、右支氣管縱膈幹，然後分別注入胸導管和右淋巴導管。

具體的胸部淋巴排毒法是：

第一節：以一手中指面沿鎖骨下、肋骨間隙，由內向外，順序由上而下的適當用力按摩揉動，各20～30次，以痠脹為宜。再以兩手掌按於兩側胸大肌處，旋轉揉動，順、逆時針方向各10～30次。

第二節：以兩手掌按於兩側胸大肌處，旋轉揉動，順、逆時針方向各10～30次。

第三節：以大拇指按定腋前，食、中指緊貼腋下做相對用力內收，拿住胸大肌，並適當做提捏動作，一鬆一緊約10次左右。

第四節：用虛掌或空拳在胸部輕輕拍擊20～30次後，用手掌緊貼胸前，做由內向外和由上而下的摩擦，以熱為度。

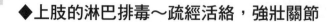

◆上肢的淋巴排毒～疏經活絡，強壯關節

上肢淋巴管引流是淺淋巴管引流，多伴淺靜脈行走，深淋巴管引流則行走於肌肉、肌腱、骨、關節等處的淋巴。上肢的淋巴結主要集中在肘部和腋窩部。

上肢的淺淋巴管較多，伴淺靜脈行於皮下組織中。深淋巴管與深血管伴行。淺、深淋巴管部直接或間接注入腋淋巴結。

一、肘淋巴結

肘淋巴結位於肘窩和肱骨內上髁附近，1～2個，又稱滑車上淋巴結，收納伴隨貴要靜脈和尺血管上行的手和前臂尺側半淺、深部的淋巴管，其輸出管伴肱靜脈上行入腋淋巴結。

二、腋淋巴結

腋淋巴結位於腋窩內腋血管及其分支周圍，15～20個，按其位置可分為5群：1.外側淋巴結位於腋動脈、腋靜脈遠側段周圍，收納上肢大部分淋巴管及肘淋巴結輸出管；2.胸肌淋巴結位於胸小肌下緣，胸外側動、靜脈周圍，收納胸、腹外側壁和乳房外側、中央部的淋巴管；3.肩胛下淋巴結位於腋窩後壁肩胛下動、靜脈周圍，收納項背部、肩腫區的淋巴管；4.中央淋巴結位於腋窩內的脂肪中，肋間臂神經周圍，此群接受上述3群淋巴結的輸出管；5.尖淋巴結位於腋窩尖部，沿腋動脈、腋靜脈的近側段排列，收納中央淋巴結輸出管和乳房上部的淋巴管，其輸出管大部分匯成鎖骨下幹，少數注入鎖骨上淋巴結。腋淋巴結收納上肢、乳房、胸壁和腹壁上部等處的淋巴管，其輸出管合入鎖骨下幹後，左側鎖骨下幹入胸導管，右側鎖骨下幹入右淋巴導管。

上肢淋巴排毒的基本方法是：

第一節：先用右手掌按摩左手、自左手指，手臂外側循三陽經

向上按摩至肩，到胸部，再由胸部沿三陰經按摩至肩、手臂內側、左手指。然後用左手按摩右手，如此各按摩8次。

第二節：兩上肢自然下垂，關節放鬆，抖動1分鐘，然後手握虛拳，雙手交替捶叩對側上肢，由肩至手腕部各1～2分鐘。

第三節：雙手十指交叉，互相用力活動手腕1～2分鐘，並在夾緊指間的情況下，用力撥伸，反覆10～20次。再以一手拇、食兩指捏一手指，捻動指間關節並搖轉之，各指交替轉換重複3～5遍。最後兩手掌和手背互相摩擦至發熱結束動作。

第四節：按摩左上肢時用右手手指上至左肩峰，下至左手指，由上向下捋，邊捋邊轉，把手的正反面都按摩到，共18～36次。然後點按曲池、少海、內關、合谷穴，按摩右上肢時方法相同。

第五節：先用右手掌按摩左手，自左手指，手臂外側循三陽經向上按摩至肩，到胸部，再由胸部沿三陰經按摩至肩、手臂內側、左手指。然後用左手按摩右手，如此各按摩8次。

第六節：以拇指螺紋面貼三角肌前持續按揉30～50次，以出現痠脹感為宜。再以中指螺紋面緊按肩端前凹陷處肩髃穴，持續按揉30～50次，中指移向後分別按揉肩井穴、肩穴，同時活動肩關節，使手臂做前後方向的上下甩動30～50次。最後用手掌心緊貼肩部並做上下摩擦，以肩部有溫熱感為宜。

第七節：用拇指面和食指面相對揉捏曲池、手三里、尺澤、曲澤，在手三里、少海、小海等穴處用拇指或食指端彈撥，反覆進行10～20遍，以有痠麻感為宜。再用掌心緊貼肘部，做上下周圍摩擦，以發熱為宜。

◆腹部的淋巴排毒～排毒扶正，對腹腔臟器病症有效

腹部淋巴管引流包括腹壁的淋巴管和腹腔臟器的淋巴管，另外，腹壁的淋巴管又分為淺層和深層。淺層起自能上能下膚的淋巴管網，行走在皮下組織之下；深層起自深筋膜以下各層結構中的淋

巴管網，發出與集合淋巴管，隨血管行走。

一、腹壁的淋巴管和淋巴結

臍平面以上腹前壁的淋巴管一般注入腋淋巴結，臍平面以下腹前壁的淋巴管一般注入腹股溝淺淋巴結。腹後壁的淋巴管注入腰淋巴結。腰淋巴結（lumbar lymph nodes）位於下腔靜脈和腹主動脈周圍，30～50個之多，除收納腹後壁淋巴管外，還收納腹腔成對器官（腎、腎上腺、睪丸、卵巢等）的淋巴管及髂總淋巴結輸出管。腰淋巴結的輸出管合成左、右腰幹，參與乳糜池的構成。

二、腹腔臟器的淋巴管和淋巴結

腹腔成對臟器如：腎上腺、腎、睪丸（卵巢）等器官的淋巴管直接併入腰淋巴結。腹腔不成對器官如：消化管、肝、膽囊、胰、脾等器官的淋巴管分別注入腹腔幹、腸繫膜上、下動脈及其分支附近的諸淋巴結。

由腹腔淋巴結、腸繫膜上淋巴結和腸繫膜下淋巴結輸出管合併而成的腸幹多為一條，向上注入乳糜池。腸幹中的淋巴含有經腸道吸收的脂肪微粒而呈乳糜狀。

腹部淋巴排毒具體方法是：

第一節：患者仰臥，由上腹部向下腹部掌推30次。力量深沉，以感到有熱感為佳。

第二節：先由左向右平行掌推腹部30遍，反之30遍。力量亦要深沉，以耐受為度。

第三節：依右下腹→右上腹→左上腹→左下腹方向，掌推30次。

第四節：以手握拳，以左或右側臀部為中點拳揉1～2分鐘後，再沿骶髂並節上緣向下經臀部至承扶穴拳揉2～5分鐘。

第五節：患者站立，用拇指掌根揉法，自腹部右側向上腹部→左腹部→下腹部（升結腸、橫結腸、降結腸、乙狀結腸、直腸）揉

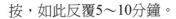

按，如此反覆5〜10分鐘。

　　第六節：在骶部八穴處（兩側上髎、次髎、中髎、下髎穴，即骶椎的八個骶骨孔）用右手掌根部按順時針方向由下向上推揉一百下，自覺骶部和小腹部有熱感為止。此法排毒扶正，對腎虛腰痛、遺精、早洩、陽痿等症也有效。

◆骨盆腔的淋巴排毒〜排毒扶正，強化骨盆腔臟器功能

　　骨盆壁與骨盆腔臟器的淋巴管分別注入以下幾群淋巴結：

一、髂內淋巴結

　　髂內淋巴結，沿髂內動脈及其分支排列，收納大部分骨盆壁、骨盆腔臟器、會陰深部、臀部及大腿後面的深淋巴管，其輸出管注入髂總淋巴結。

二、骶淋巴結

　　骶淋巴結，位於骶骨前面，沿骶中動脈、骶外側動脈排列，收納骨盆後壁、直腸、前列腺或子宮的淋巴管，其輸出管匯入髂內或髂總淋巴結。

三、髂外淋巴結

　　髂外淋巴結，沿髂外動脈排列，主要收納腹股溝淺、深淋巴結的輸出管及腹前壁下部、膀胱、前列腺或子宮頸和陰道上部的淋巴管，其輸出管注入髂總淋巴結。

四、髂總淋巴結

　　髂總淋巴結，位於左、右髂總動脈周圍，透過收納上述三組淋巴結的輸出管，收集了下肢、骨盆壁、骨盆腔臟器及腹壁下部的淋巴，其輸出管分別注入左、右腰淋巴結。

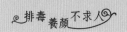
第一節：用手掌從臀部至大腿按摩10分鐘。

第二節：用手掌按揉雙側臀部，約5分鐘。

第三節：用手指捏拿骶部，反覆進行3分鐘。

第四節：用手指握捏小腿肚，或大腿內側部操作2～3分鐘。

第五節：用拇指或食指指腹按壓大腸腧、小腸腧、次髎、會陽、承山等穴，每穴按揉2～3分鐘，以出現麻、痠、脹感為佳。

第六節：用手指指腹面放在肛門上進行輕柔的上下摩擦5～10分鐘。

第七節：患者仰臥，兩腳向上高高舉直，用手指按壓在腰部的大腸腧穴位，雙腳交替上下蹬動如騎自行車狀，每次進行5～10分鐘。

◆下肢的淋巴排毒～舒筋解痙，和絡止痛

下肢部分的淋巴引流分為淺部淋巴管引流及深部淋巴管引流，淺部收納皮膚的淋巴液，沿淺靜脈行走，再注入局部淺淋巴結；深部則收納肌肉、肌腱、筋膜、骨和關節的淋巴液，沿深部血管行走，之後多注入深淋巴結。

下肢的淋巴管分為淺、深兩種。淺淋巴管伴淺靜脈行於皮下組織中，深淋巴管與深部血管伴行，最後間接或直接注入腹股溝深淋巴結。下肢的主要淋巴結有：

一、膕淋巴結

膕淋巴結位於膕窩，淺組分布於小隱靜脈末端附近，深組位於膕血管周圍，收納小腿後外側部淺淋巴管和足、小腿的深淋巴管，其輸出管與股血管伴行，最後注入腹股溝深淋巴結。

二、腹股溝淺淋巴結

腹股溝淺淋巴結有8～10個，分上、下兩組，上組沿腹股溝韌

帶排列，下組位於大隱靜脈末端周圍，收納腹前壁下部、臀部、會陰、外生殖器、下肢大部分淺淋巴管，其輸出管大部分注入腹股溝深淋巴結，少部分注入髂外淋巴結。

三、腹股溝深淋巴結

腹股溝深淋巴結位於股靜脈根部周圍，收納腹股溝淺淋巴結的輸出管及下肢的深淋巴管，其輸出管併入髂外淋巴結。

下肢淋巴排毒的具體操作方法是：

第一節：用雙手先抱緊一側大腿根，稍用力從大腿根向下按摩，一直到足踝。

第二節：從足踝往回摩擦到大腿根。

第三節：用同樣方法再摩擦另一隻腿，重複數遍，此法可使關節靈活、腿肌與步行能力增強。

第四節：患者下肢膝關節屈曲，雙手十指交叉於股前，用兩手掌根部或大魚際、小魚際部著力，向中間擠壓股部肌肉，一緊一鬆，呈頓挫性，自上而下移動擠壓，用力要均勻，有一定透力。此方法排毒扶正，有舒筋解痙，和絡止痛之功用。對下肢不遂、坐骨神經痛、肌肉痙攣、下肢痿痹症、下肢肌肉損傷、下肢靜脈曲張、下肢浮腫、下肢疲勞、下肢無力、足下垂等病症均有一定防治作用。

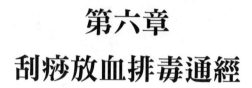

第六章
刮痧放血排毒通經

　　中醫認為，當人體進行代謝的過程中，會累積各種各樣的毒，而積聚於皮下經絡之間的熱毒尤其常見，這些熱毒分布在皮膚表面或稍稍沉降於皮下，其外治的清除方法之一就是刮痧。所謂刮痧排毒是指透過手指、刮板或針具來開洩人體皮膚的毛孔，刺激皮下微血管和神經末梢，振奮經絡，開通腠理，流通氣血，發揮各種正常調節功能，達到排除毒氣瘀邪、袪病強身的療法。主要用於五臟六腑的火毒、中暑、瘟疫、感冒、食物中毒等病症。

◆刮痧排毒～排除毒氣瘀邪

　　刮痧排毒是使用各種刮痧器具對人體某些適應症進行部位及穴位的刮拭刺激，以達到排除毒素，恢復健康的治療方法。

　　刮痧排毒具有疏暢氣血、開竅醒腦、解表驅邪、清熱解毒；行氣止痛、運脾和胃、急救復甦等功效。本法主要用於五臟六腑火毒、中暑、瘟疫、感冒、食物中毒等病症。

　　刮痧的一般操作方法是：患者取坐位或臥位，讓刮痧的部位曝露。術者先用75％的酒精對局部皮膚消毒，然後用酒精將刮痧工具浸泡15分鐘左右。蘸少許香油，以一定的傾斜度從上到下、從內到外，力道均勻地刮拭7～8次，以局部出現紫紅色刮痕為度。當有紫紅色刮痕出現時，說明有痧。一般要先刮頸項部，再刮脊柱兩側，然後再刮胸部（乳房禁刮）及四肢。對人體各處穴位的刮拭應按照經絡學說的理論進行操作。

　　中醫認為，當人體進行代謝的過程中，會累積各種各樣的毒，

而積聚於皮下經絡之間的熱毒尤其常見，這些熱毒散在於皮膚表面或稍稍沉降於皮下，而這種鬱毒的清除外治之法之一就是刮痧，即透過刮痧將體內鬱毒清除。當然醫者對患者進行刮痧時，應不斷詢問患者的感覺，如是否能承受，刮拭部位痛不痛等。若患者言稱刮拭部位疼痛，醫者應區分是患者本身經絡不通所致的疼痛，還是手法太重所致。若是前者應向患者解釋，所謂「通則不痛，痛則不通」的道理，讓患者稍加忍耐，刮痧本身可以疏通經絡，經絡通暢自然就可以減輕或消除疼痛。若是後者，醫者應即時調整手法。若患者出現頭暈、面色蒼白等現象，應參照辭痧不良情況（暈刮）處理中的辦法進行處理。

　　刮痧出痧後最好讓患者飲一杯溫開水（最好為淡糖或鹽水），休息15～20分鐘方可離開。

　　刮痧的直接效果是出痧，皮膚表現出紅、紫、黑斑或黑皰，是一種正常刮痧治療效應，數天即可自行消失，無需做特殊處理。刮痧尤其是出痧後1～2天出現被刮拭的皮膚部位輕度疼痛、發癢、蟲行感、自感體表冒冷、熱氣、皮膚表面出現風疹樣變化等情況，均是正常現象。在出現這些正常反應的過程中，病氣得以消散，病情

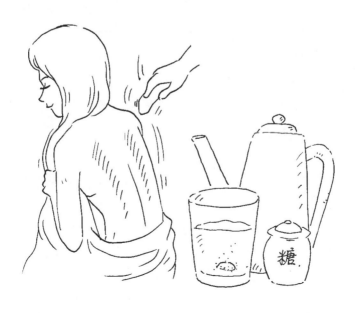

得以好轉。

◆尋找人體的熱毒痧點

　　人體的熱毒除了以看不見的形式沉積於皮下經絡之中外，還以各種分散的痧點存在於皮下，這種熱毒痧點種類很多，大致可分為皮膚異色點、異感點、顆粒點、結節點和脈絡點5種。在這些痧點部位或附近區域進行刮痧治療，往往可獲得較好的效果。應該注意的是，這些敏感點及痧點都是在治療之前出現的，它們是人體自然出痧的現象。主要由以下幾種病因造成：

　　1.一切熱性病、流感、痧症，在胸、背、頸前後和肘、膕部位常有痧點出現；如果血分熱毒熾盛的，可出現瘀黑斑塊，四彎有青筋，五心（即心窩、兩手心和兩足心）有紅斑，二甲（指、趾甲）有痧點。可在這些出痧部位上刮拭治療。

　　2.肺病患者，如屬溫熱者遍身可見白痧，溫熱病邪向外透時也有些痧點。如果是肺結核，則見胸、背部留下一至數點白斑。可在此痧點上刮拭治療。另外，肺病者常在肩頸區、背胛區有放射性抽痛，風門、肺腧、膏肓、膈腧附近和胸部的中府、膻中處有壓痛點。有時在肘窩外側上下也有痛點出現。在局部刮拭療效好。

　　3.心臟有鬱熱淤滯者，在胸背部和肘臂內側有紅紫痧點，舌尖區有芒痧。可在痧點上治療。

　　4.肝臟有濕熱血瘀者，在胸、背和頸前區可有羊毛疔點或蟲痧點，掌部有紅斑和朱砂，壓之褪色，又名朱砂掌。可在痧點上刮痧治療。

　　5.腎臟濕熱，或濕熱下注膀胱時，在腰骶部、膕窩附近、腹股溝和外陰部可見紅色痧疹點。可在痧點上刮痧治療。

　　6.脾胃濕熱者，可見下肢脛骨前側、內側出現紅疹。脾虛不能統血，兼挾濕毒者，可見全身，特別是下肢內側、前側皮膚出現紫紅色或紫黑色瘀斑。可在痧點上刮痧治療。

7.痔瘡患者，急性期在腰部位可有紅色痧疹點；慢性期則有褐色、紫色或白色斑點。可在痧點上刮痧治療。

8.風熱眼、眼偷針等眼病，在背胛區、耳背、耳尖、耳垂區或鼻尖處出現紅疹點或紅斑點。可在痧點上刮痧治療。

9.腦膜炎初期，熱毒在皮膚表層與衛氣相抗時，口腔黏膜、頭面、胸、背和四肢內側面可見紅疹痧點；熱毒入營進裡時，毒氣淤留於血液，可見黑痧斑疹。可在痧點上刮痧治療。

10.疔毒、丹毒和其他內外科病引起的血毒症，在大椎、靈台、胸前、背胛區前出現紅色隱疹。可在痧點上刮痧治療。

11.心臟病者，多在背部的心腧、身柱和心前區的虛里（心尖搏動處）、鳩尾、巨闕、乳根、膻中等穴附近出現淺紅色疹或蛛絲狀痣。可在這些地方刮痧治療。

12.肝膽病者，常在背部的肝腧、膽腧和胸肋的不容、期門穴附近有壓痛感。如果是肝陽上亢者，在百會（巔頂）、太陽穴和頸後有壓痛感。膽囊炎在膝外下的陰陵泉附近，肝炎在太沖均可有敏感點。可在此處刮痧治療。

13.脾胃病者，常在背部的胃腧、脾腧，腹部的中脘、章門、巨闕和膝上梁丘、血海，膝下的足三里、陰陵泉等處有壓痛。

14.女子白帶過多或男子遺精者，常在臀部和尾骨尖有一青紫區。腦血管有病者，常出現次、拇指青紫，有此現象者須要提防腦血管發生意外。在局部刮痧療效好。

15.慢性腸炎、神經衰弱、貧血患者，在枕後區常有麻脹不適感，在小腿處常痠痛沉重感。在局部刮痧療效好。

16.口眼歪斜患者，耳垂後乳突前處常有壓痛點。在局部刮拭療效好。

17.闌尾炎患者，常在右下腹部，足三里下1～2寸（即闌尾穴）處，腰部的大腸腧（第4.5腰椎旁開1.5寸附近）等有壓痛敏感點。在局部刮拭療效好。

18.月經異常者，在腰區腎腧、腰陽關和骶區八髎部位有敏感

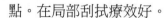

點。在局部刮拭療效好。

19.哮喘、慢性支氣管炎患者，常在胸骨中部和背部肩胛兩側有敏感點。在局部刮拭療效好。

20.坐骨神經痛患者，在第3骶棘旁開3～4寸處有明顯的壓痛，並在環跳、殷門、委中、承山等處有放射性刺痛感，在肩胛岡下凹陷中央處有壓痛點。在局部刮拭療效好。

21.腎與膀胱病者，常在腰骶部的腎腧、三焦腧、膀胱腧、八髎和臍下、腹股溝兩側有壓痛。在局部刮拭療效好。

22.肝木侮脾、胃府虛寒舌酸者，在後背及腰部的華佗穴，又稱夾脊穴，常有明顯的痠重感。在局部刮拭療效好。

23.腸蟲毒，在膝內側上3～4寸處有壓痛點。在局部刮拭療效好。

24.各種風濕痺痛症，多數在關節周圍可以尋找到異感點。在局部進行刮痧療效好。

25.偏頭痛者，在顳部血管的頂支和額支都可以有異感點；眉棱頭痛，眉頭部多有壓痛點。在局部進行刮痧療效好。

◆提痧排毒

在清除人體鬱毒的過程中，如果出現較急的情況，身邊又沒有可借刮痧的工具，那麼這個時候，提痧排毒也是一種靈便的選擇。提痧療法是用手指搓扯擰提體表的部位及穴位，用以排除毒素，治療疾病的方法。具體分為「鉗痧」、「提慓蛇法」、「扯痧」、「擰痧」、「挾痧」、「抓痧」、「擠痧」、「揪痧」等。提痧療法具有行氣開閉、調暢氣機、渲洩痧毒等功效，它主要用於鬱毒較深，而情況又較緊急的情況。

首先用75％的酒精、消毒棉棒，對患者局部皮膚進行常規消毒，然後潤濕施術者的手以便操作。還須準備清水1碗、清涼油1盒、風油精1瓶。準備好了這一切就可以開始操作了。

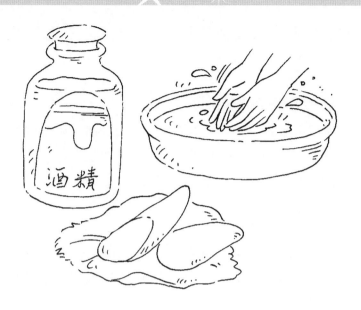

一、鉗痧法～較厚處皮膚排毒

施術者以右手的中、食指構成一個蟹鉗形狀，沾些鹽水或開水，對準要鉗的皮膚依序而鉗，一拉一放，反覆幾次，皮膚局部便有充血發痧現象，熱毒越重，皮色越瘀黑。

二、捉僄蛇法～肌肉豐滿部位排毒

僄蛇是熱毒症的一種指徵。捉僄蛇的方法是：術者用右手拇、食指捉拿（或用右手拳尖壓刮）患者肌肉豐滿的部位，常在上臂內側、胸大肌、背胛區。如被捉拿處出現索狀如蛇的凸起，即為僄蛇症。應瞬即改用鉗痧的手勢鉗捉住這條「蛇」頭，把它拉起來，拉至一定程度時再讓它從手鉗中滑脫，從蛇頭鉗捉至蛇尾（先露者為頭，後露者為尾）。如此捉拿幾次，直至被鉗住的僄蛇再不隆起為止。這樣，一處一處部位按順序捉拿完畢。

三、扯痧法～小血管豐富部位排毒

施術者用大拇指與食指用力扯提患者的撮痧部位，使小血管破

裂，以扯出痧點來。主要扯痧部位在頭額、項背、頸部、面額的太陽穴和印堂穴。

四、挾痧法～皮膚較薄部位排毒

施術者五指屈曲，用食、中指的第2指節對準撮痧的部位，把皮膚與肌肉挾起，然後鬆開，這樣一挾一放，反覆進行，在同一部位連續操作6～7遍，這時被挾起的部位就會出現痧痕。

五、揪痧法～皮膚鬆弛部位排毒

施術者用右手食、中指彎曲，指背蘸清水或低度酒使其潤濕，在患者的喉嚨兩旁或第6～7頸椎上下用力揪拔，以連連發出「叭叭」聲響為度。

六、擠痧法～肩背部位排毒

施術者用兩手拇指或單手食、拇兩指，在疼痛的部位，用力擠壓，直到連續擠出一塊塊或一小排紫紅痧斑為止。

七、撮痧法～沿一條線排毒

施術者用雙手拇指，從患者兩眉間（上丹田）開始，沿正中線往上推至前髮際，然後分別向左右外側分抹至太陽穴，繞過耳後至雙側後髮際，並用手指勾點風池穴，抓雙側肩板筋，以促使病人清醒，再沿背部督脈和足太陽經從上向下抓至腰板筋為止；胸部則從胸骨上的華蓋穴，然後沿左右第2肋間隙，一左一右地對稱撮，一般撮出5～7道痧痕即可；上肢的操作是從腋前開始，先抓手三陽經一側，後再抓手三陰經一側，最後分別拔伸雙手五指，掐虎口。

◆刮痧排毒注意事項

提痧時要先輕後重，從上而下，順序而提。當痧斑已經顯露

時，可停提，改用挑法。如無痧斑顯露，原因有二：一是提力不足，二是病非熱毒。如是前者應加大力量多提幾下，如是後者則不要再盲目亂提，可改用其他方法。

第七章
藥浴養生排毒養顏

　　眾所周知，洗浴是人類文明的象徵，它不僅是人們清潔衛生的需要，經過千百年實踐證明，沐浴更是一種行之有效的防病治病、美容護膚、強身排毒的重要方法之一。洗浴排毒是透過水、浴液、溫度、陽光、空氣等對人體體表的刺激，使人體氣血流暢、毛孔疏通，促進血液循環、增強新陳代謝、扶正排毒、降低肌肉張力，有利於消除疲勞，達到疏通經絡、行氣活血、調整臟腑功能的作用。研究證明，沐浴使人神清氣爽、五臟和諧、全身放鬆，是大眾健康生活的重要手段。

◆洗浴排毒養顏～皮膚排毒，毛孔清潔

一、怎樣進行洗浴排毒

　　我們知道，沐浴時的溫暖水溫，可以提高新陳代謝，幫助身體透過皮膚排出廢物和毒素，還能讓肌膚吸收到營養與氧氣。沐浴時可用蓮蓬頭從距離心臟較遠的部位開始，朝心臟的方向沖洗，沖洗腹部時，要按順時針的方向轉圈。還可以調節蓮蓬頭噴淋模式，以增大水壓，然後用熱水刺激淋巴結部位（腋窩、肘窩、腿窩、大腿根、鎖骨和耳際交界等）。

　　然後用帶有精油的天然去角質產品，為身體做按摩，順序從小腿開始，由下而上，在膝蓋等關節部位做重點按摩。這些都有利於洗浴排毒。

　　除此之外，在洗浴排毒過程中，還應把握以下基本原則：

1.病不同浴不同

沐浴的目的是為了治療疾病，因此，辨病施浴是沐浴養生中的一個重要法則。

辨病施浴主要的原則有如下幾個方面：一是根據病變性質、部位、原因進行治療，它包括是內傷病還是外感病，是上部病症還是下部病症，是寒性疾病還是熱性疾病等。一般來說，外感病沐浴用水的溫度可以稍高一些，內傷病沐浴的水溫宜溫和一些，上部病症多採用淋浴和洗頭、洗臉的方式，而中部病症則可採用躺臥在浴池中的方式，下部病症則多採用足浴和薰蒸方式。如果病人的表症較為嚴重，例如斑疹、汗多、瘙癢這樣的病症可以採用像蒸氣浴、桑拿浴這樣的方式迫邪外出，而沐浴時水和皮膚所接觸的面積較廣，一般採取全身沐浴的方式，而內傷疾病由於人體體質較弱，則多採取針對病變有效部位進行局部沐浴的方法，例如肝病在肝區薰蒸，胃病在腹部洗浴；而對於內臟疾病來說，採取穴位沐浴的孔竅沐浴效果較為好，比如說腹腔臟器的疾病採用肚臍周圍沐浴按摩的方法；而腰背部的疾病採取腎腧和命門附近沐浴的方法。而足浴因為足部穴位與內臟的密切聯繫，多用於治療各種內傷疾病。

辨病沐浴不僅表現在沐浴的位置、沐浴的溫度方面，而且還表現在沐浴的用藥配方上。例如對於皮膚的瘡腫、潰瘍、潰爛等疾病，我們可以採用清熱解毒的中藥煎水沐浴，如黃連、黃柏、金銀花、菊花等；而對於內臟下垂的疾病，則可採用一些培補元氣，升提經絡臟腑之氣的藥物治療，如枳殼、柴胡、黃耆、白朮等；而對於高血壓等疾病，可以採用重鎮安神的藥物沐浴，例如生龍骨、牡蠣、鉤藤、夏枯草等；而對於關節炎、下肢無力或癱瘓的病人，則可採用一些補血益氣、通經活絡的藥物進行沐浴，如五加皮、桑寄生、牛膝、雞血藤等；對於某些由於特殊病原導致的疾病我們也可以採用針對病因的洗浴療法，例如癬症是由皮膚真菌導致的，而蛇床子、土茯苓、白癬皮、黃柏就有明顯的殺滅真菌的作用，可用之煎藥外浴；而淋病是由淋球菌引起的泌尿生殖道感染，我們就可以

採用對淋球菌有較明顯的滅殺作用的黃連、蒲公英、紫花地丁、大青葉外洗；另一方面辨病施治還要根據病變的輕重程度、病變的病程長短進行治療，一般來說，病變時間長，沐浴所應採取的方式就應該較為溫和，沐浴的藥物也應在量上由少到多，沐浴的時間由短到長，沐浴時按摩的動作也應由輕到重，以讓病人有一個充足的適應時間，而如果病程較短，病來較急，為救急起見，沐浴的藥液溫度可以較高，沐浴時間可以稍長，藥勢要猛要烈，尤其是像外感病來勢較兇，為發汗可以採用較為強烈的溫度和藥力，迫使病邪外出，機體發汗。而對於像癱瘓這樣的慢性病人來說，由於病人肢體恢復慢，正氣又較弱，因此，可分階段採取不同的沐浴方進行沐浴，以達到階段性康復的目的。對於一些頑固性的疾病，如癬症、老年頑固性瘙癢症、糖尿病等，可在設計沐浴方案時，結合自己平日起居、工作、生活的特點加以安排，使之成為自己生活起居的一個重要內容，以便於堅持。

2.症不同浴不同

疾病不同，所表現出來的毒型也不同，有時候疾病相同，所表現的毒型也不同，而毒型相同的病人可能出自不同的病，針對這種情況，中藥沐浴可以採取辨症施浴法進行治療。

辨症施浴主要根據毒型表現的部位、趨勢、特點進行，例如眩暈的病人一方面可以在藥浴時配入各種藥氣上行的中藥以使藥氣上達於腦，如菊花、桑葉、蟬蛻等；而對於腳跟痛的病人，則宜採用皮硝、獨活、皂角刺這樣的藥物通經活絡，使藥氣下達於足；另外，辨症施浴的另一個特點則是那裡有病就在那裡沐浴，例如眼病就用中藥洗眼，鼻病就用中藥洗鼻，口臭就用中藥嗽口，脫肛就用中藥洗肛門。

辨症施浴在洗浴的藥水配置方法上也有其獨特的手法，例如用滑膩的藥液可能消除局部的汗垢，用重量較重的浴液可將藥力下沉，適合於治療局部病灶的長期病症；溫熱的浴液能夠消除寒冷的病症，而寒涼的浴液又能減輕熱症的毒型；辨症施浴還考慮到了

病症的趨勢，例如皮表的表症，病邪應該從外而去，辨症施浴時就採用熱而發汗的方法，透過洗浴使汗孔大開，而對於腹瀉這樣的病症，辨症施浴就可以採用收澀的方法去止瀉，辨症施浴不考慮毒型的原因，只考慮毒型的結果，所以對一些臨時性的、局部的病症採用該法沐浴治療效果較好。

3.人不同浴不同

無論治療何種疾病，人都是決定性的因素，尤其是病人，由於其家庭、環境的不同，身體素質的不同，遺傳天賦的不同，個人職業的不同，生活習慣的不同，性別的不同，年齡大小的不同，因而在沐浴時也應該採取相對不同的沐浴方法，例如從家庭環境來講，有的皮膚病人往往生活在一個相互傳染的家庭成員圈內，那麼在沐浴時就要注意嚴格消毒，控制相互傳染，病人需要有自己的專用毛巾、腳盆等，即使是公用的浴盆，也要注意嚴格消毒。從病人家族遺傳來看，有的病人有外用藥物的過敏史，還有的病人有出血性紫癜病史，因此，沐浴時要特別注意避免過敏和碰傷，從病人的身體素質來看，有的病人長期臥床，弱不經風，所以在沐浴時就要注意防止感冒；而一些高血壓的病人，要防止過長時間的沐浴，低血壓病人則要禁止高溫熱浴，從病人的職業來看，例如長期從事腦力工作的病人，採用浴缸泡澡的方式可使身體得到完全的放鬆，而從事體力勞動者，則適合於用冷水沐浴健身；從病人的性別、年齡來看，老年人由於骨骼關節的老化，常會出現骨刺和腰椎病變，可將晚上洗腳時泡腳作為日常生活中的一個步驟，長期堅持，而對於女性來說，由於長期堅持洗浴下身的保健習慣，可將陰部洗浴作為保健治療的一個重要內容，而對於兒童來說，父母家長為其沐浴是生活中的重要內容，在沐浴時適量加少量的保健治病藥物外淋浴，可在不知不覺中使兒童身體逐漸變得強壯，父母家長還可以在給兒童洗浴前後及洗浴過程中加入一些保健按摩的動作，例如：小兒搓背、小兒搓手、搓腳，本身就是一種沐浴按摩的保健動作。對於長期臥床的病人來說，在為其沐浴護理時，協助病人自覺或不自覺的

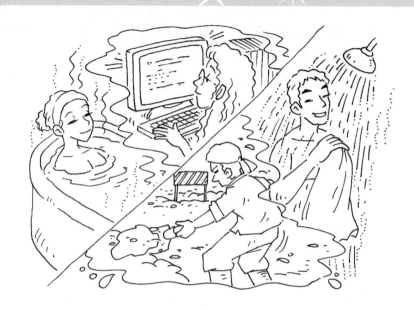

從事一些肢體機能的恢復訓練，有時也會產生很好的效果。

二、沐浴排毒的常用部位

沐浴通常按部位分類可分成全身沐浴與局部洗浴兩種。

1.全身沐浴

該沐浴法是指沐浴者將全身浸入天然浴液中的一種浴法。具體操作方法為：

將天然浴液倒入清潔消毒後的浴缸裡，加入適量溫水，將水溫調到適當溫度，進行全身浸浴。全身沐浴適用於周身肌膚的皮膚毛孔排毒，同時能潤澤、抗皺、增白、美容、瘦身、潔膚等，並可防止皮膚粗糙、老化以及雀斑的形成。

2.局部洗浴

（1）頭面浴

該浴法是將天然浴液倒入清潔消毒的臉盆中，待浴液溫度適宜，進行面浴、洗頭、沐髮的一種方法。該浴法在面部皮膚毛孔排毒，同時對美容及護髮美髮方面具有顯著的療效，同時對五官及面部皮膚疾病也有治療作用。

（2）目浴

目浴是將天然浴液過濾後，淋洗眼部的一種皮膚毛孔排毒方法。其作用是明目及防治結膜炎、眼瞼炎等眼科疾病，同時達到美目的目的。

（3）手足浴

它是將天然浴液倒入臉盆，洗手沐足的一種排毒方法。其作用是護膚美手、滋養足部皮膚、祛除手足皮膚病。

（4）其他洗浴方法

是用天然浴液浸洗或淋洗頭、面、目、手，足以外局部皮膚的皮膚毛孔排毒方法。如洗浴頸部、四肢等部分皮膚，以產生嫩膚美體、防治皮膚病的作用。

此外沐浴也按皮膚毛孔排毒法功用分類，可分為排毒美容浴及排毒藥浴兩種。排毒美容浴專用於嫩膚、抗皺、美容、美體；而排毒植物藥浴則側重於護膚、殺菌、消炎、防治皮膚及五官的損容性疾病。

但有時兩者又是不可分的，因排毒美容浴液中的有效成分既可美容美體，又有護膚消炎的功效；排毒藥浴液消腫、祛斑的功效，同時也會產生嫩膚、增白、美顏的作用。

三、沐浴排毒的類型

1.全身浴

藉助漫到肩膀的熱水溫暖全身來提高新陳代謝、增加血液循環。想要放鬆時可悠閒地泡在溫水中慢慢享受，如果是出門或工作前想提振精神，可加熱水溫，短時間沐浴即可。具體方法如下：

和平常的沐浴方法相同，將熱水放入浴缸中；滴入5滴的芳香精油在浴缸中；用力攪拌熱水，使浮在水面的精油可以散開來；悠閒地泡在齊肩膀高度的熱水中。

2.半身浴

在浴缸中放入肚臍高的熱水沐浴。這是種不會增加心臟負擔的

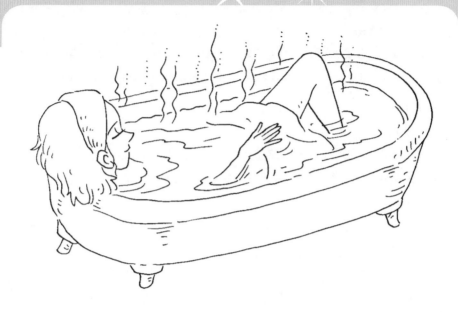

沐浴方式。浸泡30～40分鐘，使汗水慢慢地大量流出。為了避免肩膀等上半身著涼，請用毛巾覆蓋住，有時淋上熱水以保暖。具體方法如下：

在浴缸中放入水量適當的熱水；滴入3～4滴喜歡的芳香精油；和全身浴一樣地用力攪拌混合，使精油擴散。對虛寒體質具有改善效果。

3.坐浴

在浴缸中放高約20公分洗澡水的方法，稱為坐浴。也可使用可容納下半身的大型臉盆、容器等來代替。以腰部為中心從容地溫浸5～10分鐘。具體方法如下：

在浴缸等容器中放入約20公分高的洗澡水；滴入1～2滴配合使用目的和毒型的芳香精油，充分地攪拌。請勿直接將精油使用在黏膜和黏膜周圍；5～10分鐘的入浴時間。可消除痔瘡、便祕和生理不順時的不適感。

4.手浴

準備材料：

適合的芳香精油（1～2滴）或藥草10克（推薦使用洋甘菊精

油。藥草可使用乾燥後的製品，推薦使用黃春菊、玫瑰和薄荷），臉盆，熱水，加水壺。

步驟：

將適溫熱水倒入臉盆至手腕高度；滴入1～2滴的精油；將手掌到手腕部分浸入水中約10分鐘。

使用藥草時，將熱水倒入10克的藥草中，靜待5～10分鐘，使藥草顏色顯現為止。

5.足浴

準備材料：

喜愛的芳香精油（2～3滴）或藥草5～10克，推薦使用精油為杜松（2滴）+薰衣草（1滴），乾燥藥草為鼠尾草+牛膝草+薄荷（合計10克為限），臉盆，熱水，加水壺。

步驟：

熱水倒入臉盆中，放入冷水調節溫度；滴入2～3滴喜愛的精油；坐在椅子上將腳踝部分放入熱水中。邊加熱水以防止水溫冷卻，並持續浸泡5～10分鐘。

此外，還有推薦給腳冷症和有點疲憊者使用的愉快有效的溫冷浴、交互浴。準備2個臉盆，1個放入熱水，1個放入約15℃的冷水備用。雙腳放入熱水中浸3分鐘，之後再放入冷水中約1分鐘。如此反覆3次，最後用水沖洗乾淨。用毛巾擦乾腳後，想必一定會覺得腳步輕盈而且溫暖舒暢。建議您使用薰衣草、絲柏和檸檬等單品或各滴1滴的混合精油。

足浴使用的芳香精油：

腿部痠痛——絲柏、薄荷

香港腳——茶樹、百里香、檸檬草、薰衣草、鼠尾草、牛膝草

除腳臭——茶樹、絲柏、檸檬草

腳冷症——迷迭香、橙葉、洋甘菊

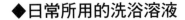

◆日常所用的洗浴溶液

一、薑浴～發散人體寒毒之法

　　人體內有各種各樣的毒素，有熱毒就會有寒毒。什麼是寒毒呢？寒毒是由於外感寒邪致病後寒氣不去，鬱積成毒或是人體陽氣虛弱導致內寒滋生，久久不去所致。舉例來說，有人入冬即咳，或虛瀉水腫，或老寒腿天陰即犯，或女人寒凝經脈所致月經推遲，或月經量少色黑、有黑色血塊或長年四肢不溫，脣色青紫，臉色蒼白，或長期畏寒怕冷，甚至四季厚衣遮體，這些都屬寒毒。剋除寒毒的辦法，一是藥浴，二是灸法，三是運動，四是發汗，而薑浴兼得一、二、四三大益處，值得推廣。

　　薑是產於亞熱帶的多年生植物。遠古時代中國人就將其用於治療疾病，並有內服和外用兩種方法。中醫認為，薑能散寒、發汗、解表、止嘔。薑的辣味成分具有消除魚腥味的作用。特別是其所具有的強力殺菌功效。而且還具有防止食物中毒的效果。除此之外，薑更具有提高分解澱粉與蛋白質之酵素功能的作用，對提高消化能力非常的有幫助。

　　另外薑還含有鉀、銅、亞鉛、鎂、鈣等，可提高自然治癒力。而在最近的研究報告中指出，薑所含的成分對降低膽固醇與血液黏稠度的抗血栓作用已明確的被證實。

　　研究發現，薑汁香味的成分（精油）主要是以檸檬、桉油醇等為主。對大腦皮質具有興奮作用，有刺激呼吸中樞與循環中樞，提高新陳代謝的作用。而促進血液循環，溫熱身體的作用將促使發汗，因此對感冒初期或冷虛症具有療效。

　　薑浴對虛寒體質的效果明顯，現代研究證明，薑浴具有在使緊縮僵硬的肌肉放鬆的同時，緊縮毛孔使熱能不會散失，因此其保溫效果相當優良，對感冒、懼寒體質、筋肉痠痛等非常有效。神經痛又分為坐骨神經痛、肋間神經痛、三叉神經痛等等，但其病因皆是

由身體體溫過低所引起，因此浸泡加入薑汁的浴液可使身體溫熱，疼痛將得以消解。而毒型與神經痛類似的神經炎（其特徵為疼痛部位具有熱度）或風濕症也可利用薑浴得以緩和。

另外，一般因扭傷、挫傷、脫臼所引起的疼痛，如有腫脹、發熱的話，不可過度加熱，但由於薑浴具有緩和發炎的效果，因此將患部降溫不如浸泡薑浴，更可達到使疼痛早日治癒。

薑浴的製作與入浴方式如下：

1.將新鮮的薑（1次的份量，取較大的薑約1塊～1塊半）放入裝橘子等的網袋內，吊於通風良好處，約乾燥2～3日，如此一來，不但可提高保溫效果，而且對皮膚的刺激也將減弱。

2.取40克的薑（1塊～1塊半）磨成泥狀，再用紗布過濾殘渣，入浴時放入，並稍微攪拌。此外，還可將其切成薄片後裝入布袋內，浮於水中也可。

3.長時間浸泡，泡至額頭出汗為止。

二、花水浴排毒～具有收斂、消炎、止咳等作用

花水浴，是將一些花露或花瓣香精滴入浴水中洗浴的一種方

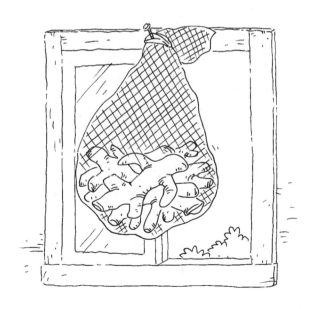

法。戰國時期屈原在《九歌·東皇太一》中曾有「浴蘭湯兮沐芳」的詩句，這是說在水裡煮上蘭草，人浴其中，以沐芳馨。古希臘羅馬人，將茉莉、番紅花瓣香精滴入浴水中，擦洗全身。用花瓣洗浴，還是一種宗教儀式。如印度哈德瓦市，每隔12年，數百萬聖徒到恆河洗澡，在河面上撒滿花瓣，說是能「洗去人的一生罪惡」。花水浴在阿根廷盛行，在沐浴之前，將整籃鮮花撒在水面上，芳香的花卉可分泌出一種生理活性物質，具有收斂、消炎、止咳等作用。

由於香味能改變人的心境、情緒和精神狀態，可以用於治療疾病。選擇一些有治療疾病作用的花瓣，放入浴水中洗浴，可能有一定的健身、治病效果。因而，可根據一些花香對人體產生的心理和生理作用進行沐浴治療。

1.為了鎮定安神、消除疲勞和促進睡眠，可將天竺葵花、月季花、桂花或素馨花的花露或花瓣浸漬液，或具有這些花香的香精，滴入浴水中沐浴。

2.為了使精神愉快、振奮精神等，可將茉莉花、紫羅蘭、玫瑰花、百合花、蘭花、白芷花的花露，或其花瓣浸漬液，或具有這些花香味的香精，滴入浴水中沐浴。也可滴入具有柳丁或檸檬香味的香精、香水進行沐浴。

3.為了降血壓，可將白菊花或銀花的花露滴入浴水中沐浴，或將具有艾葉或蘋果香味的香精滴入浴水中沐浴。

4.有人認為，經常將具有米蘭香味的香水滴入浴水中沐浴，可能有一定的防癌作用。

5.經常在浴水中滴入具有紫丁香、丁香香味的香水進行沐浴，可能有抗菌作用，等等。

三、茶水浴～促進皮膚新陳代謝，消除波勞

茶水浴療法，是指在浴水中加入適量的濃茶液（濾去茶葉），進行浸浴的一種浴療方法。茶葉汁中含有鞣酸，具有良好的收斂、消炎作用，洗茶浴可治療夏季日光曬傷的皮膚炎。茶浴有護膚功

效，尤其對皮膚乾燥的人，浸泡過幾次「茶浴」後，其皮膚就能變得光滑細嫩。台灣花蓮縣的部分茶園，就設有「茶浴」服務。在浴盆中泡茶水，供人浸泡沐浴，可促進皮膚新陳代謝，消除疲勞，能夠治療某些皮膚病，並具有消炎和護膚等功效。

四、芳香浴～洗去身心的疲憊，紓解壓力

在家裡進行芳香療法，最有效的方法該是芳香浴了。想像自己在浴室中藉著熱氣裊裊上升的香氣，能盡情洗去身心的疲憊，紓解壓力，效果是意想不到的。

在密閉的浴室裡是最能提高芳香浴效果的地方。根據使用目的和毒型選擇好合適的香精油4～5滴滴入浴缸中，香味的成分會由鼻和口腔吸收，在體內循環運至各個器官，也可由溫熱的肌膚滲透。稍許微量的香味成分可由許多的方法進入體內，對心靈健康和身體功能將產生維護作用。

在芳香浴中，精油的選擇雖然重要，但是溫度、時間甚至於入浴的方法也都屬於重要的因素。溫度超過40℃時可以提神，而在38℃時則具有使身心放鬆的作用。因失眠和壓力所導致的疲勞，建議您使用低溫長時間的入浴來解除。在上班前，如果想恢復精神的話，可使用高溫短時間的入浴法。因此，配合您的目的，除了全身浴、半身浴和坐浴之外，也可選擇手浴、足浴等部分浴的沐浴方法。

五、麝香水浴～用於治內傷病、驚風病症

由於麝香具有通絡的作用，因此麝香水主要用於內傷病、驚風病症的治療。麝香水主要靠沐浴時血液在皮膚的推動以及各個孔竅、黏膜的吸收來達到治病的目的。

六、礦泉浴～活血通絡、消腫利水

礦泉浴療法是將礦泉水倒入浴池或木桶內浴身，也可以直接在

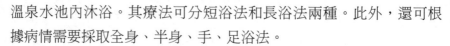

溫泉水池內沐浴。其療法可分短浴法和長浴法兩種。此外，還可根據病情需要採取全身、半身、手、足浴法。

1.短浴法：

指水溫在36°～39℃的礦泉水中，一次入浴10～20分鐘；或水溫42℃左右，在泉水中入浴幾分鐘即出浴，休息片刻，再入浴，反覆2～3次。

2.長浴法：

指在水溫35°～37℃的礦泉水中，一次入浴1～6小時或更長一些時間。

不管是長浴法還是短浴法，首先要根據疾病的不同選擇礦泉水，然後緩慢入浴。出浴後，立即用乾毛巾擦乾並摩擦皮膚，使之充血潮紅，以促進血液循環，然後臥床休息一小時，如浴中出汗多，可慢慢喝幾口溫鹽開水，不要馬上喝許多開水。

七、海水浴——祛風消毒，殺蟲止癢

明代藥學家李時珍在《本草綱目》中寫道：「碧海水，鹹，小溫，有小毒。煮溶，去風瘙疥癬。」海水浴是借助於海水的成分對人體進行相應刺激的治療方法。由於海水中含有大量的鹽分和電解質，因此，海水浴給人們帶來的保健作用是十分微妙而複雜的，從海鹽中的保健作用來看，海鹽能夠殺蟲、殺菌，能夠減輕皮膚的腫脹、疼痛，能夠增加人體筋肉的柔韌度，對於各類血脈神經病變也有預防和治療作用。

◆國內外流行的保健排毒浴

一、蘆薈浴排毒～除斑抗菌，清潔青春痘等肌膚創傷

最近蘆薈浴成為了一種排毒時尚，被廣泛用於體表皮膚排毒及美容目的中。我們知道，蘆薈作為健康食品為人們所喜愛。蘆薈含有多種成分，為藥典所認可的是帶苦味的蘆薈素，在日本、美國作

為瀉藥、健胃劑使用。這一成分多含於表皮部分，刺激性較強。根據不同的用途，有時要使用蘆薈素含量極少的白色膠狀物。另外，蘆薈素的成分具有抑制細菌、中和毒素的作用。由於氨基酸類、有機酸類、蘆薈素、酯類對黑色素的形成有阻礙作用，因此對曬傷、炎症等有抑制作用，恢復肌膚正常的機能。

在埃及，早在西元前，人們便開始用蘆薈作為食品、藥品使用。據傳說，絕世美人克麗奧佩特拉七世的肌膚就是用蘆薈來保護，防止熾熱的日光的。蘆薈含有蘆薈素、皂角苷，這些成分具有抗菌效果，能清潔青春痘等造成的肌膚創傷。另外，酶、多醣體具有抑制炎症和美化肌膚的作用。它能促成使皮膚富有彈性的膠原蛋白的合成，並能產生使皮膚緊繃而不鬆弛的收斂劑效果和保濕效果。具體的做法有兩種，一種是將2張蘆薈葉切成一公分長，然後裝入有柑橘皮的網袋裡，置於浴槽中。另一種是採新鮮蘆薈150克，撕成數條，以水2000CC，煎取500CC濃汁，投入洗浴水中，也可以用榨汁機榨取蘆薈汁300CC濃汁投入洗浴水中，兩種方法都可以在家庭中使用。

近年來，蘆薈的預防疾病的效果為人們注目，被廣泛用於各個

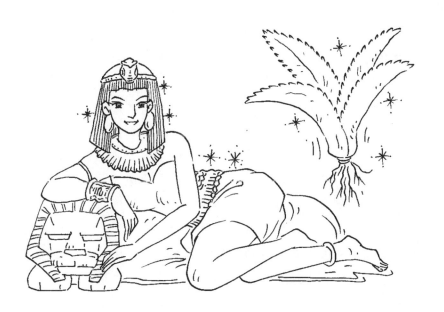

方面。有關蘆薈的攝取，需要注意的是濃度問題。用多少濃度根據具體情況而定的。一般使用較低的濃度。

為了治療用眼疲勞，可使用蘆薈膠狀部分；當皮膚開裂嚴重時，可適當使用。方法是用蘆薈汁塗抹於眼周圍或開裂皮膚部位，一天二遍，早晚各一次。

當然，蘆薈如果作為藥物內服，應聽從主治醫生的建議。外用時，必須在確定百分比後使用。也就是說要從較低的百分比濃度開始選用。當使用後出現瘙癢、紅斑點時，應立即停止使用。

用於沐浴時，不宜長時間使用，而要經常換用新的乾淨的蘆薈，這是使用蘆薈的原則。因為，蘆薈的主要成分很容易變質。在注意這些方面的前提下，可以每日使用蘆薈，以預防疾病。

二、蔬菜浴排毒～對化妝品中毒所致傷口、腫塊有效

近年來，隨著消費水準的提高，化妝品的種類和生產數量日益增多。化妝品中的毒性成分對人體皮膚健康的不良影響日益多見。曾有因長期接觸化妝品致癌和因誤服冷霜中和劑致死的報導。

化妝品包括護膚類（美容霜、護膚霜），美容修飾類（口紅、腮紅、粉底、乳液和香水），祛斑類、洗滌劑（洗面乳、香皂），美髮、護髮類（洗髮乳、定型液和慕絲）、染髮、燙髮類（染髮劑、冷燙精），眼部化妝品（眼影、睫毛膏），其他（指甲油、除臭油、脫毛劑和剃鬚用品等）。

其主要成分包括基質和添加劑。基質中含有油性物質（飽和烴類化合物，動物性、植物性和礦物性油脂）和無機粉末（滑石粉、二氧化肽、碳酸鈣和磷酸氫鈣）；添加劑中有表面活性物質（烷基三甲胺氯化物、聚氧化乙烯等）、化妝品著色劑（天然植物類：紅花、葉綠素；礦物類：氧化鐵、群青和炭黑，合成苯胺化合物類：胭脂紅、檸檬黃、靛藍和亮藍等）、香料（天然香料：玫瑰、丁香，合成香料：沉香醇、檸檬醛和苯乙酮等）、中和劑（溴酸鹽、溴酸鉀）和其他有毒添加物（鉛、砷、甲醇、甲苯和苯胺等）。

化妝品中毒後，其表現有如下幾點：

1.應用化妝品部位會出現接觸性皮炎、光敏性皮炎、痤瘡樣損害、色素斑和接觸性蕁麻疹等。

2.在應用化妝品、洗滌劑和美髮、護髮類用品時，若更換品種和長期使用一樣品種達1年以上者，部分會對皮膚有刺激作用或產生過敏。

3.一般護膚品和美容修飾類化妝品引起的接觸性皮炎較為常見，其次為色素斑和痤瘡樣損害，光感性皮炎和接觸性蕁麻疹較少見。清潔洗滌用品、美髮護髮類、眼部化妝品、粉刺露、染髮類用品和其他化妝品以接觸皮炎為多見。

得了化妝品中毒，不用愁，可採用蕺菜浴來化解毒素。蕺菜是最具有解毒作用的植物，據說在日本廣島原子彈爆炸之後一片荒蕪，但沒過多久，就從地面上長出了一棵綠色的生命之草，這草就是蕺菜，它是最能排除毒素、化解毒害的植物，因此也常用來防治皮膚化妝品中毒，以達到排毒養生的目的。近年來被廣泛使用於化妝品中毒的病症中。

蕺菜解除化妝品中毒的作用有2種。首先，它能使皮膚毛孔張開，有利毒素排除。與不加入任何物質的清水相比，加入沐浴劑的浴液，由於滲透壓高，容易浸透到體內，使身體溫暖。蕺菜對特應性皮炎、過敏性疾病有療效，其原因可能是透過促使血液循環良好地進行，將老化廢舊物質、毒素等順利地排出體外，使得具有排除異物作用的白血球、淋巴細胞等活化。

其二是，蕺菜的成分直接對皮膚產生作用，具有抗炎的作用，對化妝品中毒所導致的傷口、腫塊具有療效。而產生蕺菜獨特氣味的成分是魚腥草素的物質，它具有抗菌效果，對癬等毒型的減輕很有幫助。

其三，蕺菜沐浴法的優點是效果緩和，沒有副作用。但不是使用一次便能見效，必須長期使用，這一點很重要。

當然，要發揮蕺菜的功效，在採摘過程中必須將蕺菜中的有效

成分釋放。從4～10月均可見蕺菜的葉子，但有藥效的葉子是5～6月份開花時的葉子。當然，在附近採集不到時，可使用乾燥的葉子。蕺菜在藥店裡以「十藥」的名字被出售。

使用蕺菜治療化妝品中毒的人，應該在採用新鮮的蕺菜時，先將污泥沖洗乾淨，把水瀝乾。將莖5根左右紮成一束準備好。乾燥1週後，用塑膠袋包好，保存，用時每次取3束（即15根左右）浸泡入熱水中，按洗澡的要求去操作就可以了。當然，受損皮膚局部可以浸泡更長一些時間。

另外要注意，用於沐浴時，可以使用新鮮的葉子，如果不喜歡特殊的氣味，則選用乾燥的葉片。將葉片放入紗布或棉布的口袋中，置於鍋中煮後，直接倒入浴槽中使用。沐浴結束時，用水稍微沖洗。

三、薏米浴排毒～美白皮膚，防瘀除瘤。

薏米是在很早以前就在我國種植收穫的稻科植物。它的果實在古代就被作為草藥使用。薏米仁是一味清熱利濕、健脾排膿的中藥，具有很好的排濕毒、熱毒的作用，薏米浴因而被廣泛用於排毒治療。據研究發現，薏米的成分組成是澱粉52％，蛋白質18％，油脂7％，反多醣類。脫殼後的薏米容易酸化，受傷，因此，要儘快煎製取汁沐浴。一般情況下可取薏米仁50至100克，用水1500～2000CC煎至800CC左右，投入沐浴池中。薏米的煎製汁也常被用於治療疣子及美白皮膚之用。薏米還可用於防瘀除瘤等，在南方地區，人們常將薏米茶喝過留下的殘渣裝入袋中，將它放入洗臉盆，進行沐浴洗澡，這是採用廢物利用的方法。

研究發現，薏米沐浴法對皮膚的好處是，薏米具有很好的皮膚解毒作用，能除熱毒及濕毒，其中大量含有的油脂、多醣類對皮膚有保濕功效。乾性肌膚、特應性皮炎的人的肌膚，經常要補充皮脂成分、保濕成分來保護皮膚。

當然，雪花膏、凡士林等也可以保護皮膚，但薏米沐浴是使用

自然的、溫和的力量來保護皮膚。以裝滿微弱薏米香味的浴液沐浴後，清涼爽快，皮膚滋潤。

　　另外，如果要治療夏季日曬導致的皮膚受傷，也可以使用薏米沐浴法。在製作薏米茶後，留下的殘渣不要扔棄，用紗布包好，放入浴盆中，按日常洗澡的方法使用就可以了。

四、烏龍茶浴排毒～除皮膚熱毒，止癢

　　曾幾何時，烏龍茶被視作是在東南亞最風行的飲料之一、烏龍茶的這種作用來源於烏龍茶解毒、利尿的排毒之功。舉例來說，烏龍茶對皮膚表面的作用之一是止癢。瘙癢最難受的時期，在床上睡不著，而有些人在烏龍茶浴盆中卻能熟睡。這絕對是皮膚瘙癢消失了的原因。據調查統計，77％的人認為經過烏龍茶沐浴治療後「瘙癢減輕了」。此外較多的回答是有「濕潤感覺」、「滑潤感覺」、「粗糙感覺消失」等。這便是烏龍茶投入浴液而產生的保濕效果。這些效果具有從家庭來的真實感受。在治療過程中，會出現反覆，透過使用這種沐浴治療法，身體治癒能力活化，而恢復原來的健康皮膚。

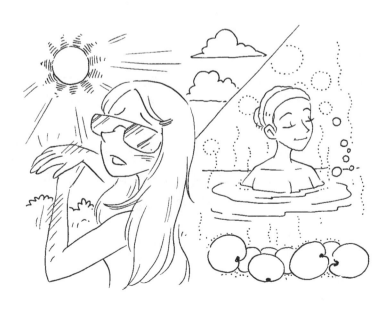

研究發現，烏龍茶的成分是兒茶素（單寧的一種），它的功能在沐浴中受到注目。從對皮膚的作用來看，它具有抗菌作用、抗炎症作用和抗酸作用。最為重要的是溫熱、保溫效果。在沐浴結束後，皮膚依然保持良好的血液循環，促進皮膚組織再生、修復。另外，還能保持身體機能的調和，使身體各部分正常活動。

使用烏龍茶沐浴時應注意使用烏龍茶30至50克，以1000～2000CC沸水煎取800CC，投入浴水中，也可直接將烏龍茶以布包直接煎水，或在飲茶後將烏龍茶的渣滓泡水沐浴。與此同時還應注意，根據年齡與身體狀況，使用較溫熱的浴液，慢慢地、充分地、長時間浸泡，但不要勉強，根據自己的喜好，盡量多次浸泡。

五、母菊浴排毒～具有止癢、消炎、抗菌作用

母菊，是歐洲人從古時候開始就喜歡的草藥，把它用紗布包好擠壓、煎汁後立即可以飲用。也就是說，它相當於戬菜（十藥）、牤牛兒苗，是民間的傳統藥材。最近，作為草藥茶，飲用的人逐漸增加。甘甜、爽口的香味是它的魅力所在，更重要的是飲用它後具有藥物的療效，加入浴液中使用，效果更加絕妙。

研究表明，新鮮的母菊具有消炎、抗菌作用。母菊的藥效成分，存在於它的香味裡，也就是揮發的精油成分中。另外，溶解於水中的成分也十分重要。

首先，母菊中主要的藥效成分是甘菊藍，它具有消炎作用與抗菌作用。母菊中的0.5～0.9％是法尼烯等精油成分。這種香味具有抗菌作用。

由於特應性皮炎、痱子等原因撓癢造成皮膚破裂時，白癬菌、黃金葡萄球菌擴散，造成皮膚潮濕或乾燥。用母菊的煎汁對身體進行清洗，能保持皮膚的清潔。使皮膚表面的細菌減少，同時產生止癢、消炎的作用而減輕瘙癢。

當母菊的香味消失、顏色變淡，白色花瓣變為紅褐色時，即失去藥效。也就是要更換使用新鮮的材料。

使用時，200升的浴盆使用20～50克的母菊（如果材料是已使用過的，可適量增加）。將母菊放入布袋，在沐浴前20～30分鐘投入浴盆即可。這時，浴室便會充滿母菊的清香，浴液呈現出美麗的綠色。

母菊的精油成分，透過鼻子的黏膜為人體吸收，黏膜的乾燥得到控制，同時，母菊的清香，使心情放鬆、舒暢。

六、香橙及檸檬浴排毒～清潔皮膚，健美機體

香橙浴療，是指將兩顆香橙的汁擠到溫暖的浴水中，沐浴者躺在浴水中浸浴10分鐘的一種浴療方法。香橙浴療適合於任何類型的皮膚，可使皮膚清潔。由於香橙汁中含有豐富的維生素C，因此，有健美肌膚的作用。

檸檬浴療，是將兩顆檸檬切成片，然後浸在浴水中。沐浴時，把檸檬片貼在肘部、腳跟、膝蓋等部位進行按摩。據說可以除去老化的角質層，使皮膚嬌嫩。

七、米劑浴排毒～排毒、養顏、保濕、清潔

米劑浴療法，是以米和米麴為原料，用釀造純米酒的方法製造的保健沐浴法。在製造中應用了生物技術來提高其保濕效果，還添加了食品和香料。這種用於米劑浴的米浴劑是純米發酵的精華，具有排毒、養顏、保濕、清潔等作用。因此，經常洗米劑浴，可預防和治療腰痛、手腳冰冷、皮膚粗糙、凍瘡等。操作時可買成品釀米酒50～150CC投入浴液中。

八、蜂蜜浴排毒～除代謝之毒，消除人體疲倦

蜂蜜浴療法，又稱為爽神浴療法。它是指在浴水中加入一湯匙蜂蜜，再浸浴10～15分鐘的一種治療方法。經常進行蜂蜜浴療，能夠排除代謝之毒，消除人體的極度疲倦，因為蜂蜜中所含的天然糖分能使人精神振奮。

九、牛奶浴排毒～除腠理之毒，療膚、爽膚

牛奶浴療法，是指在浴水中加入一杯全脂牛奶，攪均勻後，浸浴10分鐘左右的一種治療方法。常用加入牛奶的浴水洗澡，善除皮膚腠理之毒，又具有療膚、爽膚的功效，尤其是在又熱又倦的時候洗浴則更適宜。牛奶浴療，能使毛孔緊緻，使人有一種輕微的針刺感覺。英王愛德華八世（溫莎公爵）之戀人辛普森夫人慣用牛奶洗浴，曾轟動一時。我國也有一些女性用牛奶洗浴，以護養皮膚。

十、糠水浴排毒～具有緩和、消炎和止癢等作用

糠水浴排毒，是指將麥糠、米糠或穀糠1～2公斤，裝在布袋內，加水5～10升，煮約30分鐘，再加入適量溫水，進行全身浸浴的一種治療方法。糠水浴是一種帶有黏性的解毒方法，糠皮具有緩和、消炎和止癢等作用，適宜治療泛發性瘙癢性皮膚病（如泛發性皮癢症、播散性神經性皮炎、玫瑰糠疹、異位性皮炎）、銀屑病、剝脫性皮炎、濕疹和紅皮病等。

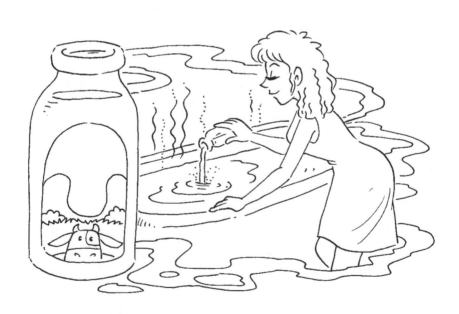

十一、澱粉浴排毒～具有吸附性洗潔排毒功能

澱粉浴排毒，是另一種具有吸附性洗潔排毒功能的療法。將澱粉或麩皮0.5～1公斤，先用適量水調成糊狀放於浴盆中，再加入適量溫水進行全身浸浴的一種治療方法。採用澱粉沐浴，稱為澱粉浴；採用麩皮沐浴，稱為麩皮浴。也可以將澱粉或麩皮裝在布袋內，放在浴盆中，用熱水向布袋上沖，然後加入適量溫水進行全身浸浴。在洗浴時捏揉布袋，或者以布袋代浴巾。澱粉浴一般的水溫在37°～38℃，治療時間15～20分鐘。如果用玉米粉，就稱為玉米粉浴，先將玉米粉加冷水調和，再加入熱水煮成糊狀，然後加適量溫水稀釋進行全身浸浴。

澱粉浴、麩皮浴和玉米粉浴的作用和適應症與糠水浴相同。

◆古今藥浴排毒～清熱解毒，解瘀養顏

自古到今，從民間到宮廷，有不少洗浴排毒之法，它們或著眼於祛風排毒，或著眼於清熱解毒，或著眼於解瘀排毒，或著眼於養顏排毒，針對不同鬱毒採取了不同的方法，成為古代排毒養生的主流，以下就簡要舉幾例加以說明。

一、六白澡豆方～主治面斑、膚黑色黃不澤

白芷60克，白薇90克，白芨90克，白附子90克，白茯苓90克，白朮90克，桃仁30克，杏仁30克，沉香30克，鹿角膠90克，麝香10克，大豆麵500克，糯米250克，皂莢5個，將桃仁、杏仁以熱水浸泡去皮，麝香細研。然後取漿水（漿水的製法是，用粟米煮成飯、乘熱投入冷水中，浸泡5～6天後，生出白色泡沫，然後濾清備用）3碗，先煎。數沸之後，緩緩溶入鹿角膠，再取淘洗乾淨的糯米，用此膠漿煮成粥。將粥攤成極薄的餅，曬乾，然後將粥餅與白芷、白薇等藥一起搗為細末，過篩，加入大豆麵和勻，另用白酒、白蜜，

加熱後倒入上藥中，拌勻，曬乾。然後加入麝香，密貯備用。用時取適量，溶於浴液中，或擦洗身體。此方有潔膚、養顏的作用，能主治面斑、膚色黑黃不澤。此方出於宋代保健名著《太平聖惠方》。

二、香藥澡豆方～主治皮膚乾燥、雀斑、粉刺

零陵香，甘松，白芷，栝蔞仁，冬瓜仁，豌豆，大豆各15克。將上列諸藥撿淨，除去雜質，混合研細過篩即成。用此藥粉洗手、洗臉、洗澡均可。有香身、潤膚、潔面功效。可主治皮膚乾燥、雀斑、粉刺等。方出自明代《普濟方》。

三、二葉澡洗方～主治皮膚粗糙、乾枯

乾荷葉500克，威靈仙，藿香葉，零陵香，茅香各25克，甘松，白芷各120克。將上藥搗為粗末，每次取藥約100克，裝入絹袋裡，放入兩桶水中煎煮，3沸之後，待溫度適宜進行沐浴。如涼，可再添加開水。有香身護膚的功效。可主治皮膚粗糙、乾枯等。本方出自古代《御藥院方》

四、香肥皂洗方～消腫、止痛、潤膚美容

藿香，甘松，冰片，細辛，大棗，豬胰，白芷各30克，大皂莢（去皮及子）250克。將大棗水煮至熟，藿香、甘松、細辛、白芷搗為細末，諸藥混合搗為膏。如太乾則加煮棗水調成稀糊狀，盛瓷器中，密閉保存。每日以之洗面、洗澡、作香皂使用。有消腫、止痛、潤膚美容的作用。本方出自《魯府禁方》。

五、孫仙少女洗方～清熱解毒，活血化瘀

黃柏皮10克，土瓜根10克，大棗7個。將黃柏去掉外層，大棗去核，三藥共研極細後自然成膏。早晨起床後用開水化開適量洗面，或用於沐浴。有清熱解毒、活血化瘀、潤膚美容的功效。可主治面

部或其他部位皮膚皺紋、癤瘡、粉刺等。本方出自《魯府禁方》。

六、慈禧太后沐浴方～主治皮膚瘙癢，頭目昏花

將精草，茵陳，石決明，桑枝，白菊花各36克，木瓜、桑葉、青皮各45克煎湯沐浴。有清風熱、利頭目的功效。可主治皮膚瘙癢、頭目昏花。本方出自《慈禧光緒醫方選議》。

七、清宮保健沐浴方～燥濕，解毒，紓筋，活血

宣木瓜、薏米、桑枝、桑葉各30克，茵陳18克，甘菊花30克，青皮30克，淨蟬衣30克，萸連12克。將以上藥物共研為粗渣，盛布袋內，熬水沐浴之。有清熱、燥濕、解毒、舒筋、活血的功效。可主治皮膚瘙癢，筋骨疼痛。本方出自《慈禧光緒醫方選議》。

八、加味香肥皂～祛垢潔膚，活血行氣

檀香，木香，丁香，花瓣，排草，廣零香，皂角，甘松，白蓮芯，山奈，白僵蠶，麝香，冰片。將以上共研為細粉末，用紅糖水合，每錠重6克。有祛垢潔膚，活血行氣，通絡解毒，香身的功效。可於日常洗浴用之，也可用於某些皮膚疾患。本方出自《清宮醫案研究》。

九、祛濕伸筋洗方

桂枝、川草、伸筋草、乳香、沒藥、羌活、川牛膝、淫羊藿、當歸、補骨脂各10克，獨活、透骨草各12克，川紅花、川木瓜各6克。上藥加水2000CC，煎沸，將藥液倒入盆內，趁熱先熏後浸洗患處。每次熏洗30分鐘，每日1～3次。能祛風除溫、溫經通絡、活血化瘀、消腫止痛。適用於扭挫傷、四肢組織損傷、局部瘀血腫痛、關節活動障礙等。

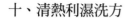

十、清熱利濕洗方

　　苦參30克，百部15克，川椒15克，蛇床子30克，白頭翁30克，土茯苓30克。上藥加水3000CC，煎沸後5～10分鐘，去渣（藥渣備作第2次用，因1劑藥可用2次），先熏後洗，共15～20分鐘。有清熱利濕，殺蟲止癢作用。治肛周濕疹、婦女陰道炎、陰癢。

十一、燥濕化毒洗方

　　黃柏、銀花、馬齒莧、地丁草、艾葉各30克，苦參20克，紅花，防風，花椒，槐花，五倍子各15克，蟬蛻，薄荷各10克，冰片3克。將上述藥粉碎成粗粉末、混勻，每次用90～150克，用2500～3000CC沸水浸泡，乘熱氣盛時薰蒸患處，待水溫熱時再入盆坐浴15～30分鐘，每日熏洗2～4次。大便後即洗效果更好。有燥濕化毒作用。治療痔瘡、肛門濕疹、陰道炎、脫肛等。

十二、解毒除癢洗方

　　防風12克，地膚子9克，白蘚皮9克，金銀花15～30克，蒲公英9～12克，薄荷6克，生甘草6克。上藥煎水去渣過濾後，乘熱浸泡或塗擦患處，以能忍受為度。一天一劑，每劑可用2～3次。洗後不加敷蓋，連洗3～5天。袪風燥濕，殺毒止癢。治療各種皮膚癬症、瘙癢症。

◆蒙醫沐浴排毒～清熱解毒、活血化瘀、益腎壯腰

　　蒙醫藥浴有悠久的歷史，備受各族患者的歡迎。藥浴主要是用五味甘露湯煎湯進行溫浴。其配方為照白杜鵑、側柏葉各1份，水柏枝、麻黃各2份，小白蒿3份，以上五味藥為主藥，根據不同病情可以適當配伍其他藥物。將五味藥物放入煮沸器中，加滿清水，重複煎煮，待煎至藥液剩4／6時，取出一部分藥汁，再加清水煎煮，

待乾去7／10，剩餘三分時，過濾其藥渣，將二次藥汁合併，即可入浴。

　　藥浴以7～21天為一療程，每天入浴。浴時先將藥水加熱至適當溫度，入水浸浴，水溫須始終保持適度。在藥浴過程中每天需添煮少量的五味甘露湯，以補充藥力。藥浴具有清熱解毒、活血化瘀、益腎壯腰等功能。用以治療四肢僵直或拘攣、胃火衰敗、脾血不足、腎臟病、皮膚病等，效果顯著。

◆壯族藥浴排毒～芳香走竄，化濕、理氣止痛

　　壯族流行五月初五進行藥浴的習慣，據說這一天百草受天地之靈氣，有「無草不成藥」之說，在這一天，自行上山採藥或到市場採購（五月初五為靖西藥市，自由市場都擺滿了各種各樣的中草藥），合煮一大鍋藥水，全家淋浴或熏洗，說是可以驅邪、健身、消災保安、避疫氣。他們採擷和購買的藥物大都為黃皮果葉、柚子葉、五月艾、大楓艾、苦楝葉、青蒿、香茅、菖蒲全株等，這些中草藥中含有大量皂苷、揮發油、生物鹼、鞣質等，對皮膚發炎過

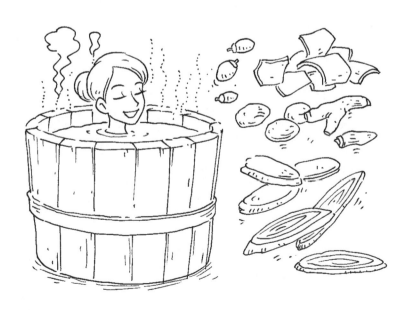

敏、瘡疥、腰腿痛、風濕性關節炎等均有一定療效，用現代科學眼光來看，苦楝葉、青蒿有消炎抗菌作用，青蒿還有避瘴氣之效用（瘧疾、急性傳染病）等等，黃皮果葉、柚子葉含揮發油，有芳香化濕、理氣止痛的作用，五月艾、大楓艾能祛風除濕，香茅、菖蒲有芳香走竄與止痛的作用。在靖西壯族地區，藥浴之所以能形成習俗，並代代相傳，與交通不發達，蚊蠅肆虐，瘴癘橫任的時代有關。而這種藥浴無疑對壯族人民的保健產生了重要的作用，因此壯族的藥浴（草藥熏洗）有其廣泛的群眾基礎與實踐。

第八章
花卉排毒

　　花卉是植物的花瓣和花蕾，是植物營養精華的展現。大多數花卉都具有芳香的氣味和晶瑩剔透的肉質，既含有豐富的營養物質，如：生物鹼、酸、酯類、維生素和微量元素等。花卉大多性溫，具排毒作用，能行氣活血、通經止痛，內服可調整臟腑功能、平衡陰陽，外用又多能殺蟲止癢、殺菌滅毒，一些花卉如與中藥配合還有較好的引氣歸經作用，能將藥物的性味導入人體經絡、臟腑血脈，因而花卉的排毒保健功能十分廣泛，至少具有行氣活血、通經止痛、健脾和胃、殺蟲止癢、殺菌滅毒、強筋壯骨、滋陰養血、利水消腫、平衡陰陽等近十種功效，可廣泛運用於婦女經前產後、老人體質虛弱、兒童發熱、中風等各類病人的排毒保健。

　　花卉排毒之所以得到國內外眾多人士的鍾愛，除其本身的色、香、味俱佳外，主要是花卉富含全面、眾多的排毒養顏作用。食用菊花可有效消褪女性面部色斑、消除痤瘡。另有研究證實，90％的法國模特兒，為保持體型優美，也長年食用鮮花。

　　若長年飲用菊花酒有養肝明目、抗衰老的作用、日本抗衰老專家研究萱草的營養和藥用價值後，將其排在8種抗衰老植物之首，其花不僅氣味芳香怡人，更具有良好的預防老人癡呆作用，能減緩記憶力降低、改善視力、提高性生活品質。

◆具有排毒治病作用的花卉藥膳

　　歐陽詢《初學記》記載：北齊有個姓崔的人用桃花和白雪給兒子洗臉，說是能養顏潤膚，這就是根據《本草》書中所說的桃花

有滋養肌膚的作用而來的；桃花性走洩，有排毒的作用，能通利大腸，用來治療氣滯水腫，及大小便閉塞，是有很大優勢的。張從正《儒門事親》記載：有個婦女得滑泄，怎麼治也不好。有人說這是內有積滯外傷痰飲。在桃花凋落時，用針刺十枚，不要用手沾。用麵和上桃花作成餅，烤熟用米湯送下。不久，泄瀉十分厲害。六七天後，每天泄瀉上百次，人也變得困乏無力，只有喝涼水後才能止住。由此看出，桃花的峻下之力是很強的。又蘇鶚《杜陽編》記載：范純佑的女兒死了丈夫後得了狂症，把她鎖在屋裡，晚上卻砸破窗子跑了出來，爬到桃樹上把桃花都吃光了。第二天，家裡人把她接下樹，誰知她的病從此就好了。時珍認為：這是由於驚怒傷肝，痰夾瘀血，導致發狂。偶然吃了桃花，桃花有去痰飲、散瘀血的作用，故有此神效。

而慈禧太后的花卉排毒養顏之道，早已名揚中外。但是，有一種卻是鮮為人知，那就是吃鮮花排毒養顏。據傳慈禧太后所吃的鮮花主要有4種：菊花、荷花、玉蘭和玫瑰。她吃的菊花是稱為「雪球」的白菊。每逢金秋時節，慈禧就親自指揮宮娥、太監到御花園，把那些花瓣肥茂、一塵不染的「雪球」採摘下來，帶回宮裡。御膳房的太監師傅，又把運輸途中壓碎的殘花挑出，把完好無損的逐朵洗淨，剝下瓣來供慈禧食用。吃時就像南方人打邊爐一樣，生起火鍋，煮起雞湯，通常還放下魚片或肉片同煮，待雞湯沸透，慈禧就自己動手把白菊花瓣一把一把地投入鍋中，稍滾片刻，一股奇異的清香就從鍋中飄起，沁入心脾。於是，慈禧就迫不及待地把花瓣撈起，大口大口地吞吃，原本並沒有什麼滋味的白菊花瓣，此時變得十分美味可口。

荷花常常被慈禧製成點心來吃的。採摘那些最嬌豔、最完整的荷花，將荷花採回到御膳房，又挑摘下肥壯完好的花瓣，浸在雞蛋、雞湯調好的麵粉糊裡，然後一片片地放在油鍋裡炸至金黃酥脆，就成了口感極佳的點心小吃了。由於玉蘭花瓣細小，便於隨身攜帶，慈禧總是隨時掏出些來，吃著又香又脆的玉蘭花片過過口

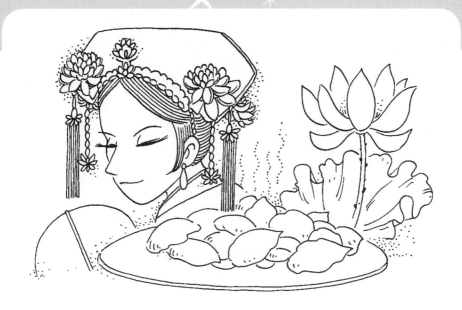

癮。至於玫瑰花的吃法，慈禧則別出心裁。同樣是取其花瓣，但將其搗爛，拌以紅糖，製成一種花醬。

專家的檢測證明，鮮花中含有10餘種人體必需的氨基酸及鐵、鋅、碘、硒等微量元素，還有4種維生素和80餘種活性蛋白酶、核酸、黃酮類化合物等活性物質。中國科學院植物所的研究人員在當地進行了大規模的調查後發現，雞冠花中有豐富的蛋白質，目前在中國至少有160餘種鮮花可食。由於鮮花是植物最精華的部分，其生物活性、營養及藥用價值極高，因此不論自然栽種，還是人工繁殖，都很少受蟲害、農藥的影響，是較理想的可食用綠色食品，完全符合國內外有關「安全、衛生、營養」的飲食原則。

研究表明：月季可消腫療瘡；玫瑰花有清熱解渴、活血理氣功效；而菊花歷來被人們視為解暑、養顏、明目的佳品。菊花還有降血壓、預防冠狀動脈硬化的功效。有研究報告指出，若每天服50克雞冠花可有效改善營養不良症狀。

可以預見，隨著人類物質生活水準的不斷提高，花卉必將成為人們喜愛的排毒養顏食品。

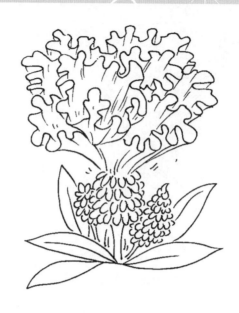

1. 扶桑花釀雪梨～生津潤燥，涼血解毒

【原料】扶桑花6朵，大雪梨6個，糯米100克，乾蓮子30個，瓜條100克。白糖300克，白礬若干。

【製法】扶桑花去雜質洗淨，泡入清水中。糯米蒸成米飯。蓮子加工待用。瓜條切成黃豆大小的粒，白礬砸碎用涼水溶化。梨去皮，由蒂把處切下一段（不要過多，以能伸進小勺為準），用咖啡勺挖出梨的骨、核，浸沒在白礬水內，以免變色。燒開水將梨燙一下，撈入涼水內沖涼，再撈出瀝乾水分。糯米飯、蓮子、瓜條加入100克白糖和勻，裝入各個梨內，蓋上梨把，放入大碗內。扶桑花撈出水，瀝乾水分插入各個大碗內，沸水旺火上籠蒸熟。燒開600克清水，下入白糖溶化，取出梨和扶桑花擺在盤內，澆上糖水即可食用。

【本品特點】形美觀，香、甜、軟而可口。

【功效】生津潤燥，涼血解毒，用於痰熱咳喘，熱病傷津，煩渴，口乾，鼻衄，崩漏，赤白濁，癰腫等。

2.玫瑰番茄菜花～行氣開鬱，清熱化痰

【原料】鮮玫瑰花2朵，鮮花椰菜500克，番茄醬、花生油、雞蛋、麵粉、澱粉、精鹽。

【製法】味精、料酒、香油、白糖、蔥、薑、蒜、湯各適量。將鮮玫瑰花擇洗乾淨，切成絲。把花椰菜切成小塊，洗淨瀝乾，加鹽、味精醃漬入味，再把蔥、薑、大蒜切成細末。把鹽、料酒、味精、白糖、濕澱粉、雞湯放入碗內兌成芡汁。將雞蛋打開放碗內，加入濕澱粉、麵粉調成蛋糊。炒鍋置火上，放花生油，燒至六成熱時，把花椰菜裹滿蛋糊，入油炸至淺黃色，撈出瀝去油。鍋內留底油燒熱，將番茄醬下鍋炒透，投入蔥、薑、蒜末，炒出香味時下入芡汁炒熟，略淋香油，速倒入炸好的花椰菜，翻炒幾下，待番茄汁全裹在花椰菜上，盛入盤內，迅速撒上玫瑰花絲即成。

【功效】行氣開鬱，清熱化痰，用於精神內鬱，痰多有熱。

3.代代花酒～理氣消積，和胃利膈

【原料】乾猴頭菇200克，代代花20克，冬筍尖200克，料酒50克，精鹽、味精、生薑、冰糖、豆油適量，豆芽湯250克。

【製法】

1.代代花洗淨，切成米粒狀小片。猴頭菇用熱水浸泡1小時，撕去邊緣雜質，洗淨泥沙，切成1公分厚片，再切成長3公分，寬2公分的長塊，放在砂鍋中間，筍尖一切兩開，用刀拍鬆放在砂鍋的四周圍。生薑切片。

2.炒鍋放在中火上，放入清水、豆芽湯，倒入澄清的泡猴頭菇的水，加入精鹽、冰糖、料酒燒開，倒入砂鍋內，用小火燒開，撇去浮沫，放入熬熟的豆油、薑片，蓋好，用微火（保持砂鍋內湯一會兒冒個水泡）慢燉約1小時，揭開蓋取出薑片，放入代代花，味精，用手勺將湯舀起，輕輕調勻，蓋上砂鍋蓋，揩擦乾淨砂鍋的外面，上桌供餐。

【本品特點】湯清味醇，筍脆菇嫩，鮮香異常。

【功效】健身補虛，理氣消積，和胃利膈，抗癌延年。用於消

化不良，神經衰弱，胃腸潰瘍，胃癌，食道癌。

◆具有行氣排毒作用的花粥

銀花蓮子粥

【原料】銀花25克，蓮實50克，白糖少許。

【製法】

1.銀花洗淨，蓮實用溫水浸泡後，用竹帚刷去皮，除去芯，洗淨。

2.銀花放入鍋內，用大火燒沸後，轉用小火煮五分鐘，去渣留汁液。

3.蓮實、銀花汁液放入鍋內，用大火燒沸後，轉用小火煮熬至蓮實熟，再加白糖調勻即成。每日服一次，作早餐食用。

【功效】本品有清熱解毒，健脾止瀉作用。治熱毒內襲，暴瀉，痢疾，發熱，肛灼，心煩等症。

白芍藥粥

【原料】白芍藥花3朵，大棗10～15個，白米100克。

【製法】

1.白芍藥花去梗洗淨，取花瓣切細條。紅棗洗淨，白米淘洗乾淨。

2.白米、大棗下鍋，大火燒沸，煮至米爛，用手勺邊攪邊將白芍藥花細條撒入鍋內，即成。可作早晚餐服用。

【功效】本品具有補氣血，健脾柔肝作用，用於氣血不足，貧血，慢性肝炎，胃虛食少，過敏性紫癜，營養不良，病後體虛衰弱，脾虛便溏，腹痛等症。痰濕較重、肥胖症者不宜食用。

包袱花薏杏粥

【原料】包袱花10克，薏仁米50克，杏仁15克，冰糖適量。

【製法】

1.包袱花去梗取花瓣，洗淨。薏仁米淘洗乾淨。杏仁除芯、洗

淨。冰糖捶碎。

2.薏仁米下入鍋內，加清水適量，用旺火燒沸後，轉用小火熬煮至半熟，放入杏仁繼續用火燒煮至熟爛，加入包袱花瓣、冰糖，攪和粥至均勻即成。每日服食2次。

【功效】本品米酥爛，味香甜。功用為健脾宣肺氣，除濕祛痰止咳。用於脾虛，肺熱咳嗽，痰稠難咯，或風寒咳嗽，痰稀白色，鼻塞流涕，咽喉痛，肺癰等症。

金銀花露

【原料】金銀花50克，白砂糖50克，檸檬酸2克。

【製法】

1.先將金銀花放入鍋內，用沸水沖泡，再置於火上，用小火煮沸。離火，冷卻，並用清潔紗布進行過濾，去渣留汁。

2.將糖加入金銀花液中，微微加熱，不斷攪拌，離火，再放入檸檬酸，調勻，晾涼，放入冰箱內鎮涼。

3.飲用時，取出金銀花露，加入冰水即可。

【功效】清熱解暑、去火毒。

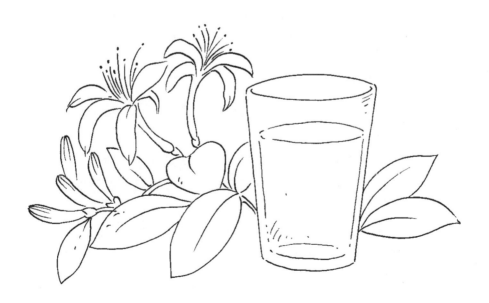

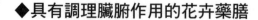

◆具有調理臟腑作用的花卉藥膳

合歡燒豬肝

【原料】合歡花20克（鮮品40克），鮮豬肝180克，水發香菇20克，濕澱粉6克，醬油、鹽、料酒、白糖、味精、蔥、薑、麻油、清湯各適量。

【製法】

1.豬肝洗淨，切成長3公分，厚1公分的片。香菇、蔥、薑切絲，合歡花揀去雜質。

2.將豬肝片，合歡花，香菇絲放入碗內，加入醬油、鹽、白糖、味精、料酒、蔥、薑絲、雞清湯和濕澱粉，拌勻。上蒸籠蒸（或隔水蒸）13分鐘左右，蒸熟後取出，用筷子撥開，攤入平盤，淋上麻油即可。

【功效】具有理氣解鬱，和絡止痛，消風明目作用。治脅痛，失眠，眼結膜炎等症。

紅花燉牛肉

【原料】牛肉500克，胡蘿蔔2條（大小中等的），馬鈴薯5個（中等大小），洋蔥1個，番茄汁半杯，奶油、麵粉、鹽、胡椒、醬油各適量。另選購（容易買得的）蔬菜1～2樣。紅花10克。（為配製五人食用量）

【製法】

1.牛肉洗淨，切成2大塊，胡蘿蔔洗淨切塊，馬鈴薯，洋蔥頭各洗淨切片。二種蔬菜也洗淨，切好。

2.鍋內放入清水適量（約5碗），牛肉、紅花下入鍋內，小火煮40～50分鐘，下入胡蘿蔔塊，待煮軟時，下入馬鈴薯和蔥頭片，繼續煮。

3.另一鍋放入2大匙奶油熬熱，麵粉3大匙下鍋與奶油同炒，炒至變色時將番茄汁倒入，攪勻備用。

4.牛肉和馬鈴薯煮至快軟時，將2大塊牛肉從鍋內取出來。將番茄汁和奶油麵粉調成的糊倒入湯內，攪均勻使湯稠濃。

5.將煮過的二大塊牛肉切成薄片，放入醬油、鹽等調味品另食。湯煮開時放入選配的蔬菜，再略煮片刻即成。

本品配料講究，營養價值很高，全部湯、菜、紅花都要服食。

【功效】具有保健強身，消除疲勞，滋補體虛的作用。男女都可食用，為婦女產前產後的良藥。

蘭花燜五花肉

【原料】豬五花三層肉1250克，蘭花80朵，鮮冬筍250克，乾口蘑30克，蔥、薑、鹽、醬油、冰糖、料酒、糖色、味精若干。

【製法】

1.豬肉用叉子叉住，在火上把肉皮燒焦起泡，放入涼水內浸泡，待把皮泡透，用小刀刮淨焦色和枯斑，肉刮洗乾淨後，皮呈金黃色，用刀修去四邊的焦糊部位，把肉切成10塊見方的肉塊，在每塊肉的皮上劃成雙線花刀，肉的一面劃上十字紋（不能把肉皮切開。）

2.蘭花除去花梗，摘去嫩花瓣，洗淨瀝乾。冬筍剝去外殼，削去筍衣，切成滾刀塊。乾口蘑用溫水泡軟，撈入另一碗內，原湯留用，把口蘑用手清洗乾淨，大的切成兩塊，小的不改刀，用少許原湯泡上（沉在碗底的泥沙不要）。

3.燒開清水，把肉煮一下，使肉收縮，撈出洗淨泡上。大砂鍋底墊入竹算，把10塊肉（皮朝下）放在算子上，加入蔥、薑、料酒、冰糖、糖色、鹽、少許醬油、冬筍、口蘑（連湯），適量清水，用大火燒開，撇淨泡沫（使鍋大開片刻，肉能上色），然後蓋上蓋移到小火上燜之。約需兩小時左右，待肉爛，開鍋撇淨浮油，兩手提起算子，把肉翻扣在盤內，挑去蔥、薑。

4.砂鍋內原湯倒入鐵鍋內上火，加入蘭花瓣、味精，小火把湯汁收濃，澆在肉上即成。

【本品特點】蘭花芳香，酒氣濃香，顏色紅亮，味極鮮美。

【功效】功用為補腎氣，解熱毒，充胃汁，醒脾化濕，清暑祛濁。

◆具有清涼解暑作用的花卉飲料

桂花楂酪飲

【原料】山楂糕250克，白砂糖70克，糖桂花5克。

【製法】

1.先把山楂糕切成小方塊。

2.將切好的小塊放入鍋內，加入750克水，置於火上煮沸。再加入糖，用筷子攪拌均勻，離火，晾涼，加入糖桂花，攪勻。

3.置於冰箱內鎮涼。飲用時，取出即可。

【功效】清熱解暑，利小便。主治暑熱，小便不利。

三花飲

【原料】杭菊花10克，金銀花5克，糖桂花2克，白砂糖50克，檸檬酸3克。

【製法】

1.先將杭菊花、金銀花挑揀乾淨，放在容器裡，用150克開水浸泡，保溫2小時，然後過濾，去渣取汁，待用。

2.取容器，將糖放入，用開水溶解，然後將上述濃汁倒入，加入糖桂花，不斷攪拌均勻，再加入檸檬酸，攪勻。

3.靜置晾涼後放入冰箱內鎮涼。飲用時，取出即可。

【功效】主治熱毒腫痛、神昏汗出、虛脫、中暑症。

菊花決明飲

【原料】決明子15克，杭菊花6克，白砂糖30克。

【製法】

1.先把杭菊花、決明子挑揀乾淨，放在鍋裡，用100克開水浸泡，保溫1小時後進行過濾，去渣取汁，待用。

2.將糖放入鍋內，用開水沖泡溶解，然後將混合濃汁倒入，加入

250克冷開水，不斷攪拌至均勻，晾涼。

　3.放入冰箱內冰鎮。飲用時，取出即可。

　【功效】主治高血壓、青光眼症。

第九章
飲茶排毒

醫學研究發現，茶能消除人體中有害的鹽類及體內累積的毒素，產生抗衰老作用，並預防膽結石、腎結石和膀胱結石的形成，且能防治痛風、瘰癧等疾病。茶葉中含有的生物鹼有興奮、利尿、鬆弛平滑肌、降低膽固醇及防止動脈硬化的作用；茶多酚類有抗菌、消炎、增強微血管彈性、抗輻射損傷、促進葉酸的生物合成等作用；脂多醣則可以增強機體的非特異免疫功能，並具有改善造血功能、保護血液的功用。據現代研究表明，廣島原子彈爆炸的受害者中，凡長期飲茶者的存活率較高。而據最新研究顯示，茶葉具有顯著的抗癌、抗突變作用，並能降低血糖和輔助治療糖尿病。

◆「茶道」與飲茶排毒

茶道，它起源於中國，至少在秦漢以前，中國就有了飲茶的歷史。至隋唐以後，飲茶之道日盛。陸羽的《茶經》問世之後，一方面彌補了現存早期飲茶歷史的不足，另一方面，又從理論上將飲茶之道系統化了。茶道在宋代以後傳至日本，到近代逐漸與日本的禪道相結合，形成日本的茶道。而中國的飲茶之說則逐漸發展形成多個分支，飲茶之說在養生保健方面的日益發展和補充就形成我們所說的養生茶道。其實上古時代茶只作藥用，但藥用範圍較窄，在後來的中醫學發展中，古人越來越清楚地認識到茶的更多養生治病作用。三國時華陀曾說：「苦茶久食益意思」。梁代陶弘景說：「久喝茶可以輕身換骨」。李時珍在《本草綱目》中說：「茶主治喘急咳嗽，去痰垢」。《隋書》上甚至講：隋文帝得了病，百藥無效，

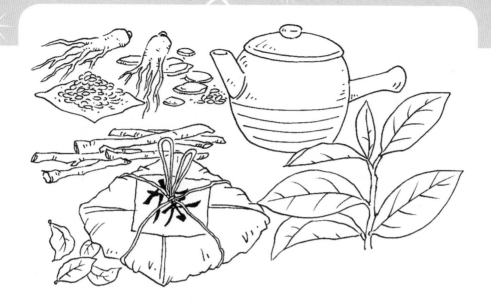

後來喝茶治好了。說法雖不免有些誇張，但古代即知其醫療價值是無疑的。茶的醫療效用和其所含成分有關。在國家醫學典籍中，茶葉常入藥，如有名的茶調散、川芎茶調散、菊花茶調散等便是治療「頭目昏庸」之良方，說明茶葉有上清頭目之功效。民間也有不少驗方、便方以茶入藥或作引飲以明目或治其他病。可見，現在我們所說的養生茶道，是結合了古今用藥飲茶經驗和中外茶道養生的精華內容而形成的一種新的意義上的「茶道」。可以預言，隨著現代人的生活習慣和飲食習慣的日益變化，作為生活方式的一部分內容，飲茶排毒也必然要與之相融合、相適應。

一、飲茶排毒的原則

在我們日常生活中，茶是一種特有的保健飲料。如果飲茶，選用哪種茶葉，與不同年齡、不同的病症有關。例如：

1.兒童少年以茶水漱口，或飲淡茶較好。

2.青春期性發育旺盛，以飲綠茶為宜。

3.青少年女性經期前後與更年期女性，情緒往往煩躁不安，可飲花茶以疏肝解鬱，理氣調經。

4.老人喝紅茶可以減輕便祕。

5.體力勞動者宜飲紅茶。

6.腦力工作者需要安靜或工作時，飲綠茶更宜。

7.一般健康的成年人，平時有飲茶習慣的，一日用茶葉10克左右，體力勞動量大、進食量大以及高溫下工作、食用大量油炸食物者，飲茶量應適當增加至20克左右。

8.外感風寒飲紅茶最好，痢疾患者飲綠茶為佳。

9.脾胃虛寒，患胃或十二指腸潰瘍者不宜喝濃茶，以免刺激胃黏膜，增加胃部不適。

10.孕婦一般不宜多飲茶，以避免咖啡鹼對胎兒的刺激。空腹不宜飲濃茶，以免沖淡胃液，妨礙消化。

11.飯後不可立即飲茶，以免茶葉中的鞣酸影響無機鹽的吸收，應在飯後半小時為宜。

12.身體虛弱或神經衰弱者，以飲少量為宜，一日3～5克，尤其晚飯後不宜飲茶以免引起失眠。

13.動脈硬化、冠心病、腦栓塞病人，宜飲鐵觀音。

14.糖尿病患者以飲老宋茶（70年以上的老茶樹葉）最好。

15.消脂減肥宜飲綠茶。

16.高血壓患者和預防癌症以綠茶冷飲為佳。

二、茶葉的排毒保健作用

茶葉的藥理作用主要由其所含的黃嘌呤衍化物（咖啡因及茶鹼）所產生；另外尚含大量鞣酸，故有收斂、抑菌作用。

1.對中樞神經系統的作用

咖啡因能興奮高級神經中樞，使精神興奮，思想活躍，消除疲勞；過量則引起失眠、心悸、頭痛、耳鳴、眼花等不適毒型。它能加強大腦皮層的興奮過程，其最有效劑量與神經類型有關。

2.對循環系統的作用

咖啡因、茶鹼可直接興奮心臟，擴張冠狀血管。對末梢血管有

直接擴張作用。但咖啡因對血管運動中樞、迷走神經中樞也有興奮作用，因而影響比較複雜。

3.對平滑肌、橫紋肌的作用

茶鹼（通常使用氨茶鹼）能鬆弛平滑肌，故用以治療支氣管哮喘、膽絞痛等。咖啡因還能加強橫紋肌的收縮能力。

4.利尿及其他作用

咖啡因，特別是茶鹼能抑制腎小管的再吸收，因而有利尿作用。咖啡因能增強胃分泌，故活動性消化性潰瘍病患者不宜多飲茶。對代謝有興奮作用。

5.抑菌作用

茶葉浸劑或煎劑在試管中，對各型痢疾桿菌皆有抗菌作用，其抑菌效用與黃連不相上下。

6.收斂及增強微血管抵抗力

茶葉中的鞣酸，有收斂腸胃的作用。此鞣酸乃兒茶素與沒食子酸酯的混合物，有高度維生素P的活性。它能保持或恢復微血管的正常抵抗力。實驗證明，它能抑制無菌性炎症的發展；在慢性試驗中，連續用藥可降低兔子的收縮壓，停藥後很快恢復正常。

7.防治腫瘤作用

有人將茶葉拌於飼料中，餵給身上有癌細胞的小白鼠，3週後癌細胞受到抑制，並有所減少。另據報導，茶葉中的某種物質經血液循環可抑制全身各部位的癌細胞。盛國榮也鼓勵一些癌症患者（食道癌與胃癌）飲用少量濃茶，據說：「患者飲後頓覺舒適，食物也較易通過，有緩解毒型的作用」。日本學者十分推崇福建所產之烏龍茶，認為有預防癌症的效果，且無副作用。

8.潔齒防齲作用

據研究測定，茶葉中含300多種化學成分，其中多酚類對多種病菌有抑制作用。維生素含量亦很豐富，不僅含脂溶性維生素A、D、E、K等，還含有水溶性維生素B群和C。尤其以維生素A的前身胡蘿蔔素及維生素C的含量最高，這對人的生理功能和骨齒的生長、修復

是極其重要的。茶葉還含多種微量元素，特別是氟。氟在人體各組織中以牙齒的牙釉質含量最高，如果攝入量不足，則牙釉質發育不良，容易引發齲齒。可見本方防治齲齒是有科學根據的。經常飲茶並以茶漱口是能保持口腔清潔，固齒防齲的。

9.解除輻射損傷作用

茶有良好的「抗輻射」效果。不論是職業上經常接觸放射線的人，或是因腫瘤接受放射治療（放療）的人，都需要經常飲茶。據日本人調查和實驗表明，廣島原子彈爆炸受害者中，凡長期飲茶者，放射病毒型較輕，且存活率較高。茶葉脂多醣與單寧能對抗鈷60的輻射損傷，可使動物的死亡率下降20％～30％。這就是為什麼廣島原子彈事件中凡有長期飲茶習慣的人存活率高的緣故。因此，說茶葉是「原子時代的飲料」是有點道理的。

10.對抗腫瘤放療副作用的效果

天津中心婦科醫院等八個單位，用茶葉總提取物防治腫瘤放射治療產生的副作用，反應良好。一般病人每日服用4.3克，少數病人每日2～3克，分三次口服。其中以食道癌、乳腺癌、子宮頸癌患者較多，防治效果是：服藥後，對放射治療引起的噁心、嘔吐、食欲

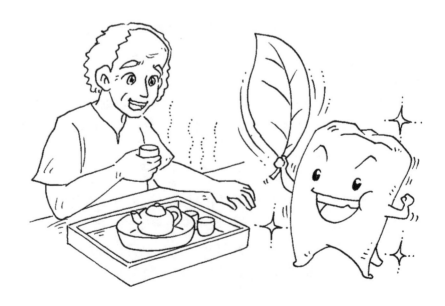

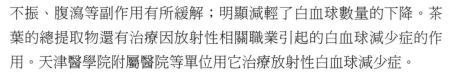

不振、腹瀉等副作用有所緩解；明顯減輕了白血球數量的下降。茶葉的總提取物還有治療因放射性相關職業引起的白血球減少症的作用。天津醫學院附屬醫院等單位用它治療放射性白血球減少症。

11.對酒醉病人的解酒作用

茶葉中含有的茶多酚、茶鹼、黃嘌呤、咖啡鹼、茶甙、黃酮類有機酸、多種氨基酸和多種維生素等物質，相互配合，使茶湯如同一副藥味齊全的「醒酒劑」。它的主要作用是：興奮中樞神經，對抗和緩解酒精的抑制作用；擴張血管，利於血液循環；提高肝臟代謝能力；利尿，促進酒精從體內迅速排出。實驗表明，茶的利尿作用抑制了腎小管對酒精的再吸收，可加強腎臟局部免疫能力和泌尿系統的抗感染力。茶的利尿作用，本身就有助於醒酒和解除酒精毒害。使毒素從小便中排出體外。茶在解酒過程中，既不抑制神經，也不損害性功能。所以酒後飲茶無論從理論還是從實踐方面看，都是有益無害的。

12.對飲食的「除油膩」作用

茶對消化系統的作用是很複雜的，例如：茶鹼具有鬆弛胃腸平滑肌的作用，能減輕胃腸道痙攣而引起的疼痛；咖啡鹼則能刺激胃分泌，幫助消化食物，增進飲食。但茶中的咖啡鹼不同於純咖啡鹼對胃的刺激，茶中的咖啡鹼失去了活力。因此，患有胃潰瘍的病人飲茶無害，反而茶多酚一類還可對胃腸道黏膜起收斂、保護作用。國外學者亦認為，飲茶能助消化，因胃中消化液減少，可緩解腸胃和肌肉的緊張，鎮靜腸胃蠕動；同時保護腸胃黏膜，有利於腸痛、胃痛的治療。另外，飲茶可加速胃液的排出，膽汁、胰液的分泌都是因飲而起，古時傳下的飯後飲茶助消化、減輕食道不適之說，說明具有充分的道理。

茶葉是中國邊疆少數民族的必需品，少數民族常在飲食中採用飲茶來消除飲食後的油膩感，所以古人說：「以其醒肉之食，非茶不消；青稞之熱，非茶不解」。正是由於這個原因，茶葉才能在這些以肉食為主的遊牧地區得到暢銷。故《本草綱目拾遺》說：「普

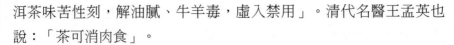
洱茶味苦性刻，解油膩、牛羊毒，虛入禁用」。清代名醫王孟英也說：「茶可消肉食」。

13.抗病保健作用

茶葉能消除疲勞；降低血壓和預防冠心病，維持血管彈性；改善消化；防治肥胖；治療糖尿病。據現代醫學研究發現，茶能消除人體中有害的鹽類及體內累積的毒素，預防膽結石、腎結石和膀胱結石的形成，防寒痛風、瘰癧等疾病。據有關科學測定分析，茶葉中含有的生物鹼有興奮、利尿、鬆弛平滑肌、降低膽固醇及防止動脈硬化的作用。茶葉中含有的茶多酚類有抗菌、消炎、增強微血管的韌性、抗輻射損傷、促進葉酸的生物合成等作用。茶葉中所含有的脂多醣，可以增強機體的非特異免疫功能，並具有改善造血功能、保護血液的功用。據最新研究顯示，茶葉具有顯著的抗癌、抗突變作用，並有降低血糖和輔助治療糖尿病的作用。

14.抗衰老作用

現代醫學研究證明：人體內脂質的過氧化是人體衰老的機制之一。茶葉的兒茶素類化合物具有明顯的抗氧化活性，能抑制皮膚粒線體中脂氧化酶的活性和脂質過氧化作用。

另外，由於兒茶素屬於天然植物抗衰老成分，因而對生物體不存在任何副作用，只要常飲茶，就能產生抗衰老作用。

三、飲茶的注意事項

飲茶一天一般保持在6～8杯：不宜飲得太多，尤其是胃病及消化不良者更不能多飲，以免沖淡胃液，引起消化不良等疾病。

不能用飲茶送服西藥：如安定、巴比妥、多酶片、乳酶生、黃連素、氨基比林、胃蛋白酶、硫酸亞鐵以及四環素等抗生素藥物，均可與茶葉中的鞣酸結合產生不溶性沉澱物，影響藥物對疾病的療效。此外，也不能服用西藥後，即刻飲茶，一般最好過30分鐘後再飲，以免影響藥物療效。

◆綠茶排毒方

綠茶性偏涼，善排體內火熱之毒。同時能提神，安神，明目，清利頭目，下氣消食，醒酒去痰，去膩解肥，療瘻通便，祛風解表，堅齒益氣力，還可清熱解毒，除煩，生津止渴，利水消腫。

沖泡時，取綠茶3克放在杯中，加200CC開水（龍井茶以80℃左右為宜，其他用100℃開水沖泡）。沖泡後3～4分鐘即可飲用。綠茶一般沖泡3分鐘後，咖啡鹼、維生素C、氨基酸等水浸出物即大量提取出來，此時茶湯香氣高，味鮮爽；第2次沖泡，茶多酚浸入量增加，茶湯濃度增加，而咖啡鹼、維生素C減少。

綠茶含維生素C和茶多酚量比紅茶多得多。從對疾病的療效來看，無論抑菌、抗輻射、防止血管硬化、降血脂，還是增加白血球數，都是綠茶療效高。據研究，綠茶能有效阻斷人體內亞硝胺的形成，抗癌作用優於紅茶。

排毒方一

綠茶1克，細辛4克，炙甘草10克。後兩味加水400～500CC，煮

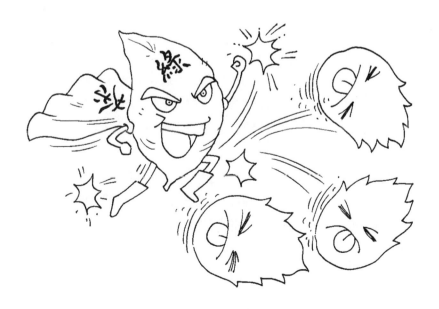

沸5分鐘後加入茶葉即可。分3次飯後服。每日1劑。用於牙周炎、齲齒。

排毒方二

綠茶、菊花、玉蝴蝶（力豆）各6克，蜂蜜1匙。先將玉蝴蝶加入適量水煎沸片刻，然後沖泡綠茶、菊花，蓋燜後加入蜂蜜調勻，去渣留汁即成，徐徐飲其汁液。

排毒方三

綠茶1～2克，甜杏仁5～9克，蜂蜜25克。甜杏仁加水1000CC，煮沸15分鐘，然後加入綠茶和蜂蜜。每日1劑，每次200CC，3～4小時1次。

排毒方四

綠茶1～1.5克，天冬10～15克，甘草3克。天冬、甘草加水600CC，煮沸5分鐘後，加入綠茶再煮3分鐘。每日1劑，分3次，溫服。

排毒方五

綠茶2克，珠蘭20克，甘草10克。上三味加水400CC，煎沸5分鐘，分3次飯後服。日服1劑。

◆紅茶排毒方

紅茶性偏溫，善排體內寒濕之毒。具有提神，安神除煩，明目，清利頭目，下氣，消食醒酒，去膩解肥，去痰止痢，療瘺，利水通便，祛風解表，堅齒益氣力，療饑等。紅茶性偏溫，偏於溫胃養胃，助消化而止瀉的作用。

飲用方法為取紅茶3克，放入杯中，加100℃開水300CC，加蓋3～5分鐘即可品飲。茶具一般選用瓷質茶杯，也可用玻璃茶杯。

紅茶能強胃、利尿，其抗衰老的作用也優於綠茶。紅茶延壽最為顯著。

排毒方一

紅茶3～6克，紅糖10克，當歸6克，水煎飲茶，能調經止痛，治產後血虛。

排毒方二

將紅茶代替白開水飲用。同時每週燉服吉林紅參2次，水煎泡茶飲，治脫肛病症。

排毒方三

紅茶1克，蜜當歸10克置杯中加開水300～400CC，治脫殼炎。

排毒方四

紅茶10克，藤黃30克，用紅茶煎汁磨藤黃，塗患處，治丹毒。

排毒方五

紅茶1～1.5克，月季花3～5克，紅糖25克，加水300CC，煮沸5分鐘後分3次，飯後服。每日服1劑。

排毒方六

紅茶1～1.5克，葡萄乾果30克，蜜棗25克。加水400CC，煮沸3分鐘後分次服，每日1劑。

排毒方七

紅茶1克，黃耆25克。小女孩酌減。加水400～500CC後，先煮黃耆，沸後5分鐘，加入紅茶即可，分3次溫飲。每日1劑。

排毒方八

紅茶50克。水煎後用茶液漱口，然後飲服。每日數次，不可中斷，直至痊癒。此方為每次量，再漱需應重新煮茶。治口腔炎。

◆烏龍茶排毒方

烏龍茶性平，多油。善排體內痰濕之毒。同時能養神、養血、利尿、活血、行氣和胃、健脾。主要作用用於飲食不和、消化不良、酒醉中毒、精神不振、肥胖。

烏龍茶沖泡前，將茶具燙熱，在壺中加入茶葉（每200CC加入茶

葉6～10克），加入開水量為茶壺容量的6／10～7／10，開水沖下，溢出白沫，然後去壺外泡沫，蓋上壺蓋5～6分鐘後將茶湯注入溫熱的小盅。倒茶時巡迴傾注，茶葉均勻後隨泡隨飲。

排毒方一

烏龍茶能解除疲勞，促進新陳代謝，並有維持心臟、血管、腸胃等正常機能的作用。烏龍茶10克，泡茶飲。

排毒方二

烏龍茶能化痔潤膚，振奮精神，增強思考和記憶力。烏龍茶10克加蓮子3枚，泡茶飲。

排毒方三

烏龍茶對預防齲齒有良好的效果。烏龍茶10克，開水沖泡，飲茶。

排毒方四

烏龍茶中含不少益於人體的微量元素。烏龍茶10克，加紅棗十枚，泡茶飲。

排毒方五

烏龍茶有抑制惡性腫瘤的作用，飲茶能明顯抑制癌細胞突變。烏龍茶20克，開水泡，涼後飲。

排毒方六

烏龍茶含有妊娠婦女可能會缺少的微量元素鋅。烏龍茶10克加紅棗10枚、桂圓10克，泡茶飲。

排毒方七

烏龍茶能抑制細胞衰老，使延年益壽。烏龍茶10克，加靈芝10克，泡茶飲。

排毒方八

烏龍茶能防止動脈硬化，高血壓和腦血栓。烏龍茶10克，加當歸10克，鉤藤6克，泡茶飲。

排毒方九

烏龍茶興奮中樞神經，增強人的運動能力。烏龍茶10克，黨參

10克，泡茶飲。

排毒方十

烏龍茶有良好的減肥效果。烏龍茶20克，加槐花20克，泡茶飲。

◆常用解毒茶

女人們時常被肌膚問題困擾，其實肌膚狀態不好，和體內淤積了過多的毒素有很大關係，因此我們都要學會常用解毒茶的製作方法。那麼要如何排毒呢？可不是隨便做做就行的哦。不同的面部肌膚問題，就要採用不同的常用解毒茶。現在，就來看看到底你適合以下那種排毒養顏茶方！

1.玉米鬚茶

製法：綠茶0.5克，玉米鬚50～100克。每日1～2劑。玉米鬚加水300CC，煮沸5分鐘，加入綠茶即可。分3次服。可生津止渴，收斂止血，利尿。適合糖尿病（尿濁如膏者尤為適宜）、高血壓病、肝膽系炎症、尿血、腎炎水腫者飲用。

2.金蓮花茶

清熱消炎、消腫止痛。主治急性扁桃腺炎、咽炎、喉痛。

製法：金蓮花6～9克、綠茶1～1.5克，金石斛12克、生甘草6克。用300CC沸水浸泡5分鐘後，當茶飲。

3.槐花茶

槐花性味甘涼，具有涼血、止血、清肝降火的功效。花內含維生素P能增加微血管的韌性。治腸風便血、痔血、尿血、血淋、崩漏、衄血、赤白痢、目赤、瘡毒。並用於預防中風。《日華與本草》載：「治五痔，心痛，眼赤」。

注意：脾胃虛寒者慎用。

製法：曬乾槐花10至20克，綠茶1～1.5克，泡茶飲。

4.雨久花茶

雨久花具有清熱、去濕、定喘的功效。《吉林中草藥》載：「清熱喘，解消腫。治高熱、喘息、小兒丹毒」。

製法：曬乾本品10至15克，綠茶1～1.5克，泡茶飲。

5.三花一茶

槐花具有涼血止血、清肝降火的功效。菊花具有疏風、散熱、平肝的功效。茶葉具有明目、止渴除煩的功效。三者相配組成此茶，具有清肝、疏風、降火的功效。對於治療高血壓有一定的療效。

製法：菊花與槐花各30克，茶葉10克，將菊、槐花洗淨，瀝乾水與茶葉同放入杯中，用開水沏泡，稍泡後飲用。

6.茉莉花茶

開暑化濕，利尿消腫。主治各種暑濕水腫，小便不利。

製法：茉莉花3克，烏龍茶10克，青茶3克，藿香6克，荷葉6克（切細），用沸水浸泡，頻飲。

7.新三花茶

清熱利濕、活血化瘀。主治肝硬化、黃疸病。

製法：野菊花12克，綠茶1～1.5克，銀花12克，紅花6克，生甘草6克，地丁草30克。上述藥共搗碎為粗末，開水沖泡當茶飲。

8.木槿花茶

清熱解毒。主治熱毒、痢疾及腸炎。

製法：木槿花15克（鮮花30～60克），烏龍茶10克，白蜜30克。用開水沖泡，稍浸待溫後當茶飲。

◆食物排毒茶

中醫常說，百火起於胃。當人們鼻翼處長痘痘時，除了此處油脂分泌旺盛外，還與胃火過大、胃部毒素堆積有關。胃裡的毒素總是離不開吃，多是飲食不節制形成「食積」，加上熬夜，生熱化

「毒」。

它的症狀很好辨認，除了臉上長痘之外，還表現為口氣不清新、舌頭質地發紅、大便祕結、牙齦腫痛等，此時就應從食物排毒下手，飲用下列食物排毒茶：

1. 冬瓜茶

【配方】冬瓜適量

【製法】煎服加水煮之

【用法】加少許鹽和香油，煮至瓜熟，飲汁吃瓜。

【功效】冬瓜性涼味甘，能止渴除煩，解暑袪熱，益氣和中，消腫脹，利便。

【說明】適用於水腫諸症。

2. 麥冬茶

【配方】麥冬10克

【製法】煎服加水煮之

【用法】當茶而飲

【功效】麥冬味甘性涼，清熱狀態，尤養心肺之陰。

【說明】虛熱咳喘、呼吸氣短、神疲及熱病者最宜飲用。

3. 藕節茶

【配方】藕節30克

【製法】煎服加水煮之

【用法】當茶而飲

【功效】藕節是良好的中草藥，有清熱解毒、解酒、止血化瘀等功效。

【說明】可防治咯血、吐血、流鼻血、牙齦出血和婦女崩漏等。

4. 葵芯茶

【配方】用30克葵芯

【製法】煎服加水煮之

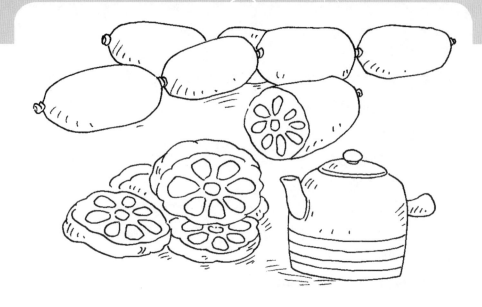

【用法】當茶而飲

【功效】有抗菌消炎之功效。

【說明】現代藥理實驗證明，它能抵制亞硝胺的致癌作用，對胃癌手術後癒合等有輔助治療作用。

◆利水保腎茶

我們常說，腎主水。一般來說，面色暗黑多與人體腎氣虛弱、毒素排泄不暢等因素相關。腎主水，腎臟堆積毒素後，排出多餘液體的能力降低，面部或身體就會出現水腫；當腎臟毒素堆積、負荷過大，還會使人感覺體倦思睡；臉部下頜部位由腎管轄，多餘的腎臟毒素會展現在下頜部位；腎還主生殖，如果腎臟中有很多毒素，氣血精氣都會減少，因此必須利水保腎解毒，飲用下列食物排毒茶：

絲瓜金銀花茶

【配方】金銀花5克，半老絲瓜1個，茶葉少許。

【製法】先將半老絲瓜去皮、洗淨，切成薄片，與金銀花一起

用水煎煮，用煎水沖泡茶葉，備用。

【用法】每日1劑，當茶數次沖泡飲用。

【功效】清熱解毒，防病益壽。

蘿蔔橄欖茶

【配方】橄欖、白蘿蔔各30克，茶葉3克。

【製法】將前二味洗淨，切碎，一起水煎，用煎水沖泡茶葉，備用。

【用法】每日1劑，當茶數次沖泡飲用。

【功效】清熱利咽，排毒防病。

雙花茶

【配方】金銀花、白菊花各5克，茶葉3克。

【製法】將以上三味放入保溫杯內，倒入沸水沖泡，加蓋燜泡15分鐘即可。

【用法】每日1劑，當茶數次沖泡飲用。

【功效】清熱涼血，排毒防病。

絞股藍茶

【配方】絞股藍10克，綠茶3克。

【製法】將絞股藍焙乾，研為粗末，與綠茶一起放入保溫杯內，倒入沸水加蓋燜泡15分鐘即可。

【用法】每日1劑，當茶數次沖泡飲用。

【功效】清熱強身，排毒防病。

麥冬銀茶

【配方】銀花藤、麥冬根各9克，茶葉3克。

【製法】將銀花藤、麥冬根切碎，一起水煎，用煎水沖泡茶葉即可。

【用法】每日1劑，當茶數次沖泡飲用。

【功效】清熱解毒，殺菌防病。

【說明】常飲可預防呼吸疾病。

甘草綠豆茶

【配方】綠茶3克，綠豆粉50克，甘草15克。

【製法】先將綠豆粉、甘草放入鍋內，倒入3碗清水，煮沸5分鐘，再加入綠茶略煮即可。

【用法】每日1劑，分2～3次溫服。

【功效】清熱，排毒，利水。

【說明】也可治療鉛中毒、食物中毒、熱毒等。

甘草防風茶

【配方】綠茶5克，甘草100克，防風50克。

【製法】先將甘草、防風放入鍋內，倒入5碗清水，用大火煎沸，再放入綠茶略煎一下即可。

【用法】每日1劑，分3～5次溫服。

【功效】清熱，排毒，止瀉。

【說明】也適用於砷中毒、藥物中毒、食物中毒。

◆心脾解毒茶

口唇周圍都屬於心脾的反射區，當心脾中毒素無法排出體外時，嘴角邊就會長痘或生出潰瘍；春夏來臨，胃口好，如果經常進食生冷味厚的食物，就容易傷害到脾胃的消化系統，讓沉積在脾臟的毒素不能順暢排出，加上心情急躁，久而久之，不僅臉色發黃，而且面部會長斑。這就是心脾有毒火，必須飲用下列食物排毒茶：

甘草扁豆茶

【配方】綠茶1～3克，扁豆花15克，甘草25克。

【製法】先將甘草放入鍋內，倒入3碗清水，用大火煮沸3分鐘後，再加入綠茶，扁豆花稍煎一下即可。

【用法】每日1劑，隨意飲用。

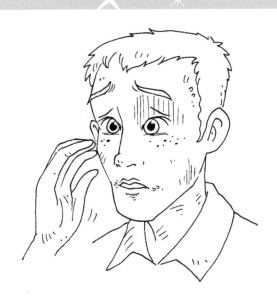

【功效】清腸胃，排毒素。

淡竹葉橄欖糖茶

【配方】綠茶5克，橄欖3個，淡竹葉25克，紅糖25克。

【製法】先將後三味放入鍋內，倒入3碗清水，煮沸3分鐘，再加入綠茶煎一下即可。

【用法】每日1劑，分3次服用。

【功效】清熱解毒，潤腸和胃。

海帶茶

【配方】綠茶5克，海帶5克。

【製法】將海帶用清水浸泡24小時後，洗淨切絲，用小火炒乾，與茶葉一起放入杯中，用沸水加蓋沖泡15分鐘，即可。

【用法】每日1劑，當茶隨意飲用。

【功效】清熱涼血，降脂解毒。

【說明】高血脂症是指血漿中脂質（包括膽固醇、三酸甘油脂、磷脂和未脂化的脂酸等）濃度過高超過正常範圍。這些過多的脂質會依附在血管壁上，引起動脈血管硬化；還會引發冠心病、糖

尿病、脂肪肝、膽石症等疾病。故這些過多的血脂就成了體內「毒素」，傷害著人體的健康。因此必須及時清除這些體內垃圾。

大黃茶

【配方】綠茶6克，大黃3克。

【製法】將綠茶、大黃放入保溫瓶內，倒入沸水，加蓋浸泡15分鐘即可。

【用法】每日1劑，當茶隨意飲用。

【功效】清熱解毒，降脂減肥。

【說明】也適用於單純性肥胖症。

杭菊羅漢果茶

【配方】普洱茶、羅漢果、杭菊各6克。

【製法】將上述三味放入大杯內，倒入沸水，加蓋沖泡15分鐘即可。

【用法】每日1劑，隨意當茶飲用。

【功效】清熱解毒，降脂平肝。

乾鮮茶

【配方】鮮茶葉10克，茶葉（乾品）12克。

【製法】每次取鮮茶葉、乾茶葉各一半放入容器內，倒入沸水，加蓋沖泡10分鐘即可。

【用法】每日1劑，分2次沖泡，當茶飲用。

【功效】清熱，排毒，降脂。

【說明】也適用於肥胖症、動脈硬化等症。

四味中藥茶

【配方】烏龍茶6克，山楂15克，槐角、冬瓜皮各18克，何首烏30克。

【製法】先將一半的山楂、槐角、冬瓜皮、何首烏放入鍋內，倒入3碗清水，煎至一半，取汁沖泡烏龍茶即可。

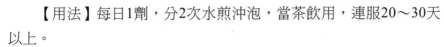

【用法】每日1劑，分2次水煎沖泡，當茶飲用，連服20～30天以上。

【功效】健脾益腎，降脂排毒。

◆化痰解毒茶

當肌膚在莫名其妙間產生例如粗糙、黯沉、油膩等諸多問題時，這是皮膚在悄悄發出信號，你已經身中痰毒不淺。怎麼辦？化痰解毒是最好的方法。而化痰解毒茶更為身體排出痰毒的最佳方式。

橘紅茶

【配方】綠茶5克，橘紅1片。

【製法】先將綠茶、橘紅放入大杯內，倒入沸水沖泡後，再隔水蒸20分鐘，備用。

【用法】每日1劑，當茶飲用，連飲5～7天。

【功效】清熱，解毒，化痰。

【說明】適用於痰黏似膠，不易咳出者。痰是呼吸道感染後的分泌物，含有病毒、細菌等病素，要及時把這些痰液祛除，否則呼吸道疾病是不易早日治好的。

川貝母糖茶

【配方】茶葉，川貝母末3克，冰糖少許。

【製法】將茶葉、冰糖放入杯內，倒入沸水沖泡片刻即可。

【用法】每日1～2次，用茶水送服川貝母末，連服3～5天。

【功效】清熱解毒，祛痰止咳。

橘花茶

【配方】紅茶、橘花各3克。

【製法】將紅茶、橘花放入茶杯內，倒入沸水，加蓋沖泡10分鐘即可。

【用法】每日1劑,隨意當茶飲用。

【功效】化痰排毒,理氣止咳。

肝炎排毒茶

【配方】椰子汁50CC,鮮生地汁50CC(將生地洗淨榨出自然汁)。

【製法】椰子汁,鮮生地汁加沸水500CC,加蓋沖泡10分鐘即可。

【用法】每日1劑,隨意當茶飲用。

【功效】清熱涼血,養陰生津

【說明】椰汁生津利尿,清熱去暑,兼有解毒作用;生地汁清熱涼血,滋陰養血,善於清除肝臟中的毒素,產生保護肝臟的功能。椰子肉白如凝雪,是種子的胚乳,它所含的脂肪和蛋白質,是任何果品都望塵莫及的。一枚椰子的蛋白質,能抵得上113克牛排。

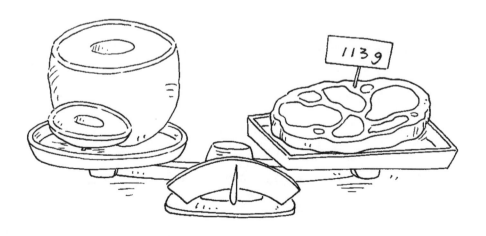

第十章
藥粥排毒養顏

　　粥，含水量高達90％，同體積的稠粥所含能量僅為米飯的三分之一左右，是一種飽腹感強而能量密度低的食品，用粥作為主食能夠較快地感覺到飽感，沒有主食攝入過量的擔心。特別是添加雜糧和豆類，如：大麥、燕麥、蕎麥、薏米等低血糖指數食品原料的粥，由於其血糖指數較低，可以有效減緩餐後血糖增加的速度，減少胰島素的分泌，而枸杞、南瓜、紅薯、山藥、蒟蒻等經常添加的原料也具有預防肥胖和高血糖的作用。

　　此外，長期食用這種加有雜糧或豆類的粥，還可以輕鬆地緩慢降低體重，對工作繁忙、經常吃外食的人來說更具現實意義。在現代飲食生活中，其對健康的益處十分值得重視和發揚，一些中醫研究者甚至把粥作為治療慢性疾病的手段之一。隨著近些年來海內外對中醫食療研究的不斷深入，以及國內經濟的迅速發展和生活水準的不斷提高，藥粥也越來越得到人們的重視和接受。

◆藥粥排毒～健康去毒的粥

　　不知為什麼，每當我談到藥粥排毒，就會不由自主地懷念起小時候母親做過的粥。那時候，每天早上，母親就會在柴灶旁，將自家的稻米，用水淘過，放進鐵鍋，不一會兒，米香四溢，滾燙、黏稠的粥就這樣燒成了，端著碗嚷嚷著粥太燙的兒女們也就這樣漸漸地長大成人。也許有人會認為，粥是最沒有營養的，但我卻要說，粥是最富有營養、最富有愛意的。

　　凡是有過艱難歲月生活經歷的人，大都會聽他們的父輩說過這

樣的話：「餓了吧，上我們家來，往鍋裡加一瓢水，有我們吃的，就有你吃的。」這鍋裡的飯（或許已經是粥了），只要加一碗水就成了粥，雖然粥稀了，但愛卻更濃了。在那個年代，吃粥長大的孩子更懂得愛。

著名作家王蒙曾有一篇名作《堅硬的稀粥》。誠然，粥是稀的，但粥給我們帶來的力量卻是無窮的，這種力量使我們的意志更堅強，正是一碗碗的稀粥，默默地阻擋了困苦，平和、緩慢地溫暖、滋養著我們的胃，前人於是總結出吃粥的好處，一省錢，二全味，三津潤，四利膈，五易消化。

粥讓我們想起母親的慈愛，這慈愛就像粥給我們帶來的滋潤，點點滴滴在心頭。

《食醫心鑒》中有一道著名的益母草粥，它取名益母，採自益母草，其用意在於調養那些初為人母的女人們，讓她們產後更加健康，我想這其中也含有作者對母愛的一種報答吧！

益母草粥具有祛瘀活血、調經止痛的效用。適宜於婦女月經不調、痛經、胎漏難產、產後血暈、瘀血腹痛等症的調治。它的處方組成是每次取益母草30～60克（鮮者60克～120克），煎取濃汁去渣，藥汁加入白米（大米）50克，再加水，煮為稀粥，至米爛湯稠為度，調入紅糖即可。每日二、三次溫熱服食。

我們知道，中藥益母草功益婦女，既行血亦養血，中醫學認為該藥有行血不傷新血、養血而不留淤滯的特點，被譽為血家聖藥。產婦產後服用益母草粥能促進瘀血排出，促使子宮早日復元，借粥療兼以養胃，兩全其美。由於此粥有活血祛瘀功效，孕婦慎用。

益母草為唇形科草本植物，它的地上部分入藥。益母草入藥首載於《神農本草經》，被列為上品，名「茺蔚」，以其生長充盛密蔚而名，又名「益母」。《名醫別錄》稱為貞蔚。由於此草功宜於婦女，到宋朝《本草圖經》，始有益母草之名。《本草綱目》對此做了這樣的解釋：「此草及子皆茺盛密蔚，故名茺蔚。其功宜於婦人及明目益精，故有益母之稱。」又稱為「坤草」。此草分布

甚廣，野生於山野荒地、田埂、草地、溪邊等處。植株莖直立，梗方形，高約五、六十公分至近一公尺，葉對生，略呈圓形。每節對生，夏日節上開唇形的淡紅花或紫紅色小花，秋後結褐色小堅果，三稜狀，是常用的婦科中藥之一。

繼《食醫心鑑》之後，我又在其他的一些古籍書中發現了不同處方的益母草粥，它們的組成不同，主治也不同，在這裡簡單的再舉兩例益母草粥供大家參考。

當歸益母粥：當歸15克，益母草15克，大棗10枚，白米50克，紅糖20克。將當歸、益母草除去雜質，洗淨放入沙鍋或不鏽鋼鍋內，加清水600CC，浸泡1小時。先用大火煮沸，改用小火煎30分鐘，用雙層紗布過濾，約得藥液200CC，為頭煎。藥渣加水500CC，煮法同前，得藥液200CC，為二煎。紅棗、白米揀去雜質，淘洗乾淨，放入鍋內，注入頭煎、二煎藥液及清水共500CC。將鍋置大火上煮沸，再調小火熬至米化湯稠，加紅糖，稍煮即成。每日2劑，分早晚熱服，10日為1療程，可連服2～3個療程。有活血化瘀的功效。主治月經先後無定期。所謂月經先後無定期是指不按週期來潮，或前或後。本病的產生，主要是氣血不調，沖任功能紊亂所致，引起氣血不調的原因以肝鬱、腎虛為多見，用此方治療效果良好。

三汁益母粥：新鮮益母草汁20CC，新鮮地黃汁50CC，鮮藕汁40CC，生薑10克，蜂蜜10CC，白米120克。先將白米淘淨，加適量清水煮成粥，粥將熟時倒入上述藥汁及蜂蜜，煮熟即成。具有解毒退黃、清熱利濕的功效。主治傳染性肝炎。

如今，吃粥已經不是因為貧寒，很大程度上變成了一種懷舊甚至時尚的情懷，一些餐館推出的高檔粥品也賣起了令人咋舌的價錢。在這樣的時節，桌上擺著一本《食醫心鑑》，仔細琢磨一下書中各種養生粥的不同作法，品著好粥，看著好書，再把養生保健的那些有關粥的知識在心裡一一品味斟酌，此時突然想起八百年前陸放翁老人「只將食粥致神仙」的詩句，你的內心一定感觸良多。

◆幾種常見粥的作法

在生活節奏極快的現代社會中，許多人沒有時間自己烹調新鮮多樣的食物，飲食來源日趨單一化。市場中看似食物品種豐富，實際上大部分食物的原料集中於精製米、油脂、精製糖和肉類，如速食麵、甜食、點心、肉製品、速食食品等，對營養平衡極為不利。調查表明，大都市當中居民日常膳食原料種類低於15種，不能滿足營養來源多樣化的要求。

學會烹調由多種原料組成的粥食，便可以輕鬆自如地改善食物多樣性及功能。以下幾種常見粥的作法可供參考。你可根據需要加入各種穀類、豆類、堅果、乾果及中藥等藉以改進。

一、煮白粥

先將白米洗淨瀝乾，再用適量的花生油（不要用豬油）、鹽拌勻。如果不用鹽或花生油，則煮出的粥味道較為清淡。水和白米的比例。一般為10：1左右。水多則做出的粥較稀，水少則做出的粥較

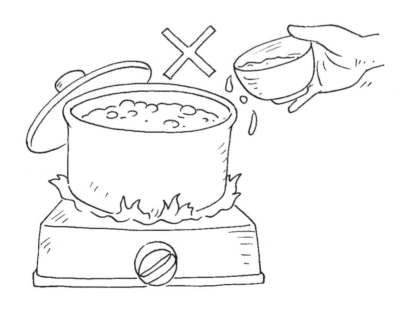

稠。粥的稀稠可以根據個人喜好酌情熬製，但必須注意，煮粥時，不能中途加水。然後將清水煮沸，水沸落米。白粥能否煮得美味可口，關鍵在於掌握火候。開始時應用猛火，待水煮沸後，米粒熟透即改慢火。火力以保持粥面微沸不停為宜。下米後，由水沸時開始大約需煮45分鐘。這時再加入適量的調味料，就成為可口的明火白粥了。

煮粥所用的炊具，應以瓦器最良。粥的稀與稠，要根據季節而定。一般來說，冬季、春季，或早晨宜服較稠的粥；秋季、夏季，或午時、夜間應服食較稀的粥。

二、熬豆粥

各種豆子，包括紅豆、綠豆等，都比較堅硬，煮粥時不易煮爛。所以熬豆粥時常常出現米熟豆不爛的情況。故熬豆粥方法與煮白粥不同，常用的方法有二個：

一是把豆和米分開洗淨，分別浸泡。然後往鍋內加水，水量一般為熬粥的總水量的2／3，放在爐上燒開，先放入豆子（豆子洗淨後要瀝乾水分），煮5～6分鐘，使豆子基本吃透水分，漲發起來。這時，可加足水量（即熬粥的全部水量），用大火再煮，見豆子將要開花時，再把米放進去，一見開起，即改用小火熬製，直到豆酥米爛為止。

二是將鍋架在火上，加水燒至滾開（水量以沒豆子一指為度），倒入洗淨的豆子熬煮，當水快乾時，再兌入滾開水，將鍋蓋蓋嚴，煮10餘分鐘；待水又大滾時，撈出浮在水面上的豆皮，再熬10多分鐘，待豆將開花時，再將米加入鍋內，燒開後，用小火熬，直至粥黏稠軟爛為止。

紅豆米粥的熬法與一般米粥相同，但小豆粥的熬法則不同，這是因為小豆粥只用豆而不用米的緣故。熬小豆粥時為了把豆煮爛而又要使豆不開花（豆粒保持完整），一般都要加適量的鹼，即每500克小豆加1.5克左右的鹼，不能多加，否則會破壞粥中的營養成分。

其次，在豆煮至半爛時，需加入適量紅糖，並以勺攪勻。待小豆全部酥爛，進行勾芡。勾芡時，先將澱粉加水，調成糊狀，倒入鍋內，隨倒隨攪，直到豆粥全部黏稠，放上桂花，就成了味道香甜的小豆粥。

三、煮生滾粥

生滾粥是南方風味小吃，其作法是先把粥煮得滾熱，然後把調好味的新鮮肉料投入粥中，稍滾後即可食用，有生滾粥和生滾及第粥之分。

一般生滾粥的作法是先煮豬骨湯，再用湯來煮粥。待粥煮好後，使其保持在鍋內微滾狀態，然後將醃製好的鮮魚肉料放入粥中，開大火，使粥大滾，即滾即吃。此粥味鮮肉滑，富有營養，為粥中上品。此外，還可以用豬肉、牛肉、魚片、豬肝等為肉料，喜歡吃蔥薑者，可以在粥滾開時放少許薑絲、蔥花，吃起來會更鮮香可口。

「生滾及第粥」是廣州人最喜愛吃的粥品之一。它選大地魚用瓦煲熬成底粥，稀稠適中，香滑軟綿。待顧客叫食時，才勺底粥於小煲，再落生肉料「生滾」。因為肉料滾熟即食，不但味道很鮮，而且爽脆軟滑，別有風味。

生滾粥的粥底，製作講究，常常放入江瑤柱（干貝）、大地魚、豬骨，並且要求熬成粥底的米粒依稀可見其形。另外還可以加入皮蛋，一大桶白粥，只需將一顆皮蛋壓碎而放入其內，便可將這鍋粥煮得綿而糯，而且香滑可口。

四、其他藥粥

藥粥的製作方法是否科學，不僅關係到防治疾病、延年益壽的效果，更重要的是便於人們服食。從我國歷代醫書所記載的藥粥來看，有植物、動物和礦物三大類，其中以植物類藥物入粥者最多。根據藥物品類不同，以及藥物的性能和特點，煮藥粥的方法一般有

以下幾種：

1.把中藥直接與米穀同煮為粥。凡可供食用的中藥，大部分均可採用這種煮製方法。如龍眼、桑椹、山藥、薏仁、柏子仁、扁豆、百合、大棗、羊肉、雞肉等，均可切碎或搗成粗末與米煮粥。

2.為了便於烹製與服食，先將中藥研為細粉，再與米穀同煮。如菱粉粥、芡實粥、蓮子粉粥、白茯苓粥、天花粉粥、貝母粥等。

3.以原汁同米煮粥，如牛乳粥、甜漿粥、鴨粥、雞汁粥、豬蹄粥、安胎鯉魚粥等。

4.先將中藥製取藥汁，待米粥煮成後兌入煎服。如竹瀝粥、蔗漿粥等。

5.把中藥煎取濃汁後去渣，再與米穀同煮粥食。這種方法較為常用，如補虛正氣粥、黃耆粥、參苓粥、麥門冬粥、酸棗仁粥、菟絲子粥、發汗豉粥等。

◆形形色色的排毒藥粥

以藥入粥，我國古已有之，乃是中醫學中的「藥粥療法」之一。古方中有用藥物、白米、粟米、粱米作粥，所治的病很多。李時珍說：「粳、粟米粥，氣薄味淡，陽中之陰。所以淡滲下行，能利小便。」《韓氏醫通》說：「一人患淋病（小便通而不通暢），素不服藥。我叫他專吃粟米粥，不吃其他物。十八天減輕，月餘病癒。這是五穀治病的道理。」

又張來《粥記》說，每早起，食粥一大碗。早晨腹空胃虛，穀氣產生作用，補益不小。又因粥很柔膩，與腸胃相合，故為飲食的佳品。

妙齊和尚說：「山中僧人，每日早晨吃粥一碗，其關係重大。如不吃，則終日覺得臟腑乾燥。」因粥能暢通胃氣、生津液、大抵上養生求安，亦沒有什麼高深莫測之理，不外乎在於睡眠和飲食兩

個方面。所以，蘇軾也說：「白粥能推陳致新，利膈益胃。」粥的作用既快又好，吃粥後睡一覺，其妙用無窮。古人指出，紅豆粥：消水腫，養容顏。綠豆粥：解熱毒，止煩渴。特別是以下各種藥粥排毒妙用，都可供今天的人們了解，以備參考。

1.杏仁麵粉粥～養心除煩、滋養容顏

杏與中醫養生有不解之緣，中醫界又被稱為杏林。據晉·葛洪《神仙傳》記載：三國時有位叫董奉（字君異）的名醫，隱居江西廬山。他醫術高明，醫德高尚，給人治病從不收費，只讓治好的病人在他的住處周圍種上幾棵杏樹。經過數年，所種的杏樹竟有十萬餘株，這一大片杏林鬱鬱蔥蔥，被稱為「董仙杏林」。杏子成熟後，董奉就用杏子換來稻穀，救濟貧苦百姓。後來，對醫術高明、品德高尚的中醫，人們常用「譽滿杏林」、「杏林春暖」等詞給以讚譽，其由來即源於此。

另據傳說：有一次一隻老虎張著大口來到董奉住處，有求救狀。董奉仔細觀察，見虎喉中被一骨卡住，他冒著生命危險，從虎口中取出骨頭。老虎為了報答救命之恩，從此不願離去，而為董奉看守杏林。中藥店堂常常掛有「虎守杏林」的條幅，喻醫術高超，就來源於這一典故。

杏仁有止咳平喘、潤腸通便的功效，煮粥服食，對咳嗽氣喘、腸燥便祕等有較好的調治效果。南北朝《齊民要術》中就有「杏酥粥」食療的記載。但由於杏仁質油潤而潤腸通便，凡平素大便稀溏者均不適宜採用杏仁煮粥。杏仁又有小毒，所以不宜大量久服。

杏仁有苦、甜之分，藥用品種主要選用苦杏仁，食用則主要選用甜杏仁。

杏仁麵粉粥可用杏仁10克，麵粉100克。杏仁去皮尖，壓成粉狀，放入適量開水，煮熬10分鐘左右，再將麵粉用涼水攪成糊狀，拌入鍋中，煮開即可。

杏仁麵粉粥具有養心除煩、宣肺化痰、潤腸通便的效用。適

宜於肺氣不利症的藥粥調養，症狀表現如痰喘咳嗽、心煩、睡眠不佳、大便燥結等。

另外，杏仁粥也有潤腸通便，養容顏之功，可用甜杏仁10～20個（去皮尖），白米（大米）50克。取米如常法先大火燒開，再用小火煮成粥，臨熟時放入杏仁，粥成即可。粥成可調入少許冰糖，也可將杏仁研磨為杏仁泥，在粥成時將杏仁泥與冰糖一併調入。每日晨起、晚餐時食用。杏仁粥具有止咳潤中、潤腸通便的效用，適宜於肺虛咳嗽、氣逆痰喘症的藥粥調養，症狀表現如氣逆喘促、大便乾燥、痔瘡下血、小便淋漓、足浮腫等。腸燥便祕、面容憔悴者亦可服之。

2.黑米阿膠粥～滋陰補虛，養血美容

阿膠30克，黑糯米100克，紅糖適量。先將黑糯米煮粥，待粥將熟時，放入搗碎的阿膠，邊煮邊攪勻，稍煮2～3分鐘，加入紅糖即可。

每日分2次服，3日為1療程，間斷服用。有滋陰補虛，養血止血，安胎，益肺功效。適用於血虛月經不調，及咯血，衄血，大便出血等。

注意事項：連續服用可能有胸滿氣悶之感覺，故宜間斷服用，脾胃虛弱者不宜多食。

3.莧菜白米粥～清熱解毒，補血止血

莧菜90克，白米60克，大蒜1瓣，豬油15克，精鹽3克，味精1克，清水1000CC。先將莧菜揀洗乾淨，切成寸段。再將大蒜去衣皮，斬成碎米粒狀。將白米淘洗乾淨，放入鍋內加清水，上火燒開，待米煮至開花，加入莧菜、精鹽、味精、豬油、大蒜，繼續熬煮成粥。

有清熱解毒，補血止血。收斂止瀉，通利二便的功效。主治腸炎腹瀉，赤白痢疾，膀胱炎，尿道炎，小便淋瀝澀痛，咽喉炎，子宮頸炎，產後腹痛及二便不通等症。

注意事項：本品性寒滑利，凡脾胃虛寒、便溏泄痢者不宜服

用。

　　莧菜，為莧科植物莧的莖葉，有赤、白、斑數種，含多種維生素、豐富的鐵、鈣等礦物質及蛋白質、脂肪、碳水化合物、粗纖維等，其中赤莧含鉀、鈉、氯、鎂尤其豐富。莧菜的葉及種子含豐富的賴氨酸，可補充穀物氨基酸組成的缺陷，對人體，特別是對青少年的生長發育具有重要意義。本品性味甘寒，無毒，尤其有良好的止瀉止痢之功。民間常用碎米粉煮莧菜粥糊，並加上一點蒜末，既可調味，又能補血、消炎、止痢，對於患有急性菌痢、腸炎及二便不利的患者，尤為適宜。

4.長命菜肉末粥～利水去濕，散血消腫

　　長命菜90克，白米60克，豬肉末30克，精鹽3克，麻油12CC，清水1000CC。

　　先將白米淘洗乾淨，瀝盡水。再把採摘過的長命菜揀洗乾淨，切成碎段。炒鍋置火上，倒入麻油，加入豬肉末拌炒片刻，再加入長命菜、白米、精鹽及清水，燒開後轉用小火熬煮成粥。可清熱解毒，利水去濕，散血消腫。主治腸炎痢疾，濕熱黃疸，腳氣浮腫，熱淋，血淋，赤白帶下及痛腫瘡瘍等症。本品性寒滑利，凡脾胃虛

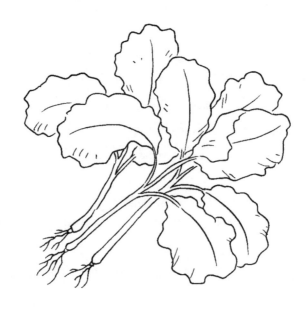

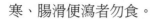

寒、腸滑便瀉者勿食。

　　長命菜，又名馬齒莧、馬齒菜、長壽菜、豬母菜等，為馬齒莧科植物馬齒莧的全草，以其耐久難燥故有長命之稱。含維生素（A、B、C）、蛋白質、脂肪、碳水化合物及磷、鈣、鐵等成分，尚含有草酸、樹脂、黃酮類和大量鉀鹽。本品性味甘、酸、寒。《本草綱目》中言：「馬齒莧可散血消腫，利腸滑胎，解毒通淋，治產後虛汗」。

　　據藥理實驗報告，長命菜對痢疾桿菌、大腸桿菌、傷寒桿菌及金黃色葡萄球菌均有一定的抑制作用。故臨床上常將長命菜入粥煮食，用以預防菌痢、腸炎、消化不良性腹瀉，其對急、慢性菌痢的療效，與磺胺脒、合黴素等相似。

　　5.香菇粥～降低血中膽固醇，增強抗腫瘤免疫力

　　香菇10克，白米100克，將香菇洗淨切碎，與白米同入鍋，加清水小火煮成稀粥，早晚溫熱服。日本醫學家透過動物實驗證明：香菇降低血中膽固醇有顯效，還可增強人體抗腫瘤的免疫力，對高血脂症非常適宜。

　　除此以外，持續運動，如散步、太極拳、游泳等，戒除菸酒，均可促進血液循環，加快體內的脂質代謝。

　　6.玉米粉粥～降低血脂，改善血液循環障礙

　　玉米粉、白米各100克。玉米粉用冷水適量調和；白米煮沸後加入玉米粉，再用小火熬煮即成，每日早晚溫熱服食。玉米含蛋白質、脂肪、澱粉、鈣、鎂、磷、鐵、維生素B群、菸鹼酸、泛酸、胡蘿蔔素等營養成分，其中玉米油有降低血脂作用，菸鹼酸、胡蘿蔔素等對動脈硬化、冠心病、心肌梗塞及血液循環障礙有一定的治療作用，本驗方適於高血脂症、肥胖症。

　　7.何首烏粥～擴張冠狀血管，恢復微血管彈性

　　何首烏20克、白米100克、大棗3枚。將何首烏洗淨晾乾，打碎備用。再將白米、紅棗加水放入砂鍋中，大火煮成稀粥，再加入何首烏末攪勻，煎煮數沸即可。晨起空腹溫熱頓服。何首烏具有補

肝腎、益精血之功效，對動脈硬化症有防治作用，並能擴張冠狀血管，輸送心肌營養和恢復微血管正常的彈性。以上配伍，主治高血脂、冠心病。

8.荷花粥～能解濕毒，治嚴夏暑熱、心煩失眠

荷花色澤清麗，花葉俱香，素有「出汙泥而不染，同流而不合汙」之譽。荷花性味甘、微苦。有消暑去濕、清肺安神之功能。以剛開放、瓣整齊、潔淨、氣清香者入粥為佳。

取白米100克煮粥，待粥快熟時，放入清洗乾淨的荷花20瓣左右，稍煮片刻即成，可酌量加糖，稍放涼後服食。炎熱季節常食荷花粥，能解濕毒，對嚴夏暑熱、心煩失眠、盜汗、醉酒等，皆有一定效用。

9.槐花粥～能減少血管通透性，預防中風

鮮槐花50克或乾品30克，白米50克，加水如常法煮粥，米將熟時放入槐花，稍煮熟後即可食用。槐花有清熱解毒、除濕止血的功能。有下焦出血諸疾如便血、尿血者，食用槐花粥可獲良效。藥理研究表明，槐花能增強微血管功能，減少血管通透性，故有止血效果；且能擴張冠狀動脈，防止動脈硬化，高血壓病人食用槐花粥，可產生預防中風的作用。

10.梅花粥～調治梅核氣，鬱悶不舒，食欲減退

每年1～2月間採集含苞待放的梅花花蕾，可鮮花入粥，亦可攤開曬乾備用。取白米50～100克，梅花鮮品10克或乾品適量，白糖少許。米加水如常法煮粥，煮至米開湯未稠時，加入梅花，改小火稍煮片刻，至稠湯即可。

梅花味酸澀，性平無毒。主入肝經，舒肝和胃、治鬱毒。梅花粥氣香味甜，用於調治梅核氣（是指咽喉部有梗塞感，但檢查無任何陽性特徵，屬精神官能症的一種），鬱悶不舒，食欲減退等，有較好的效果。每日煮粥，分早晚兩次吃完，溫熱後服食，5天為一療程。

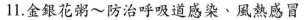

11.金銀花粥～防治呼吸道感染、風熱感冒

　　取金銀花50克或乾品30克，白米50克，加水500CC，一併煮粥。金銀花性寒，味甘，氣味清香。夏日常食金銀花粥，能清熱解暑，抗菌消炎。藥理試驗證實，金銀花具有廣泛的抗菌作用，對痢疾桿菌、傷寒桿菌、白喉桿菌、綠膿桿菌、鏈球菌、百日咳桿菌等，均有較強的抗菌作用，且有一定的抗病毒效果。金銀花煮粥食之，亦可防治呼吸道感染、風熱感冒、咽喉腫痛等疾患。小兒在夏令服食尤為相宜，能預防中暑，增強免疫力，減少膿皰瘡癤的發生。

12.南瓜花粥～失眠鬱悶者具有一定效果

　　取當日開放的雄性南瓜花（連柄一起採摘，去掉花萼，花柄去皮）60克，白米50克。待米將熟時加入南瓜花，至粥湯稠時即成。南瓜花甘溫，無毒，治鬱毒。因其含有胡蘿蔔素、維生素A、芸香甙和多種酶類，故近幾年來南瓜花在一些地區已成為一種時鮮蔬菜。用南瓜花煮粥食之，對於失眠鬱悶者具有一定的輔助治療效果；且有改善失眠、利尿的作用。

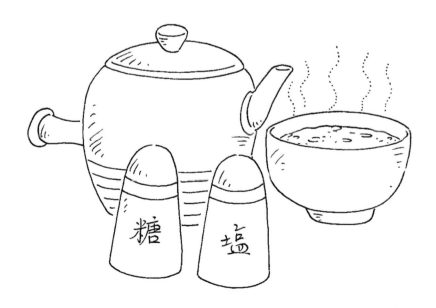

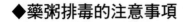
◆藥粥排毒的注意事項

1.藥粥排毒為一種輔助療法，有利於縮短病程，促進痊癒。但對某些急性病、重病患者，不宜單獨應用。

2.選用藥粥，也應辨證施粥。因人、因病、因症、因時、因地而靈活選用，最好在有經驗的中醫師指導下應用。

3.根據病情和食物的性味不同，在藥粥中可以適當加入糖或鹽，但不應過多，否則可能影響藥粥的療效。

第十一章
飲汁排毒

　　果汁色彩誘人、味道鮮美、營養豐富，在塑化劑疑雲籠罩，市售飲料內容物是否天然無毒遭到質疑的今日，仍然成為人們日常鍾愛的保健飲品。常喝果汁，不但能健康身體，還能排毒養顏。但是，你必須要知道，其實喝果汁也有很多講究。

　　怎麼喝果汁才最科學呢？本篇飲汁排毒說明果汁能清熱排毒、生津止渴，解毒主要針對火熱之毒、肺熱之毒、肝火之毒、腸胃之毒，能夠消暑行氣、補血、健脾胃、增加食欲、治脾胃虛弱、食少便溏、體倦乏力及熱病煩渴、吐血衄血、小便赤痛等症。篇中更告訴你自製的方法，教你自製飲料汁、營養豐富、味道鮮美，讓你愛不釋手。

◆飲汁排肺熱

　　肺是最嬌嫩的器官之一。每天的二手菸以及你呼吸的每一口空氣都可能將漂浮的顆粒、有害氣體帶進體內，影響肺的健康。肺主皮毛，如果肺臟中有毒素，皮膚就會晦暗、沒光澤；肺毒上升，肺的反射區右臉頰也會冒出痘痘；毒素在肺，還會干擾肺內的氣血運行，使得肺臟不能正常排泄胸中的悶氣，而乾燥最容易導致肺部毒素累積下來，因此排肺熱之毒是十分重要的。不妨多吃一些防燥排肺熱之毒的潤肺食物，比如蘋果、楊梅、百合、草莓、荸薺、杏仁等。

栗子湯

【配方】栗子500克，白糖150克。

【製法及用法】

1.先將栗子揀過、洗乾淨，用刀削去部分外殼。

2.取鍋將栗子放入，加水浸沒栗子，置中火上煮沸，然後撈出，剝掉殼及殼內棕衣。

3.再將栗子放入鍋中，倒入白糖，加水0.5～1公升拌和，然後用中火煮開後，改用小火燜軟，即可出鍋。

【功效】發散風寒，消痰潤肺排毒

【附注】

1.此湯熱食。

2.在出鍋前可加少許糖桂花。

蘋果汁

【配方】蘋果2個，白砂糖250克，檸檬酸5克。

【製法及用法】

1.先將蘋果挑揀乾淨，削去皮，用刀對半切開，挖去核。

2.將蘋果搗爛，放入乾淨鍋中，加少量的水，置火上煮沸，然後用小火保溫30分鐘，離火，晾涼。

3.在蘋果濃汁中，加入糖、檸檬酸，不斷攪拌均勻。

4.冷卻後放入冰箱內冰鎮。

5.飲用時，取出蘋果濃汁，加入冰水即可。

【功效】潤肺導滯，清熱排暑

杏仁湯

【配方】杏仁50克，白砂糖200克。

【製法及用法】

1.將杏仁放在熱水中浸泡數分鐘，去皮。

2.用小石臼將杏仁搗碎或碾成粉狀，加750CC開水調和，用紗布濾汁，使杏仁汁流入盛器內。

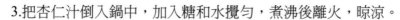

3.把杏仁汁倒入鍋中，加入糖和水攪勻，煮沸後離火，晾涼。

4.飲用時，取2湯匙，加250CC冷開水後即可飲用。

【功效】清瀉肺熱，化痰止咳，消積滑腸。

【附注】可治傷風感冒、氣喘、咳嗽、支氣管炎、便祕等症。

楊梅汁

【配方】新鮮楊梅500克，白砂糖250克，檸檬酸6克。

【製法及用法】

1.先將楊梅洗乾淨，放入鍋內，加水1500CC置火上煮沸1小時，離火，晾涼。然後進行過濾，去渣取汁，待用。

2.取乾淨鍋，將楊梅汁、糖一同放入，用小火煮沸即離火，晾涼的同時再加入檸檬酸，不斷攪拌均勻。

3.靜置後放入冰箱內冰鎮，飲用時取出即可。

【功效】生津止渴，排肺熱

【附注】楊梅汁冷、熱飲均宜。

鮮橘汁

【配方】新鮮柑橘1000克，白砂糖300克。

【製法及用法】

1.先將柑橘洗淨，剝去橘皮，剝出橘瓣，再將橘瓣上的白衣剝去。

2.取出橘肉放在盛器中用勺壓出橘汁，或用消毒紗布包起橘肉擠出橘汁。

3.將砂糖用50CC開水溶化，待用。

4.取容器，把橘汁放入，然後加入開水1500CC及糖漿，調和均勻，晾涼後置於冰箱內冰鎮即可。

【功效】行氣健脾

【附注】剩餘的橘肉，可加糖攪拌成橘肉醬，另用。

檸檬汁

【配方】新鮮檸檬500克，白砂糖150克。

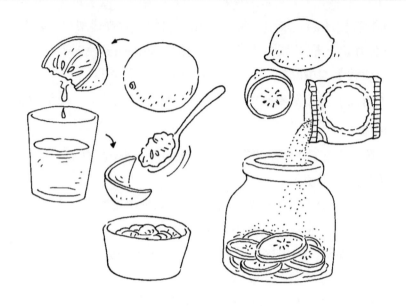

【製法及用法】

1.先將檸檬洗淨，切成兩半。用紗布包好擠壓，使汁流入杯中。

2.把擠出的果汁放入鍋中加糖煮沸，邊煮邊攪，待糖全部溶化，並進行過濾，然後裝入消毒過的瓶中，晾涼待用。

3.飲用時兌入500CC冰水或冷開水即可。

【功效】增加食欲，生津止渴

【附注】擠汁後餘下的檸檬皮，切成片用糖醃漬，可製成蜜汁檸檬片。

西瓜汁

【配方】成熟西瓜1個，白砂糖100克。

【製法及用法】

1.先將所用的鍋、籮、刀、勺等器具消毒，罩好待用。

2.把西瓜洗淨揩乾，切片，把挖出的瓜瓢放在過濾器內，將過濾器置於空鍋上，用木柄搗爛瓢，濾去筋絡及瓜子，瓜汁濾入鍋中。

3.在瓜汁中加入砂糖，不斷攪拌至均勻，然後置於冰箱內冰鎮。

4.飲用時，取出瓜汁加冰水或冷開水即可。

【功效】生津解暑，利尿消腫

【附注】應選用成熟的西瓜，生瓜出汁率低。

◆飲汁排暑熱

夏天舌苔發黃、口臭，是因夏季天氣燥熱，體內缺少津液，胃火上升，好多人都感覺「吃不飽」，除了一日三餐之外，零食不離手，胃部的壓力增加，當食物在胃中得不到充分咀嚼，就會影響其營養吸收，使毒素上升，從而出現有口氣、舌苔發黃等問題。此時應排暑熱之毒。

番茄汁

【配方】新鮮番茄1000克，白砂糖100克。

【製法及用法】

1.先將番茄洗淨，剝去番茄皮。

2.取消過毒的紗布袋，裝入番茄，用力將紗布袋旋轉，擰擠出番茄汁，用一容器盛接。

3.取乾淨鍋，放入番茄汁及糖，置小火上，邊煮邊攪，待煮沸後，離火晾涼。

4.置於冰箱中冰鎮，飲用時取出即可。

【功效】抗病扶正，養陰排熱

【附注】

1.要選新鮮透紅的番茄。

2.剩餘的番茄肉，加糖攪拌，成番茄醬，另用。

鮮藕汁

【配方】鮮藕1根，清水1000CC。

【製法及用法】

1.先將鮮藕洗淨，用刀刮去外皮。

2.用乾淨木棍將鮮藕搗爛成泥，然後用紗布絞取汁。

3.將汁置於火上加水煮沸，迅速離火，晾涼，盛入瓶內蓋好，置

於冰箱內冰鎮。

4.飲用時，取1湯匙，加入250CC冷開水即可。

【功效】活血補血，健脾胃，增加食欲。可治脾胃虛弱、食少便溏、體倦乏力及熱病煩渴、吐血衄血、小便赤痛等症。

銀耳汁

【配方】銀耳150克，白砂糖400克。

【製法及用法】

1.將銀耳加水浸泡，然後把發好的銀耳摘除根部，洗乾淨，待用。

2.取鍋，將銀耳、糖一起放入鍋內，加750CC水置火上煮沸，撇去浮沫，改用小火將銀耳熬煮成濃稠狀，離火，晾涼，放入冰箱內冰鎮。

3.飲用時，取出銀耳汁，加冰水或冷開水調和即可。

【功效】健脾開胃，清涼消暑。可治高血壓、血管硬化、眼底出血，肺結核等症。

草莓汁

【配方】新鮮草莓500克，白砂糖150克，檸檬酸6克。

【製法及用法】

1.先將草莓揀洗乾淨，撕去底部綠色花托。

2.將草莓放入清潔的瓷盆或其他搪瓷盛器內，取木棒將草莓搗爛壓汁並過濾。

3.置火上將草莓汁煮至滾沸，離火冷卻，加入檸檬酸調和均勻。

4.將糖加500CC開水溶解成糖漿，晾涼。

5.食用時，取草莓汁，加入糖漿中攪拌均勻，然後再加冷開水500克調勻即可。

【功效】清熱排暑，生津止渴。

甘蔗汁

【配方】甘蔗500克，黑豆60克，炙何首烏60克，方糖8塊，檸

檬酸4克。

【製法及用法】

1.先把甘蔗洗乾淨，削皮，用刀切成小塊，加250CC水，置於火上煮沸，用小火保溫30分鐘，離火，過濾取汁。

2.將黑豆、炙何首烏一同放入鍋內，加150CC水，置於火上煮10分鐘，離火，晾涼，過濾，去渣取汁，待用。

3.把甘蔗汁倒入混合液中，加500CC冷開水、糖、檸檬酸，不斷攪拌至均勻。

4.放入冰箱內鎮涼。飲用時，取出即可。

【功效】潤肺補身，健脾胃。

【附注】

1.炙何首烏、黑豆在中藥店常有出售。

2.如無甘蔗、可用甘蔗汁代替。

荷葉湯

【配方】新鮮荷葉1～2張。

【製法及用法】

1.先將荷葉洗淨、切成絲。

2.取乾淨鍋，將荷葉絲放入，加水浸沒荷葉，然後置中火上煮沸1～2分鐘，離火燜10分鐘後，加白糖及鹽粒，再置火上煮沸，隨即由火上取下、晾涼，盛入杯中即成。

【功效】清熱解暑

【附注】

1.每100CC荷葉湯可加白糖約1匙。

2.可加鹽數粒調味，不加亦可。

3.如無新鮮荷葉，可用乾荷葉煎湯，乾荷葉在中藥店有售。

蓮心湯

【配方】乾蓮子250克，白糖150克。

【製法及用法】

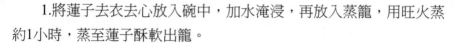

1.將蓮子去衣去心放入碗中，加水淹浸，再放入蒸籠，用旺火蒸約1小時，蒸至蓮子酥軟出籠。

2.取鍋洗淨，放入一大碗水，再加白糖與蒸酥的蓮子，置於火上，隨煮隨攪，煮至滾沸。

3.將煮好的蓮心湯晾涼，放入冰箱中冰鎮即成。

4.食用時，可加入適量冰水。

【功效】清心火之毒

【附注】乾蓮子去衣去心方法：先在容器中放入沸水500CC，加入食鹼25克拌和，置入乾蓮子250克略燜一會兒，然後用刷帚擦推至水混、衣多，重複擦推幾次至蓮子上衣淨（推擦時動作要快，因時間一長，蓮心胖脹，衣就不易擦掉），即撈出，用冷水反覆沖洗乾淨，再用牙籤或細竹針摘掉蓮子綠心。

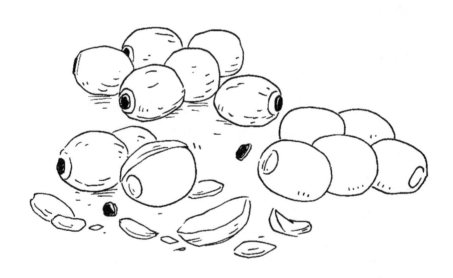

◆飲汁清火毒

清火熱之毒常用水果、五穀甚至小麥嫩苗等原料，據我所知，

有人用大麥嫩葉和小麥嫩苗等榨成汁或者直接買現成的大麥嫩葉青汁來喝，可以產生排毒清腸、改善便祕、抗輻射的作用，因為裡面含有很多膳食纖維。持續一段時間，整個人會覺得神清氣爽！而且長期喝，還可以改善人們的過敏和長痘的體質，值得嘗試。

青梅湯

【配方】新鮮青梅500克，生薑15克，甘草末30克，食鹽5克，紅乾椒5克，鮮青椒20克。

【製法及用法】

1.先將青梅揀淨，拍壓去仁，放竹篩上晾曬。

2.把生薑搗爛放入鍋內，然後加入甘草末、食鹽、青梅肉一起拌勻，待用。

3.將鮮青椒、紅乾椒各切成絲，與上述混合物一起拌勻，然後裝入玻璃瓶內，略壓緊，上撒少量食鹽，蓋緊。

4.飲用時，取青梅25克，用250CC開水泡飲。

【功效】清火止渴，疏心通氣，可治煩熱口渴，食欲不振，氣悶不舒等症，並能解暑及預防消化道傳染病。

【附注】

1.切忌沾水，切勿多接觸熱手，否則會造成青梅湯變質。

2.甘草末中藥店均有出售。

紅棗綠豆湯

【配方】綠豆250克，紅棗50克，白糖100～150克。

【製法及用法】

1.先將綠豆揀過洗淨，再將紅棗揀過用溫水洗乾淨。

2.取鍋放入綠豆及紅棗，加水約1升。用旺火煮沸後，改用小火將綠豆燜煮至酥軟。

3.將紅棗綠豆湯晾涼，放入冰箱中冰鎮，待用。

4.食用時可酌加冰水，或加食用冰塊。

【功效】清熱利尿，安心神

【附注】此湯冷食、熱食均宜。

西瓜翠衣湯

【配方】西瓜翠衣20克，白砂糖70克。

【製法及用法】

1.將瓜皮翠衣切成小塊。

2.取乾淨鍋，放入小塊瓜皮，加500CC水煮沸約5分鐘，離火燜約20分鐘，再煮沸，去渣取汁。

3.在西瓜翠衣汁液內加糖，攪勻，置於火上煮沸，晾涼，放入冰箱內冰鎮，即可飲用。

【功效】清熱解暑，發汗毒

【附注】此飲料保存時間不宜過長，現吃現做。

百合綠豆湯

【配方】綠豆250克，鮮百合100克，白糖100～200克。

【製法及用法】

1.將綠豆揀去雜質，洗乾淨，放入鍋中，加水用旺火燒開，再改用中火煮30分鐘左右，待綠豆煮至開花，離火待用。

2.剝開百合的鱗瓣，棄去外面老瓣，洗淨。取鍋加水，放入百

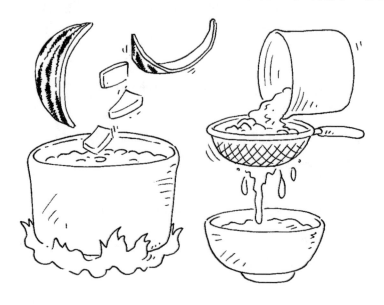

合，置火上將百合煮軟。

3.再將百合放入綠豆中加糖同煮，隨煮隨攪，煮沸後，即盛出晾涼，放入冰箱中冰鎮待用。

4.食用時加冰水或食用冰塊。

【功效】清熱解毒

【附注】

1.亦可將綠豆過篩製成綠豆沙。

2.此湯冷食、熱食皆可。

甘蔗荸薺湯

【配方】甘蔗1根，荸薺500克。

【製法及用法】

1.先將甘蔗沖洗乾淨，削（或刨）去皮，切成段，備用。

2.將荸薺洗刷乾淨。

3.取鍋洗乾淨，放入甘蔗段和荸薺，加水淹浸，然後置中火上煮。待煮沸後改用小火煮20分鐘，離火，將甘蔗荸薺湯倒入清潔消毒的食具中，晾涼，放入冰箱中隨意取飲。

【功效】清熱瀉火

【附注】

1.甘蔗荸薺湯冷飲、熱飲均佳。

2.甘蔗段可取出當零食，荸薺可作菜餚。

紅豆湯

【配方】紅豆250克，白糖100～200克。

【製法及用法】

1.先將紅豆揀過洗淨。

2.取淨鍋將紅豆放入，加水約2升，置旺火上煮沸後用小火燜煮至紅豆酥軟。

3.將白糖放入攪拌均勻，再煮沸後，晾涼，放入冰箱中冰鎮。

【功效】清熱利尿

【附註】

1.在出鍋前可加糖玫瑰或糖桂花。

2.待涼後加食用冰塊亦佳。

3.此湯冷、熱食皆宜。

4.放入紅棗同煮即成紅豆紅棗湯。

白芸豆湯

【配方】白芸豆250克，白糖100克。

【製法及用法】

1.先將白芸豆揀去雜質，洗淨。

2.取淨鍋放入水，倒入白芸豆，用旺火煮沸後，改用小火將白芸豆煮至酥軟，加入白糖攪拌均勻，置火上煮至滾沸。取下晾涼，放入冰箱中冰鎮。

【功效】清熱利尿，健脾消食

【附註】此湯冷食、熱飲均宜。

桂圓紅棗湯

【配方】桂圓肉50克，小紅棗250克。

【製法及用法】

1.剝開桂圓肉，去掉雜質，略微沖洗一下。

2.小紅棗揀淨，漂洗數次，最後浸於清水中，備用。

3.小紅棗與桂圓肉一起加水煮至紅棗熟透即可。

【功效】清心火，安心神

【附註】

1.桂圓肉及小棗含糖量高，可不另外加糖。

2.荔枝肉可代桂圓肉。

◆飲汁清心火

中醫認為，舌與心臟相通，如果潰瘍長在舌頭上，則是心火旺

的表現，而當心火旺盛變為火毒之時，更會在額頭上出現痘痘。當這種毒素無法排除時，會影響睡眠，並出現胸悶、刺痛的現象，隨著氣溫漸漸攀升，人的心火也隨著天氣慢慢攀「升」。急需清心火解毒。

清鹽筍湯

【配方】冬筍或竹筍500克，精鹽少許。

【製法及用法】將筍剝去筍殼，切去老根，縱向剖開，放鍋內加適量水（以浸沒筍為度），放大火上煮開，改用小火煮10分鐘。出鍋前加入精鹽，離火冷卻，撈出筍肉，筍湯倒入盆內放入冰箱，隨飲隨取。

【功效】瀉腎火，利水濕

【附注】筍肉可以做菜用。清水冬筍或清水竹筍罐頭中的筍湯也可以利用，倒入鍋內加少許精鹽煮開離火冷卻後，放入冰箱，隨飲隨取。味鮮清淡爽口。

玉米湯

【配方】新鮮整根玉米1.5公斤，白糖適量。

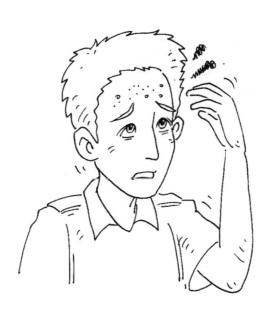

【製法及用法】

1.將新鮮玉米去鬚和外衣（留下緊貼玉米的一層內衣），放鍋中加適量水（以淹過玉米為度），用大火煮開，改用中火煮30分鐘，離火燜10分鐘。

2.開蓋取出玉米，玉米湯中加少許白糖，攪溶，冷卻後即可食用。

【功效】清熱利尿，消渴

【附注】1.煮玉米的湯有一股特殊的清香味，微甜。如不加糖，改放少許鹽也很適口。

2.一般家庭將煮玉米的湯倒掉不用實在可惜。

玉米粒湯

【配方】新鮮玉米粒1碗。

【製法及用法】

1.將剝好的新鮮玉米用水洗淨，用刀削下玉米粒，放入盛具中，取碗，量1碗玉米粒待用。

2.取乾淨鍋，倒入1碗玉米粒，加3碗水，然後置於大火上煮開，再用小火將玉米粒煮熟，離火，晾涼，放入冰箱冰鎮。

【功效】利尿排石

【附注】1.此湯冷食、熱食均宜。

2.可酌加適量白糖或少許精鹽。

3.玉米粒燜煮所需時間，視玉米粒的老嫩而定，老的多煮，嫩的少煮，要以煮熟為度。

牛奶米湯

【配方】鮮牛奶1瓶，米湯1升，白糖適量。

【製法及用法】

1.燒飯或煮稀飯時撇出1升米湯晾涼。

2.將鮮牛奶燒開，加入白糖，晾涼。

3.將牛奶和米湯倒在一起攪拌，放入冰箱或用冷水冰鎮即可食

用。

【功效】平衡陰陽，排毒利水

【附注】營養豐富，特別適合老年人和幼兒食用。

綠豆湯

【配方】綠豆500克，白砂糖300克。

【製法及用法】

1.把綠豆揀去雜質，漂洗乾淨，加水浸泡2小時。

2.在鍋中放入綠豆，加水（以浸沒綠豆為宜），煮至酥爛，加糖再煮開，離火冷卻，盛入盆裡，置冰箱內冰鎮。

3.飲用時，取出綠豆酥，加冰水即可。

【功效】清涼去火，降低血壓，治赤目。

【附注】可治療痱子、瘡疥等症，也可治小便脹滿、尿毒症、尿道感染、腎炎等症。

綠豆薏仁湯

【配方】綠豆50克，薏仁50克，白糖100～150克。

【製法及用法】

1.先將綠豆，薏仁揀過，洗乾淨。

2.取清潔鍋，將綠豆和薏仁放入，加水1～1.5升，置於中火上煮沸，然後用小火燜至酥軟，再將白糖加入，隨煮隨攪，待煮沸後離火晾涼，放入冰箱中冰鎮即成。

【功效】健脾胃、清肝火

【附注】可用紅豆代綠豆，製成紅豆薏仁湯，用紅棗可製成紅棗薏仁湯。

薄荷綠豆湯

【配方】綠豆50克，乾薄荷葉少許，白糖4匙。

【製法及用法】

1.綠豆湯製法同上綠豆湯中的綠豆湯製法。

2.用水將乾薄荷葉沖洗一下，放入小鍋內加1碗開水浸泡30分

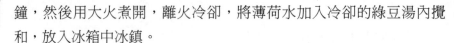

鐘，然後用大火煮開，離火冷卻，將薄荷水加入冷卻的綠豆湯內攪
和，放入冰箱中冰鎮。

3.食用時取出盛入小碗。

【功效】去風熱，鎮靜解毒

【附注】

1.乾薄荷中藥店裡有出售。

2.用料多少視飲用的人數多少而定。

3.可在綠豆湯中加下列配料，如芡實、薏仁、糖蓮心、蜜棗、紅
糖瓜、蜜青梅、薄荷等。如用芡實、薏仁等，均要事先煮好。如用
蜜青梅、紅糖瓜，均要事先煮好，切成絲。蜜棗去核。

4.食用時亦可加冰水或食用冰塊。

5.此湯冷食、熱食均宜。

◆飲汁清胃腸

人們總是覺得自己很講衛生，吃的東西都很乾淨，但其實毒
素到處都是，水源中的汙染物、蔬菜殘留的農藥、防腐劑、化學物
質、色素等都不斷進入我們的腸胃。所以要想排毒，每週選擇一天
或兩天為清胃腸之毒日，採用各種胃腸清毒湯排除腸道毒素是非常
有效的辦法。

白蘿蔔汁

【配方】白蘿蔔500克，白砂糖70克。

【製法及用法】

1.先將白蘿蔔洗淨，用刀切成片。

2.取消過毒的容器，將切片的白蘿蔔放入，加糖拌和均勻。

3.放置4小時，連蘿蔔帶汁飲食即可。

【功效】清肺化痰，消化積食，

【附注】可治咳嗽痰多、咽喉乾痛、消化不良等，用以預防咽
喉疾患也有較好效果。

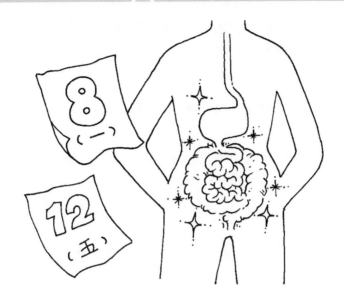

風髓汁

【配方】松子仁30克，胡桃肉35克，蜂蜜25克，白砂糖100克。

【製法及用法】

1.將松子仁、胡桃肉揀乾淨，用開水浸泡，然後用木棍搗爛如泥。

2.把蜂蜜、糖用少量溫開水溶化，然後加入松子、胡桃泥汁，不斷拌勻。

3.飲用時，用開水或冷水沖飲即可。

【功效】能補肺養血健腎，潤滑腸道，通便。

【附注】可治肺虛久咳、久喘，腎虛腰痠腿軟及老人大便燥結等症。

菊花露

【配方】冰糖100克，開水1000CC，白菊花2克。

【製法及用法】

1.將菊花挑選乾淨，用1000CC水浸泡，過2小時後進行過濾，去渣留汁待用。

2.將菊花汁與冰糖一同放在瓷杯或瓷缽裡，用沸水沖後蓋緊，待

晾涼後即可飲用。如置於冰箱內冰鎮，則味道更佳。

【功效】去風熱，利頭目

紅茶露

【配方】紅茶15克，白砂糖150克，檸檬酸4克，開水1000CC。

【製法及用法】

1.先將紅茶用50CC開水浸泡，過1小時後進行過濾。去渣取汁，待用。

2.把白砂糖、紅茶汁一起放在容器內，倒入剩餘開水，不斷攪拌使糖溶解，晾涼。

3.在紅茶汁中加入檸檬酸，攪拌均勻，即可飲用。

【功效】健脾消食，去痰

山楂露

【配方】山楂醬70克，檸檬酸4克，白砂糖150克，開水1000CC。

【製法及用法】

1.先將砂糖用70CC開水溶解，待用。

2.取大口容器，將山楂醬、檸檬酸放入，並加入剩餘開水，攪拌均勻。

3.然後將糖漿傾入混合液中，不斷攪拌至均勻，晾涼後在冰箱內冰鎮，即可飲用。

【功效】解濕毒

【附注】如無山楂醬，可用山楂粉代替。

糖薑露

【配方】老薑1塊，紅糖50克，清水1000CC。

【製法及用法】

1.先將老薑洗淨，刮去皮，用刀拍至扁碎，切成薑末。

2.取鍋，將薑末放入，加水煮開後用小火熬煮15分鐘，加入糖，再煮開後即離火，用紗布過濾。

3.將濾液裝入瓶中，晾涼，置於冰箱中冷凍。

4.飲用時取出糖薑露，再加冰水即可。

【功效】發散風寒，去寒毒

【附注】

1.如無紅糖，也可選用白砂糖。

2.也可不用冷凍，直接加熱水沖飲。

桑味露

【配方】新鮮桑葉6片，白砂糖45克，橘子汁30CC。

【製法及用法】

1.先把桑葉洗淨，用手撕成小片。

2.取乾淨鍋，放入1500CC清水，置於火上燒開，然後將洗淨的桑葉片、糖放入，煮沸後即離火，晾涼，並進行過濾。

3.將橘子汁倒入桑葉汁中，攪拌均勻，隨時可飲。

【功效】清肝熱，除熱毒

【附注】如沒有新鮮桑葉，可用乾桑葉代替。

甘草露

【配方】生甘草100克，食鹽2克，白砂糖50克。

【製法及用法】

1.把生甘草放入乾淨的鍋內，加1500CC清水和食鹽，置於火上煮沸，離火，進行過濾，去渣取汁，待用。

2.把糖加入甘草汁中，用小火煮一煮，即離火，晾涼，置於冰箱內冷凍。

3.飲用時，取出甘草露即可。

【功效】去風熱，解百毒

桃子飲

【配方】白鳳桃子500克，白砂糖200克。

【製法及用法】

1.先將桃子洗淨，剝去外皮，去核，取其肉和汁液。

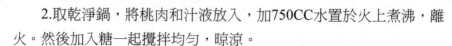
2.取乾淨鍋,將桃肉和汁液放入,加750CC水置於火上煮沸,離火。然後加入糖一起攪拌均勻,晾涼。

3.冷卻後放入冰箱中冷凍。飲用時取出即可。

【功效】行氣導滯,治氣鬱。

奶仁飲

【配方】消毒牛奶250CC,白砂糖45克,紅茶15克。

【製法及用法】

1.先將茶葉用50CC開水沖泡,浸泡,晾涼,去葉取汁。

2.取乾淨鍋,倒入茶水,加入白砂糖、牛奶及200CC冷開水混合攪勻,置於火上微微加熱使糖溶解,離火,晾涼。

3.靜置冷卻後放入冰箱內冷凍。飲用時,取出即可。

【功效】清活肺氣,化痰解毒

陳皮飲

【配方】陳皮30克,白砂糖50克。

【製法及用法】

1.先將陳皮洗乾淨,撕碎,待用。

2.取大號陶瓷杯,將陳皮放入,加100CC開水沖泡,晾涼,過濾,去渣取汁。

3.將陳皮汁倒入鍋中,加入800CC開水及糖,微微加熱使糖溶解並調和均勻,離火,晾涼。

4.放入冰箱內冰鎮,飲用時取出即可。

【功效】補虛贏、健脾胃,去痰毒。

三豆飲

【配方】綠豆20克,紅豆15克,黑大豆15克,白砂糖50克。

【製法及用法】

1.先將綠豆、紅豆、黑大豆挑揀洗淨。

2.將豆子倒入鍋內,放入500CC水,置於火上煮沸,保溫2小時離火,晾涼,用木棍搗至酥爛。

3.加入糖，不斷攪拌至均勻。

4.放入冰箱內冷凍。飲用時，取出加入冰水即可。

【功效】開胃增食欲。活血消瘀。

◆飲汁清肝火

中醫認為肝為疲極之本，不規律的生活、長時間熬夜、生氣等都會影響肝臟的氣血，使毒素上升；臉部兩側以及小腹是肝經和它相互關聯的膽經的反射區，一旦肝臟排毒不暢快，臉部兩側就會冒痘痘；青色是肝膽之色，肝膽排毒不暢，臉色自然發青；而且肝毒不能及時排出，會阻礙氣的運行，肝氣鬱結，黃褐斑就會爬上臉龐，情緒也會低落。因此清肝火之毒十分重要，需要認真對待。

柏葉飲

【配方】嫩側柏葉1束，白砂糖100克。

【製法及用法】

1.先用清水把柏葉浸泡，然後晾曬。

2.取乾淨鍋，將柏葉放入，置於火上不斷翻炒至脆。並研成粗

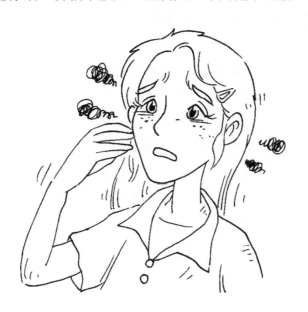

末,冷卻。

3.用250CC清水,將柏葉末放入,加糖,放在火上煮沸,然後用小火加熱約1個小時,離火,過濾晾涼,置於冰箱內備用。

4.飲用時,每次取25克,加250CC開水即可。

【功效】振作精神,益理智能,

【附註】可治療吐血、咯血,久咳不癒,胃口不好等症。

水芝飲

【配方】蓮子500克,甘草30克,食鹽3克,白砂糖20克。

【製法及用法】

1.將甘草、食鹽放在鍋內,先置於火上不斷翻炒至脆,並研成細粉,冷卻後待用。

2.取乾淨鍋,把蓮子放入,放在火上烘烤至熟,同時加入糖,離火。冷卻後研磨成細粉。

3.將甘草粉拌入蓮子粉中,攪拌均勻,盛入容器內待用。

4.飲用時,取1～2湯匙,用250CC開水沖飲即可。

【功效】通心氣、益精髓

【附註】可治心腎不足、心悸健忘,睡眠不安,頭暈耳鳴及脾虛泄瀉,胃口較差,白帶清稀等症。

荷葉飲

【配方】新鮮荷葉9片,白砂糖100克。

【製法及用法】

1.先將新鮮荷葉洗淨。

2.取鍋,把荷葉放入,加入少量的水,置於火上煮沸,然後用小火保溫15～20分鐘,離火。進行過濾,去渣取汁。

3.然後加入糖,攪拌均勻,置於冰箱冷凍。飲用時,取出即可。

【功效】減肥化痰

【附註】如無新鮮荷葉,可用乾荷葉代替。凡高血壓、高血脂、肥胖症,以及夏天因受暑引起的頭昏腦脹、胸悶煩渴、小便短

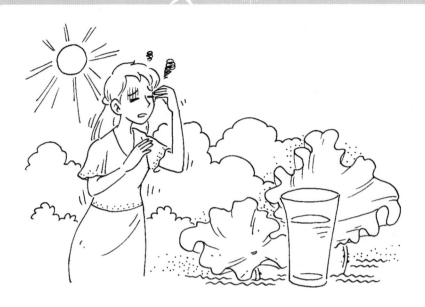

赤等症，均宜服用。

翠衣飲

【配方】西瓜翠衣15克，炒梔子12克，赤芍20克，白砂糖150克，黃連0.2克，甘草0.3克。

【製法及用法】

1.先將西瓜皮外邊一層薄薄的綠皮切下，沖洗乾淨後切成小塊。

2.取鍋，放入小塊瓜皮，與炒梔子，赤芍、黃連、甘草混合，加清水750CC，置小火上煮70分鐘，濾渣取汁。

3.在混合汁液中加入糖，攪拌均勻，晾涼後即可飲用。

【功效】清熱化痰解毒

【附註】

1.此產品保存時間不宜過長，一般現做現吃。

2.炒梔子、赤芍、黃連、甘草中藥店常有出售。

枇杷竹葉飲

【配方】鮮枇杷葉30克，鮮竹葉30克，鮮蘆根30克，白砂糖20克，食鹽4克。

【製法及用法】

1.先將枇杷葉、竹葉、蘆根用水洗淨，撕成碎片。

2.將這些原料放入鍋內，加清水750CC，置於火上煎煮10分鐘，過濾，去渣取汁。

3.趁熱放入糖、食鹽，攪拌均勻。

4.靜置冷卻後放入冰箱內冰鎮。飲用時，取出即可。

【功效】化痰解毒

【附注】鮮枇杷葉、鮮蘆根、鮮竹葉在中藥店常有出售。

蜂蜜紅茶飲

【配方】紅茶20克，蜂蜜15克，白砂糖40克。

【製法及用法】

1.先將紅茶用開水沖泡，浸透、晾涼，去葉留汁。

2.取容器將蜂蜜、白砂糖一起放入，加750CC開水，攪拌均勻，然後將紅茶汁倒入容器內一起攪拌均勻。

3.晾涼，放入冰箱中冷凍。飲用時取出即可。

【功效】滋陰潤肺，去燥毒

山楂荷葉飲

【配方】山楂15克，荷葉12克，滑石5克，甘草5克，白砂糖150克，白朮10克，藿香5克。

【製法及用法】

1.將山楂洗淨，用50CC開水浸泡，然後置火上煮沸，離火，過濾去核取汁，待用。

2.將荷葉撕成小塊，與滑石、白朮、藿香、甘草一起放入鍋內，加500CC水，置於火上煮20分鐘，去渣取汁。

3.取容器，把混合濃汁放入，然後加入糖及山楂汁，調和均勻，晾涼後置於冰箱內冰鎮。

4.飲用時，取出山楂荷葉濃汁，加入冰水即可。

【功效】活血化瘀，去血毒

紅棗湯

【配方】優質紅棗250～500克。

【製法及用法】先將紅棗揀乾淨，洗棗宜用溫水。

2.取鍋洗淨，放入紅棗0.5～1公斤，置旺火上燜煮1～2小時，取下待涼，放入冰箱內冰鎮。

3.食用時可兌入冷糖水或食用冰塊。

【功效】清火除渴，活血排毒

山藥湯

【配方】山藥500克，白糖100克。

【製法及用法】1.先將山藥洗淨，削去或刨去皮，切成薄片或小塊。

2.取鍋，放入山藥片（或塊）、白糖，加適量水攪拌，然後置於中火上煮沸，再移到小火上煮至山藥酥軟。離火盛於消過毒的食具中，晾涼，放入冰箱冰鎮即成。

【功效】止渴潤腸、理中排毒

【附注】1.此湯冷食、熱食均宜。

2.每100克山藥湯放1匙左右白糖。

3.在離火前，加少量糖桂花亦可。

菊花決明子飲

【配方】決明子15克，杭菊花6克，白砂糖30克。

【製法及用法】

1.先把杭菊花、決明子挑揀乾淨，放在鍋裡，用100CC開水浸泡，保溫1小時後進行過濾，去渣取汁，待用。

2.將糖放入鍋內，用開水沖泡溶解，然後將混合濃汁倒入，加入250CC冷開水，不斷攪拌至均勻，晾涼。

3.放入冰箱內冰鎮。飲用時，取出即可。

【功效】清肝明目，降血壓

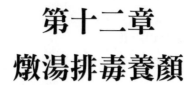

第十二章
燉湯排毒養顏

　　燉湯排毒重在調理人體內臟氣血，將養分、水分、五味和五氣有機地融合在一起，不僅展現了中華飲食文化的豐富內涵，且具有強身健體的重要調理作用。

◆燉湯排毒家庭製作法

　　俗話說：「無湯不補」，排毒靚湯以其鮮美的味道，豐富的營養和誘人的色澤為家庭營養保健增添了一道靚麗風景。但排毒靚湯的製作說起來容易，做起來卻大有講究。在這一部分內容中，我們針對家庭靚湯製作中的基本技巧做出了深入細緻的分析和介紹，以供大家參考。

一、製湯的四大要領

　　製湯須掌握的關鍵是：

　　1.必須選用鮮味濃厚、無腥味的新鮮原料，如雞、鴨、豬、牛瘦肉及其骨骼（魚、羊肉一般不用），素湯用香菇、筍等味鮮的素料製成。

　　2.湯料要冷水下鍋，一次加足，中途不宜加水。

　　3.掌握好火力和時間。製奶湯：旺火燒沸，中火保持沸騰狀至製成（火力過大易焦底，過小則汁不濃、色發暗、黏性差、鮮味不足）。製清湯：旺火燒沸，小火保持微沸不騰，直至製成（火力過大，湯色變白不清；過小則味不鮮）。

　　4.製湯切勿先加鹽，否則湯不濃不鮮，蔥、薑、酒等調料也要加

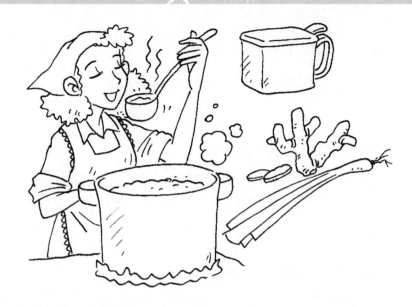

得適當。

二、高級清湯～補氣養血排毒

　　用動物性原料製作的湯稱為葷湯。葷湯在菜餚製作中應用非常廣泛，吊湯在多數情況下指的就是吊製葷湯。葷湯具有成色分明、光亮度高、味道鮮醇、工藝複雜等特點。

　　品質標準：湯汁鮮醇、清澈見底、色澤微黃、膠性很大。

三、濃白湯～養陰排毒

　　濃白湯多用於高檔菜餚，既是燒、扒、溜等菜餚的調味品，又是燉、氽等菜餚的主要原料，如白扒魚翅、芙蓉蛋、奶湯魚肚、奶湯鯽魚等。用豬肚、豬腸、豬爪、雞爪、鴨掌等下腳料，含有豐富的膠原蛋白和脂類，能產生很好的乳化作用，經長時間熬製也可以製成奶湯。

　　品質標準：湯汁濃稠、味道鮮醇、色澤乳白。

四、一般清湯～養胃和脾，利尿化濕

品質標準：湯汁清澈、口味鮮香、濃度較低。湯汁增加了鮮味。

五、魚白湯～補腦、益智、排毒

魚白湯具有與肉白湯不同的魚鮮味，因此，一般都用這種湯烹製以魚為原料的菜餚，如扒魚丸、奶湯鯽魚、奶湯桂魚等白顏色的菜餚。

六、一般素湯～化痰利尿，健脾益胃

素湯與清湯不同，素湯是用植物性原料或菌類原料調製的湯稱為素湯。素湯脂肪含量很低，尤其不存在令人害怕的動物脂肪，具有較好的清香味和一定的鮮味，是調製素菜烹製素湯的上好原料。

七、五味湯～五臟排毒

湯從口味上分還有鹹湯、甜湯、酸辣湯。甜湯和酸辣湯都是在鮮湯基礎上調製的。燉湯的兩個關鍵環節為：

1.選料要新鮮，多用肥禽畜，增加湯的鮮味。

吊湯原料要新鮮是吊湯首要的關鍵問題。無論是動物原料還是植物原料，在新鮮狀態下所含營養物質變化很小，因此氣味一般都很好。即便是菌類原料，也要透過品質檢驗來確定其乾製時的新鮮程度和加工保管過程中的新鮮程度有無變化。

2.原料要冷水下鍋，中途不宜加水，水料比例適當。

吊湯原料絕大多數都是以蛋白質為主要成分的蛋白體。根據蛋白質的性質，原料若熱水下鍋，其表面受高溫會導致蛋白質變性，表面的變性蛋白質層，既阻止水向原料中滲透，使原料組織難以破壞，又會阻礙原料中水溶性含氮浸出物的進入。因此，吊湯原料一定要冷水下鍋，利用水的滲入在加熱狀態下破壞原料組織，使各

種物質及營養素溶於水中。吊湯所用的原料和水是按一定比例配定的，中途加水會沖淡湯的濃度，影響湯的品質。

◆人人可用的解毒靚湯

保健靚湯人人皆宜。婦女產前產後氣血虛弱，男性陽痿不舉，性功能減退，老人脾胃虛弱，精神不濟，兒童厭食哭鬧，疳積消食都是家庭保健靚湯主治的最佳適應症。

一、婦女保健解毒湯

女人排毒清腸有利於身體調養，排毒減肥，排毒纖體，排毒瘦身……哪些食品可以有效排毒清腸？女性很有必要掌握一點餐桌點湯的知識，畢竟美味與美麗兼得的好湯誰也不想錯過。以下是女人排毒燉湯、排毒纖體的首選。

當歸墨魚湯

【配方】羊肉500克，墨魚（連骨）250克，當歸20克，淮山藥60克，紅棗5粒（去核），生薑20克。

【製法及用法】羊肉洗淨，切塊，用開水除去膻味；墨魚洗淨，取出墨魚骨，略打碎。當歸、淮山藥、生薑、紅棗（去核）洗淨與羊肉、墨魚、墨魚骨一同放入鍋內，加清水適量，大火煮沸後，小火煲3小時，調味供用。

【功效】能補血養肝，溫經止帶。

【附注】用於婦女血虛，帶下清稀，面色萎黃者。

龜苓潤膚湯

【配方】金錢龜1隻（其他龜代替亦可），紅糖10克，土茯苓500克，赤芍、生地各15克。

【製法及用法】金錢龜去腸雜，洗淨斬塊，各藥材洗淨。將全部用料放入沙鍋內，加適量水，熬煮3小時。飲湯吃龜肉。

【功效】此湯能清熱祛濕、解毒、潤膚。

【附注】適用於消瘦婦女，並伴有常生瘡毒、暗瘡者。

沙參心肺湯

【配方】沙參、玉竹各15克，豬心肺1副，蔥白25克。

【製法及用法】豬心肺洗淨切塊，沙參、玉竹、蔥洗淨。全部用料放入鍋內，加水適量，煮至豬心肺熟透，放入食鹽少許調味即可。喝湯吃豬心肺。

【功效】此湯能滋養肺胃。

【附注】適用於消瘦婦女並伴有陰虛之咳嗽、咽乾口渴、大便燥結、皮膚乾燥等。

銀耳杞瓜湯

【配方】銀耳9克，瘦肉200克，木瓜250克，枸杞6克。

【製法及用法】銀耳先行浸透，木瓜去皮、核切粗塊，加瘦肉、水3碗，煮2小時，用鹽調味即可。

【功效】此湯能潤肺祛痰，通便，養顏嫩膚。

【附注】適用於消瘦婦女並伴有乾咳、大便祕結引起面部生暗瘡、皮膚粗糙等。

二、男人保健解毒湯

男人長時間待在辦公室裡，忙到甚至沒有時間去養生保健，身體長期處於「亞健康」狀態而焦慮，導致臟腑失調，陰陽失衡。男人保健解毒湯多用來瀉除各類毒素，同時補充各種維生素及鈣質，俗話說得好：「藥補不如食補」，在家煮一鍋男人保健解毒湯既簡單又有效。

蓮子銀耳蛋湯

【配方】蓮子9克，銀耳6克，淮山藥15克，雞蛋1～2顆

【製法及用法】蓮子9克，銀耳6克，泡軟，與淮山藥15克，加水適量煎湯，煮至熟透時，打入雞蛋1～2顆，稍加砂糖調勻享用。

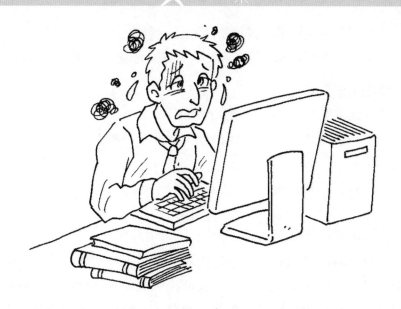

【功效】本方能扶脾，澀精，壯陽，適用於男人腎虛遺精及性功能減退。

白菜清湯

【配方】大白菜嫩心250克，料酒、精鹽少許，花生油50克、清湯200克、麵粉15克，味精、白胡椒粉各適量，蔥薑末、香油少許。

【製法及用法】1.白菜心洗淨，切成小長方塊，放入開水中氽一下，撈出備用。2.炒鍋上火燒熱，放入花生油，油熱時即將乾麵粉放入鍋中，炒熟（不可炒煮）後，加清湯沖開，倒在碗中備用。3.原鍋上火，加入少許香油，油熱後翻炸蔥、薑，炸出香味後，撈出不用，再把白菜倒入翻炒，然後加適量清湯，料酒、味精、精鹽、胡椒粉都放入，待湯汁少而濃白時，出鍋即成。

【功效】此湯有實脾胃，清積滯的功效。

荷葉雞蛋湯

【配方】荷葉1～2片，雞蛋2顆，紅糖適量。

【製法及用法】將荷葉、雞蛋洗淨，加水適量同煮，蛋熟後去殼再煮約1小時，加入紅糖溶化，分2次食用。

【功效】瀉火解毒、養陰清熱、舒心寧神。

【附注】適用於男人陰虛陽亢之頭痛，頭暈，胸翳，煩躁等。

糯稻根雞蛋湯

【配方】糯稻根100克，雞蛋2顆。

【製法及用法】先將糯稻根煮湯取汁，再將雞蛋打入，煮成蛋湯後食用。

【功效】此湯益氣止汗。適用於自汗、盜汗等症。

三、小兒保健解毒湯

小兒保健解毒湯能改善小兒因氣血循環不良，新陳代謝不佳所導致的脾胃虛弱，氣血不調，四肢發冷、氣色不佳症狀。將食材加上湯水，以小火慢燉細熬，秉持烹調時，以簡單調味料調味之原則熬燉的湯品，對小兒保健極有益處。

涼粉草粉葛湯

【配方】涼粉草60克，粉葛120克。

【製法及用法】清水六碗煎至一碗半，去渣飲用（亦可加白砂糖少許調味）。

【功效】涼粉草粉葛湯，有清涼解毒，除煩止渴的功效。

【附注】用以治療小兒痰火咳嗽，感冒發熱，咽乾咽痛，胃火牙痛，頸、背肌肉疼痛等症。

墨魚煲節瓜湯

【配方】節瓜500克，豬肉300克，乾墨魚100克，紅棗10粒，薑1片，鹽適量。

【製法及用法】1.節瓜刮去皮洗淨。2.乾墨魚用清水浸1小時，洗淨，放入滾水中煮5分鐘，取出洗淨，可以取去墨魚骨。3.豬肉放入滾水中煮5分鐘，取出洗淨。4.紅棗洗淨去核。5.把水11杯或適量放入鍋內煮滾，放入豬肉、乾墨魚、紅棗、節瓜、薑煮滾，慢火煮3小時，下鹽調味。

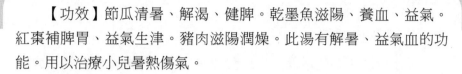

【功效】節瓜清暑、解渴、健脾。乾墨魚滋陽、養血、益氣。紅棗補脾胃、益氣生津。豬肉滋陽潤燥。此湯有解暑、益氣血的功能。用以治療小兒暑熱傷氣。

黃耆泥鰍魚湯

【配方】泥鰍魚300克、瘦肉250克、紅棗10粒去核、黃耆25克、薑1片。鹽適量。

【製法及用法】1.黃耆、紅棗洗淨。2.瘦肉洗淨，放入滾水中煮5分鐘，撈起洗淨。3.泥鰍魚放入將滾之水中燙一下，用清水沖一沖，切開肚，取出內臟，洗淨抹乾水。4.燒熱鍋，下油二湯匙，放入泥鰍魚，煎至兩面微黃色鏟起，裝入布袋內，以免魚骨掉在湯內。5.水9杯或適量放入鍋內煲滾，放入泥鰍魚、瘦肉、黃耆、薑煲滾，慢火煲3小時，下鹽調味。

【功效】補正氣、健脾胃用以治療小兒多汗體弱。

【附注】泥鰍魚補中益氣，黃耆補正氣、健脾胃。紅棗補脾和胃、益氣生津。

莧菜鯽魚湯

【配方】莧菜250克、鯽魚1條重約300克、薑1片、蒜蓉10克。

【製法及用法】1.莧菜洗淨，擇短段。2.鯽魚宰後，刮去鱗，取去內臟洗淨，抹乾水，用少許鹽醃15分鐘。3.燒熱鍋，放入油2湯匙，下薑及鯽魚，煎至兩面黃色鏟起。4.放入蒜蓉爆香，加入水7杯或適量燒滾，放下鯽魚大火滾約5分鐘，放下莧菜煮滾，約需10分鐘，下鹽調味。

【功效】清熱毒、補脾生肌可治療小兒小便不利，貧血，消瘦。

【附注】莧菜含有多種維生素及豐富的鐵、鈣等礦物質，一向被視為補血佳蔬。莧菜具有解毒清熱、補血、通利小便功效。鯽魚則利水消腫、益氣健脾、清熱解毒。

四、老人保健解毒湯

以水分為主要的燉湯，由於製作過程中，比起一般料理，大大減少了油煎、油炸的比例，除可預防老年肥胖，更能減緩心血管疾病的產生。所以老人保健解毒湯對年紀大的朋友，則能達到增進新陳代謝、活膚抗老，保持青春活力的效果。

黃羊湯

【配方】黃羊肉500克。

【製法及用法】加生薑及肉桂、少許小茴香和鹽。煮熟食用。

【功效】補正氣、消邪毒

【附注】用於老人過勞而致的身體虛弱。治脾胃虛弱所致之反胃、消瘦等症。

耆龍羊肉湯

【配方】羊肉、黃耆、龍眼肉。

【製法及用法】取羊肉250克，洗淨，切塊，放沙鍋內，再放入黃耆50克，龍眼肉25克，加水適量，大火燒沸，再用小火熬燉至肉爛，加少許油、鹽調味，即可。

【功效】溫陽解毒。可主治老人容顏憔悴，面色不華，貧血。

滋陰龜肉湯

【配方】烏龜肉、百合、大棗。

【製法及用法】烏龜肉250克，百合50克，大棗10顆同入鍋內，加水適量，煮至龜肉熟爛即可。每次400～500CC，每日1次，吃肉喝湯。

【功效】滋陰解毒。

【附注】可主治老人容顏憔悴，面色不華，失眠

魚鰾蔥白湯

【配方】魚鰾30克，蔥白10克，調料適量。

【製法及用法】將魚鰾泡軟，加水適量，煮至沸，入蔥白再煮

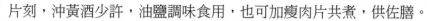

片刻，沖黃酒少許，油鹽調味食用，也可加瘦肉片共煮，供佐膳。

【功效】補腎益精，熄風通陽。

【附注】適用於老人陰虛陽亢之頭痛，或伴耳鳴、鼻塞諸症。

◆常見解毒靚湯的製作

透過喝湯真正產生強身健體、防病治病的作用，在湯的製作和飲用時一定要遵循科學原則，否則就可能出現偏差。從中醫藥保健的角度來看，營養靚湯的製作包括兩個部分。一是通常意義上的食物靚湯，二是中藥湯劑，兩者常常結合起來運用，特點是在中醫藥膳中，中藥湯劑和食物靚湯常常合為一體。而要真正做出營養豐富，療效顯著的靚湯，不了解中藥靚湯的基本製作方法是不行的。

靚湯治病依據的是辨證施治的基本原則，無論是呼吸系統疾病，還是消化系統疾病都要分為寒、熱、陰、陽，並採取相應的治療原則。我們介紹的幾種常見病所採納的靚湯，都是依據中醫藥膳的治療原則並在實踐中不斷總結出來，相信能夠產生積極的治療效果。

一、鴨湯解毒～清補心肺，滋腎益精

鴨湯是常見的滋補類湯之一。鴨湯的主要成分是鴨脂肪。西方有一種很流行的說法，即是說鵝鴨脂肪有益心臟健康。據報導，居住在法國西南部的加斯科尼人，世世代代習慣於用鵝、鴨脂肪代替牛油，烹飪菜餚與做小吃，如煎鵝肉餅、炒鵝肚醬等，很少有人患心臟疾病。該地區一些老人的養生之道就是用鵝、鴨脂肪炒菜，用鵝肝醬塗麵包，多喝礦泉水。該地區的這種飲食習慣已引起世界衛生組織的興趣。他們做了相應的比較，在10萬名中年人中，該地區每年死於心臟病的人只有80名，而在法國其他地區每年死於心臟病的人卻有145名，在美國，則多達315名。為此，長壽學專家對鴨湯進行化學成分結構分析測試後指出，鴨的脂肪是一種類似於橄欖油

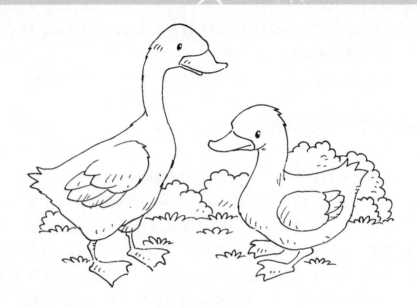

的食用油，它不僅不會增加機體的膽固醇含量，而且對心血管產生一種正面保護作用，有益於心臟的健康。下面介紹一些常見的鴨湯滋補方，可供讀者選用。

1.清肺熱的青蘿蔔燉鴨湯

【配方】青蘿蔔500克、瘦鴨一隻重約7000克、陳皮1／4個、薑一片。鹽適量。

【製法】青蘿蔔去皮，洗淨，切厚片。陳皮用清水浸軟，刮去瓤，洗淨。鴨宰後，取出內臟，切去腳及尾，洗淨，放入滾水中煮五分鐘，取起洗淨。而後，用水11杯或適量放入煲內煲滾，放入青蘿蔔、陳皮、薑、鴨、煮滾，慢火煮三小時，下鹽調味。

【功效】鴨能滋陰補虛、利尿消腫。青蘿蔔能健胃消食、清熱解毒、順氣利尿。陳皮能調中消痰、宜通五臟。此湯有清肺熱、潤喉，補而不燥的特點

2.去暑清熱的冬荷煲老鴨湯

【配方】冬瓜1000克、瘦光鴨一隻重約500克、鮮蓮葉1／4片，芡實100克、江瑤柱50克、陳皮1／4個。

【製法】陳皮用清水浸軟，刮去瓤洗淨。江瑤柱用清水浸軟，

約浸一小時。芡實、蓮葉洗淨。冬瓜洗淨，連皮帶瓤切大塊。鴨切去腳，切去鴨尾兩粒子，以去膻味，洗淨，鴨放入滾水中煮十分鐘，取起洗淨，如怕肥，可以撕去部分鴨皮。之後，用水13杯或適量放入鍋內，陳皮也放入鍋內煲滾，放入冬瓜、鴨、芡實、蓮葉、江瑤柱煮滾，慢火煮三小時，下鹽調味。

鴨能滋陰補虛、利尿消腫。冬瓜能清熱消痰、利水消腫。江瑤柱能補肝腎。芡實能固腎益精、補脾去濕。蓮葉能去暑。本方特點為去暑、清熱。補脾，開胃。

3.補陰益肺的蟲草燉鴨

冬蟲夏草15克，老雄鴨1隻（去毛、內臟，洗淨），再加酒、蔥、薑、鹽等調料一起加水燉煮，熟後食用。功能益氣填精，滋陰補血，健脾補肺。適用於病後或手術後體質虛弱、頭暈盜汗、咳嗽氣短、消瘦乏力、夜眠不安等症。

方中冬蟲夏草是一味名貴滋補藥品，性味甘溫，既補精血，又助腎陽。老鴨善滋陰補虛，與冬蟲夏草同用，可增強滋補效力，且降低蟲草溫性，使全方藥性平和，更宜於陰虛氣促勞咳者。

4.開胃的清湯鴨掌

【配方】鴨掌6隻，肉絲50克，香菇50克，筍片30克，豆苗25克，高湯450克，雞油4克，細鹽3克，黃酒10克。

【製法】鴨掌先洗淨放入湯鍋內，置火上，將鴨掌煮熟後撈出，用指甲（或刀）把皮順掌劃開（注意保持鴨掌完整不碎）。肉絲放入碗內，加冰水浸泡至血水滲在水中。把盛有高湯的鍋置在旺火上燒開，放入肉絲、鴨掌、冬菇、筍片，微開，撈出肉絲，加入少許涼水。待湯再開，撇去浮沫，加入細鹽、黃酒、豆苗，待湯略開，起鍋盛入湯碗內，淋上雞油即成。特點為湯清鮮爽口，鴨掌熟脆。

【功效】清補，開胃，滋陰補虛，補肺止咳

5.補血的鴨血豆腐湯

【配方】鴨血250克，豆腐2塊，細鹽2克，醬油4克，香油10

克，高湯750克，辣椒、蔥末各少許。

【製法】先將鴨血用清水洗淨，切成1.7公分見方的塊，豆腐同樣切成1.7公分見方的塊，分別放入開水同汆一下，撈出瀝乾水。湯鍋置火上，倒入高湯燒開，再放鴨血塊、豆腐塊，煮至豆腐漂起，加入細鹽、醬油、蔥末、辣椒。待湯再開，起鍋盛入湯碗內，最後淋入香油即可。特點為色澤美觀，營養豐富。補鐵促血。

6.清補心肺的蟲草燉水鴨

【配方】水鴨1隻，冬蟲夏草10～20克。

【製法】水鴨去毛及腸臟，將冬蟲草洗淨放入其腹內，以竹籤縫合切口，置燉鍋內加水適量隔水燉熟，調味，飲湯食鴨肉。

【功效】清補心肺，滋腎益精，和胃消食。民間用於神經衰弱，食欲不振，遺精，陽痿，貧血，肺結核咯血等疾病。

二、補虛祛病鯽魚湯

鯽魚營養較豐富，每百克含蛋白質13克、脂肪1.1克、碳水化合物0.1克、無機鹽0.5克、鈣54毫克、磷203毫克、鐵2.5毫克及維生素B1、B2、尼克酸等。

鯽魚性味甘、平，有利尿消腫、益氣健脾、清熱解毒、通脈下浮的功效。《醫林纂要》中記載：「鯽魚性和緩，能行水而不燥，能補脾而不濡，所以可貴耳。」《本草經疏》中記述：「鯽魚入胃，治胃弱不下食；入大腸，治赤白久痢，腸癰。脾胃主肌肉，甘溫能益脾生肌，故主諸瘡久不瘥也。」

臨床上常用鯽魚治療：

1.久咳：鯽魚加紅糖燉服，連服數次。

2.下乳：鮮鯽魚，加水不加鹽煮湯，湯色呈乳白時飲服，同時食魚肉。

3.脾胃氣冷，不能下食，虛弱無力：《食醫心鏡》中介紹：鯽魚250克，細切，起作膾，沸豉汁熱投之，著胡椒、乾薑、橘皮、蒔蘿等末。空腹食之。現已可不用蒔蘿。

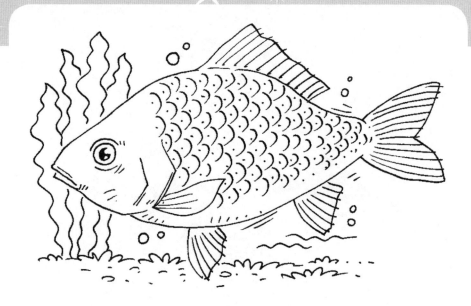

4.產後壁痛抽筋：《吉林中草藥》中記述：活鯽魚1條，重250克，將魚切成約7公分長的小塊，不去鱗、腸，用香油炸焦。服後飲熱黃酒200CC，出微汗即可。

此外，四川民間用魚鱗熬膏，用治婦女崩中帶下，每天服2次，每次1～2匙，以溫酒及開水化服。

三、鴿肉湯～清熱抗癌，消腫排癤

鴿，是一種清補的重要滋補品。鴿的血、油可作藥用。性味甘、平，能清熱解毒，消腫排癤，主要成分為蛋白質、脂肪，多種維生素和微量元素，是小兒防病，婦女強身調血的重要藥物。歷代醫生都將鴿子作藥，用於排毒養生：

1.抗癌排毒鴿

【配方】肉鴿4隻。芝麻仁40克，雞蛋1顆、蔥段、薑片、精鹽、料酒、麵粉、澱粉、花椒、花椒鹽各適量，花生油300克。

【製法】將鴿子宰殺褪毛，從背部剖開取出內臟，斬去頭和腳爪，洗淨裝入碗內，放入蔥段、薑片、料酒、精鹽、花椒醃1小時左右，上籠蒸至八成熟時取出。揀出蔥薑、花椒、去掉骨頭、保持整

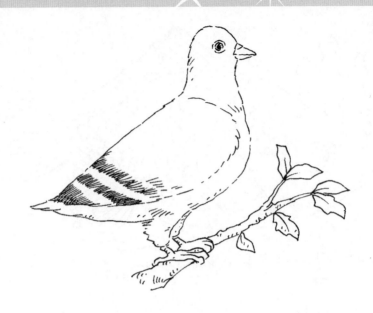

形，內膛朝上平鋪在盤中。將雞蛋、麵粉、澱粉調成糊，均勻地抹到鴿膛裡，撒上芝麻仁。炒鍋放到中火上，倒入花生油燒至七成熱時，將鴿子入鍋炸至呈金黃色時撈出瀝乾油，改刀切成骨牌塊，整齊地放到盤裡，撒上花椒鹽即成。

【功效】本方香氣濃郁，酥脆味美。能清熱解毒，適合於婦女產後虛弱，氣血不調或腫瘤病人放射後食用。

2.活血排毒鴿蛋

【配方】鴿蛋6顆。核桃仁100克，蝦仁100克，雞蛋1顆、精鹽、乾澱粉、花椒鹽各適量，豬油500克。

【製法】將鴿蛋放入涼水鍋內，上火煮熟，撈出放涼水中過涼，剝去蛋殼。將熟鴿蛋逐個切成兩瓣擺在盤中。核桃仁用開水浸泡剝去皮待用。蝦仁用刀剁成茸放在碗內，用乾澱粉和精鹽抓勻。將雞蛋清打入一個碗中，加乾澱粉調和成薄糊，再將鴿蛋切面上抹上一層蛋白糊，然後將蝦仁茸擠成半個鴿蛋大小的圓球，嵌在鴿蛋的上面，將核桃仁逐個嵌在蝦仁糊中間，用手抹圓成蛋形。炒鍋放火上燒熱，放入豬油燒至五分熟時，放入鴿蛋炸約2分鐘，用漏勺撈出。待油溫至七成熱時，再炸一次，撈出瀝乾油，裝盤撒上花椒鹽

即成。

【功效】本方能清熱解毒、活血化瘀，適合於各類腫瘤、癌症病人食用。

3.補氣排毒鴿

【配方】黃耆30克，白朮20克，茯苓30克，乳鴿1隻，食鹽、蔥薑各少許。

【製法】選取乳鴿1隻，去羽毛及內臟後洗淨放入燉盅內，加適量清水再放入黃耆、白朮、茯苓置於蒸鍋內，隔水燉熟，燉時加少許食鹽、蔥薑段調味，熟後吃肉飲湯。每隔3日燉服1次酌量食用。

【功效】黃耆、白朮、茯苓均能滋補中氣，以乳鴿燉服可補氣養血。

4.解毒補虛的乳鴿湯

【配方】乳鴿3隻，枸杞50克，清湯1500克，細鹽5克，糖8克，燒酒5克，蔥、薑、胡椒各少許。

【製法】將乳鴿去毛，開膛洗淨，每隻剁為4塊（腳、頸、頭、腰），後放入開水鍋中汆透撈出，洗淨血沫，枸杞用溫水洗淨。將鴿塊盛放在盤子裡，放入蔥段、薑片，加入清湯和枸杞，蓋嚴後上籠蒸90分鐘左右，取出撈出蔥、薑，加入細鹽、糖、燒酒，調好口味，盛入湯碗內，撒上胡椒即可。本方湯鮮味美，清口不膩

【功效】滋補強身

◆四季皆宜的排毒靚湯

排毒靚湯四季皆宜。春季靚湯補氣血，夏季靚湯清暑熱，秋季靚湯潤肺燥，冬季靚湯散裡寒，只要我們善於把握四季的變化，不斷利用靚湯調整人體健康狀態，就會獲得理想的排毒效果。

一、春季燉湯

春季雨水多、濕氣重，天氣多變，要注意健脾去濕，提高免疫

力。春天燉湯既祛濕健脾又美容，大致上，適宜春季燉湯的燉湯材料可選用：白朮、茯苓、當歸、淮山藥、薏米、扁豆等，健脾的食物有：鯽魚、胡蘿蔔、蘋果、淮山藥、小米、蓮子、芡實、豬肚、鴨、鵪鶉等。去濕的食物有：鯉魚、紅豆、金針花、萵苣、薏米、扁豆、冬瓜等。推薦幾款春季燉湯食譜。

扁豆湯

【配方】乾扁豆，洗淨，瀝水，青菜湯6杯，奶油2大匙，蔥花適量，芹菜段1／2杯，胡蘿蔔塊2／3杯，蔥頭塊1杯，豆腐一塊，酸牛奶適量，芹菜段1／4杯，桂花少量，檸檬汁適量，鹽適量，胡椒粉少量，熟雞蛋塊適量。

【製法及用法】1.把扁豆和青菜湯放入鐵鍋內煮開，蓋上蓋，把火滅掉。2.在炒鍋上加入2匙奶油燒熱，加入蔥花、芹菜、胡蘿蔔塊、豆腐、蔥頭和桂花，蓋上鍋蓋，煨煮10分鐘後，將它們倒入鐵鍋內，煨煮1.5小時後，再加入1匙奶油，拌入檸檬汁、鹽和胡椒粉，調好味加上雞蛋和酸牛奶。

【功效】理尿除濕毒

胡蘿蔔湯

【配方】奶油3大匙，胡蘿蔔塊4杯，蔥段1杯，青菜湯8杯，糙米1／3杯，鹽適量，胡椒粉適量，奶油5大匙。

【製法及用法】1.把沙鍋置於火爐上，用微火加熱，加入3大匙奶油。2.倒入胡蘿蔔、蔥段，蓋上鍋蓋，煮10分鐘。3.加入青菜湯，煮開後加入糙米，繼續燉煮45～50分鐘，至米飯熟爛。4.撒鹽和胡椒粉，調好味後，加上兩大匙奶油，出鍋上桌即可食用。

【功效】行氣健脾，消化積食

蔥頭湯

【配方】蔥頭，切成14～16塊，清水2杯，蔥花1杯，桂花適量，芹菜末2大匙，胡椒粉適量，鹽適量，乳酪2／3杯，麵包碎塊適量。

【製法及用法】1.將蔥頭、水和蔥花、桂花、芹菜末放入鍋內，急火煮開。2.蓋上鍋蓋，用緩火煮30分鐘，使蔥頭熟軟，加入鹽、胡椒粉，調好味。3.加上乳酪和麵包碎塊，趁熱吃。

【功效】發汗行氣，除寒毒

藕片湯

【配方】生藕400克，乾冬菇10克，豬肉100克，豬油10克，細鹽4克，白糖10克，燒酒、味精、蔥末、薑絲各適量。

【製法及用法】1.將豬肉洗淨，切成薄片，放入大碗內，用蔥末、薑絲、燒酒和少許細鹽混合汁浸泡5分鐘。冬菇用溫水浸泡洗淨（泡冬菇的水去掉泥沙留用）。藕洗淨削皮，切成象眼片。2.湯鍋置火上，放入油燒熱，先將豬肉片煸炒片刻，然後，注入清水2000CC，同時加入冬菇、燒酒、糖。煮5分鐘後（藕片此時已煮熟），放細鹽、味精，起鍋盛入湯碗內即成。

【功效】益氣健體，去痰毒

【附注】本湯鮮香味美，營養豐富，能益氣健體。

二、夏季燉湯

夏季燉湯清甜滋補，有去濕開胃，除痰健肺等溫和清涼功效，特別適宜身體瘦弱，虛不受補者飲用，是夏秋季節的合時湯水。

青蘿蔔湯

【配方】青蘿蔔2根（500克），甜梨5顆（不要鴨梨），紅棗4顆，細鹽5克，白糖15克。

【製法及用法】1.青蘿蔔洗淨，切滾刀塊，放入開水中汆一下，甜梨、紅棗分別洗淨，將甜梨切成滾刀塊待用。2.湯鍋置旺火上，放入清水3000CC，同時，加入青蘿蔔、甜梨、紅棗。燒開後，再用小火煮2小時，最後加入細鹽與白糖，起鍋即成。

【功效】行氣導滯，除食毒

【附注】本湯特點為湯色微黃，甜中帶鹹。可解暑，利尿，去

濕。

菠菜湯

【配方】菠菜500克，花生油、醬油、醋、胡椒粉、濕澱粉適量。

【製法及用法】1.菠菜洗淨，從根部掰開，切成3.3公分長的段。2.鍋上火，入油，燒熱後加醬油，將切好的菠菜下鍋翻炒至菠菜變軟、色綠後放湯。3.將醋加在濕澱粉中調勻，在沸湯中勾芡，待湯漸變稠時即可盛盤。吃時撒上胡椒粉。

【功效】有健脾胃，去濕毒，補血氣的功效。

法國番茄湯

【配方】奶油1大匙，蔥花2杯，豆腐2大匙，熟透番茄，切塊5～6個，青菜湯6杯，芹菜切段1／4杯，鹽適量，胡椒粉適量，麵包片適量，陳皮1片。

【製法及用法】1.把奶油放入鍋內，化開後，加入蔥花，煨煮5分鐘，然後加入豆腐、番茄、陳皮、青菜湯和其他輔料，急火煮開。2.蓋上鍋蓋，改用慢火煮20分鐘，把番茄煮爛加入鹽和胡椒粉，調好味後，加上作料和麵包片。

希臘白菜湯

【配方】橄欖油（或植物油）1大匙，蔥段1杯，蔥頭1～2個，番茄9兩，切好的白菜2斤，胡椒粉1／2茶匙，鹽1.5茶匙，芹菜末2大匙，清水適量。

【製法及用法】1.在鐵鍋內加入橄欖油，倒入蔥段和蔥頭，燒5分鐘後加入清水，用急火煮開，改用小火煨煮。2.加入番茄、白菜後，繼續燜煮45分鐘，直至白菜爛熟。3.撒鹽和胡椒粉，調好味，撒上芹菜末，趁熱吃用。

蔬菜濃湯

【配方】清水2杯半，胡蘿蔔塊2杯，馬鈴薯丁1杯，蔥頭1杯，青豆1杯半，番茄1顆，胡椒粉適量，鹽1～2茶匙，麵包渣1／2茶

匙，橄欖片1杯，菜豆，煮熟2杯，乳酪1／2杯。

【製法及用法】1.把清水放入湯鍋內燒開，倒入胡蘿蔔塊、馬鈴薯丁、蔥頭、青豆、番茄和胡椒粉，蓋上鍋蓋，用小火緩燒10～15分鐘，至蔬菜軟熟。2.加入鹽、麵包片和橄欖片，再繼續燒煮，不時翻炒，以免黏鍋。3.加入菜豆，調好味後，撒上點乳酪即可吃用。

煨蓮子湯

【配方】乾蓮子120克（或糖蓮子瓶），乾紅棗60克，綿糖100克（或冰糖亦可）。

【製法及用法】將蓮子（籽）略洗，放入中型鋁鍋內，加水半鍋，洗泡一會兒；紅棗亦略洗，放入鍋內，即可將鍋置爐上，先以大火燒滾，續用小火慢煨，約半小時，蓮子已有相當爛，加入綿糖，略為拌勻，再煨一刻鐘，即可連湯倒入大碗內，上席供食。

蓮子要用小火煨，才易酥爛，若用大火者，反而不易爛。若要加銀耳熬湯，最好把銀耳泡發，單獨煮好，然後與蓮子混合即可。蓮子清香，清熱潤肺。

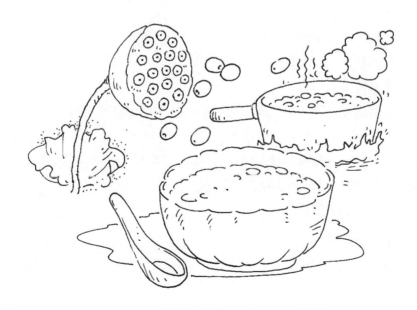

薏米湯

【配方】薏仁50克，玉米鬚1團，玉米15克，雞蛋1顆，黃瓜（或冬瓜）、胡蘿蔔適量，雞骨湯150克，鹽、澱粉各少量。

【製法及用法】將洗過幾次的薏仁用熱水泡一夜，次日放入雞骨湯中煮軟為止。中途把盛在袋裡（或用繩捆）的經過快洗過的玉米鬚倒入湯裡，生玉米粒用刀切開，胡蘿蔔和黃瓜切成球形加到湯中。全部軟爛時取出玉米鬚，加鹽並以澱粉勾芡。蛋黃和蛋白分開，攪開，再分別徐徐倒入湯中，用勺子壓著使成白雲狀浮在湯的表面。

【功效】本湯能清熱，解暑，去濕，利尿，清食。

三、秋季燉湯食譜

秋季燉湯能夠清暑熱，去燥潤肺，滋補強身，清潤養顏，營養滋補。由於秋季燉湯中加了豐富的肉類、蔬菜一起熬煮，食材中的營養素都溶於湯中，加上是全水解的營養成分，和我們的體液相近，很容易被腸胃吸收，真可說是最適合秋季人體血液循環吸收的方式，所以秋天喝些滋陰潤燥的燉湯對身體是十分有益。

蔬菜清湯

【配方】植物油2大匙，蔥段1杯，蔥頭1～3個，清水2大杯，胡蘿蔔絲1杯，芹菜段1杯，大頭菜1／2杯，萵苣絲1杯，辣椒1／8茶匙，鹽適量。

【製法及用法】1.在鍋上加入植物油，把蔥花和蔥頭倒入內，用微火煨5分鐘，加入清水，用大火燒開。2.移到小火上，加入胡蘿蔔塊、芹菜段、大頭菜、萵苣絲和辣椒。3.燜煮1.5小時後撒鹽，調好味後，再煮30分鐘，出鍋後即可食用。

【功效】滋陰潤燥

家常蔬菜湯

【配方】清水8杯，乾豌豆1杯，大麥1／2杯，扁豆1／2杯，蔥

段1杯，蔥頭4杯，青豆1杯，胡蘿蔔塊1杯，胡椒粉適量，鹽適量，麵條1／2杯

【製法及用法】1.將水倒入湯鍋內，用大火燒開。2.同時，將豌豆、扁豆和青豆洗淨。3.將所有的原料都倒入鍋內煮（鹽和麵條除外）。燒開後，移到小火上緩煮。如果太稠，還可以再加一點水。4.再燒一小時後，加入鹽和麵條，調好味。再燜30分鐘出鍋就可食用。

【功效】滋陰養胃

紅白蘿蔔湯

【配方】紅、白蘿蔔各250克，薑10克，調料各適量。

【製法及用法】將紅、白蘿蔔洗淨、切塊，加入薑塊、清水同煮，至熟透，加入食鹽調味即可。

【功效】行氣解毒

【附注】飲此湯吃蘿蔔。有減肥功用。

冬瓜豆湯

【配方】冬瓜100克，紅小豆30克。

【製法及用法】先將紅小豆洗淨，加水煮至半熟，加入切片的冬瓜共煮，約1小時即可。每晚喝湯1碗。

【功效】清涼解毒

【附注】有減肥功用。

冬瓜皮蠶豆湯

【配方】冬瓜皮50克，蠶豆60克，調料各適量。

【製法及用法】將冬瓜皮洗淨、切塊，與蠶豆一起加水3碗同煮，煎至1碗，加入鹽等調料即可。每日1碗湯。

【功效】利水消腫。此湯有減肥功用。

菠菜豆腐湯

【配方】豆腐3塊，菠菜150克，蝦乾5克，豬油10克，味精2克，細鹽4克，牛奶100克，蔥末2克，薑汁2克，高湯750克。

【製法及用法】1.將每塊豆腐平著切成3片，再切成條，用開水汆一下撈出。將菠菜去掉根和老葉，洗淨切成2.6公分長的段。蝦乾用溫水浸泡洗淨待用。2.湯鍋置火上，放入豬油燒熱，下蔥末熗鍋，放入高湯、細鹽、豆腐條、菠菜、蝦乾稍煮一下，然後放入牛奶、薑汁。待湯開，撇去浮沫，加味精起鍋盛入大湯碗內即成。

【功效】滋陰潤燥，清涼解毒

【附注】本湯味道鮮香，白綠相間。可補鐵且營養豐富。

補血養顏湯

【配方】蓮藕500克，豬肝100克，桂圓肉15克，紅棗10粒，鹽適量。

【製法及用法】蓮藕、豬肝分別洗淨切片，蓮藕與各藥材加水2000CC煲2小時，將好時放入豬肝煮熟，飲湯食豬肝。

【功效】補正去邪，補血養顏

【附注】能補血養顏。適用於氣血虛之貧血、神經衰弱症與面色蒼白、晦暗者。

丹參田雞湯

【配方】丹參25克，紅棗4枚，田雞250克。

【製法及用法】將田雞活宰，去皮、爪和內臟，紅棗去核，與丹參一起放入沙鍋內，燒沸後用小火煮約2小時，調味後飲湯吃肉。

【功效】此方能養肝健脾，活血散結。

【附注】用於慢性肝炎、肝硬化等屬肝鬱血瘀者，胸脇隱痛，體倦乏力，食欲不振，肝脾腫大等。

杞子田七煲雞湯

【配方】瘦光雞1隻、豬肉200克、枸杞25克、田七8克、薑1片。

【製法及用法】1.雞切去腳，洗淨，放入滾水中煮10分鐘，取出洗淨、瀝乾水。2.豬肉放入滾水中煮5分鐘，取出洗淨。3.枸杞洗淨。4.田七洗淨，搗碎。5.水12杯或適量放入鍋內煮滾，放入雞、豬

肉、枸杞、田七、薑煲滾，慢火煲3小時，下鹽調味。

【功效】有止血、散瘀的功能。

【附注】能補血、明目、止血和血。益智，健腦。

蒸鴨湯

【配方】白胡椒、生薑片、鴨。

【製法及用法】取鴨1隻，宰殺去毛和內臟，將白胡椒30克，生薑片100克，納入鴨腹內，放入盆中，上蒸籠蒸2小時，取鴨汁也可，每日1次，隨量飲食。

清熱消腫。

【附注】可主治食道癌。

四、冬季燉湯食譜

冬季靚湯散裡寒，用於製湯的原料，通常為動物性原料，如雞肉、鴨肉、豬瘦肉、豬蹄膀、火腿、魚類等。採購時應注意必須鮮味足、異味小、血汙少。這類食品含有豐富的蛋白質和核苷酸等，家禽肉中能溶解於水的含氮浸出物，是湯鮮的主要來源。

人參鹿肉湯

【配方】人參、黃耆、熟地、肉蓯蓉各6克，鹿肉250克，生薑3克。

【製法及用法】先將上述中藥煎湯，去渣取汁，再加入經洗淨、切塊加工後的鹿肉，及適量的蔥、酒、鹽等調料和水，以小火煨燉2～3小時，待鹿肉熟爛後即成。

【功效】此湯大補元陽，溫散寒毒。

【附注】適用於腎陽虛虧、老年體虛、畏寒乏力、腰膝痠軟、陽痿早洩等症。

烏雞湯

【配方】雄烏雞1隻，良薑3克，陳皮3克，胡椒6克，草果2克。

【製法及用法】烏雞去毛及內臟，洗淨切塊。上述藥物用紗布

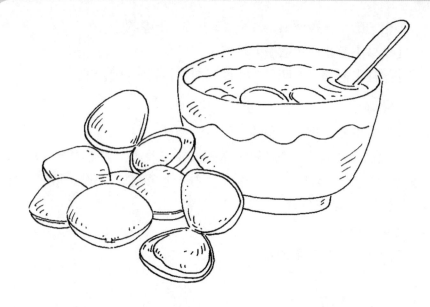

包好，與雞塊一同放入燉盅內，加適量水同燉（隔水燉）。2～3小時後，取出藥包，加入薑、鹽等作料即可，吃肉喝湯。

【功效】此湯滋陰解毒，能補益氣血。

【附注】適用於氣血虧損而致的身體虛弱、動則短氣、面色無華者。

鱸魚豆腐湯

【配方】花鱸魚魚頭500克，豆腐300克，冬筍片100克，香菇10克。

【製法及用法】先將魚頭用醬油浸5分鐘；將鍋燒熱，放入花生油，待油八成熱時，放入魚頭，煎至兩面呈黃色，加入料酒、醬油、糖各適量，再加溫開水500CC，放入豆腐，猛火燒5分鐘。把魚頭撈出，放入沙鍋，再將豆腐、湯水一起倒入沙鍋內，放入大蒜，慢火煮熬10分鐘，然後加入調味料，輕輕拌勻即成，佐餐服食。

【功效】滋陰補腎，益氣生精

【附注】本湯可以治腎虛不育。

赤小豆鯉魚湯

【配方】赤小豆150克，鯉魚1條，適量調料。

【製法及用法】先將鯉魚宰殺、去內臟，洗淨後切大塊，與赤小豆、適量清水同燉湯，加入料酒、鹽等調料，即可。

【功效】利水消腫。

【附注】此湯可佐餐。有減肥功用。

浮小麥魚湯

【配方】浮小麥100克，河魚1條（約半斤重，去雜，洗淨）。

【製法及用法】先將浮小麥煮湯取汁，再將魚及薑、蔥、酒、鹽等放入一起煮湯食用。

【功效】益氣固表，養血補元。

【附注】此湯益氣固表，養血補元。適用於盜汗、自汗、神疲乏力、夜眠不安等症。

菠菜鱖魚湯

【配方】菠菜心300克、鱖魚肉100克、奶湯500CC、豬油25克，精鹽、料酒、味精、胡椒、乾澱粉、雞蛋、雞油、蔥、薑適量。

【製法及用法】1.將菠菜燙熟，撈出用涼水沖涼後泡上。魚肉切成0.3公分粗、5公分長的絲，蔥、薑拍破。雞蛋1顆去黃留清加乾澱粉調成糊。魚絲加精鹽拌勻，漿上蛋糊，入開水內滑熟，撈出用涼水泡上。2.鍋燒熱放入豬油，下入蔥、薑入鍋翻炒，加奶湯煮片刻，撈去蔥、薑，放入菠菜、精鹽、料酒、胡椒、魚絲（原湯不要）燒開，撇去沫，淋雞油即可上桌。

【功效】有健脾胃，去痰飲的功效。

人參黑魚湯

【配方】人參15克，黑魚1條（約500克重，去內臟，洗淨）。

【製法及用法】加適量的酒、蔥、薑、鹽等調料一起煮湯後食用。

【功效】補氣養血，強壯復元。

【附注】適用於病後或手術後元氣虛弱、復元不佳、氣短乏力、四肢萎軟等病症。

第十三章
養顏美容排毒

　　從中醫的角度來說，面部晦暗、乾澀、鬆弛、皸裂乃至雀斑的出現都跟肌膚和內臟鬱毒有關，有了內臟鬱毒就會出現心情煩躁及憂鬱，而內在的原因則是五臟氣血較弱。養顏美容排毒的目的是著手於啟動、加強血氣的運行，從而減淡皮膚的色素沉澱及減慢色斑出現的速度。

◆皮膚排毒——使皮膚光滑的妙法

　　皮膚排毒是使皮膚光滑的妙法，以清腸熱毒的花果藥物作材料，最適宜腸內有熱毒的人，或經常於嘴部以下的位置生暗瘡的人內服或外用。

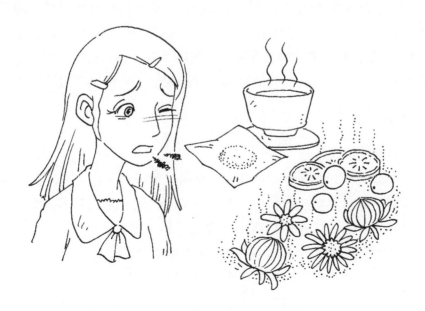

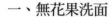

一、無花果洗面

這是西元13世紀由伊朗傳入中國的。其葉中含有蛋白分解酶，可使粗糙老舊的皮膚蛋白分解而「去舊化新」。方法是取無花果葉（新、乾均可）300～500克，裝進紗包袋，浸入熱水中，用紗布包洗面，擦身均可。若用之泡澡，效果更佳。

二、絲瓜化妝水

原產印度，現在世界各地均有栽培。其莖中的汁液中含有天然硝酸鉀，這種成分有柔和的軟化皮膚角質的作用。能有效地預防皮膚粗糙、皸裂。方法是在9～10月左右，將絲瓜地上莖約30～40公分處切斷。再使這30～40公分的莖彎曲插入瓶中，取其分泌的汁液，大概一個晚上就可以得到1公升的絲瓜水。然後按每500CC加100CC甘油和300CC酒精混合，每天洗臉後，用這種絲瓜化妝水來塗揉面部、手背或其他部位即可。

三、柚子果汁

儘管很多報導認為水果汁都有美容效果，但據日本研究，最好而又毫無刺激反應的是柚子。柚子中所含有的維生素C要高於橘子的4倍。尚含對肌細胞有極強保護作用的檸檬酸、酒石酸等。方法是壓取果汁，塗抹於面部或其他肌膚表面。要領是新鮮壓榨取汁，即取即用，不要存放。

四、艾葉紗布包

艾葉中含有揮發油、腺嘌呤、葉綠素等成分。最近發現艾葉中的鞣酸（單寧）對皮膚細胞有獨特的緊縮作用，可以有抗皮膚鬆弛和皸裂的效果。方法是用100克艾葉裝進紗布包中，沖入熱水，洗臉或泡澡用。每次泡澡時間在15～20分鐘左右為宜。

◆面部洗面──去舊化新除蝴蝶斑

面部是最容易被鬱毒侵害的部位，經常化妝的女人平時一定要先用卸妝液，再用洗面乳好好清潔皮膚。現在有很多含有活性物質的中藥，採用這些中藥調敷可以幫助面部血循環和淋巴循環，代謝面部毒素，改善膚色，幫助皮膚吸收營養和水分。如果這種情況下你的膚質敏感，還是要配合補水護理，所以你該去專業美容院了。

一、藁本調敷

藁本為傘形科植物，中國大部分地區都有分布。藥理試驗表明，藁本水煎液對多種致病性皮膚真菌有抑制作用。用治蝴蝶斑方法是取其根（或到中藥店購得），研成細末，先以香皂或洗面乳之類的親和劑洗去油汙，拭乾後，以蜂蜜水（5％濃度）調藁本細末，塗於患處。藥末乾後，再換新的調敷。每日2次，每次30分鐘。

二、柳丁核

本品為芸香科植物食用橙（香橙）的種子，有效成分為黃柏內酯和脂肪油、維生素類。方法為將濕種子（勿乾燥）研或砸碎，加柳橙汁少許，調和一下，塗在面部。最好是臨睡前用，早晨起床後再用清水洗淨，每晚一次即可。

三、浮萍

又名紫背浮萍或青萍。其含有多量的維生素B_1、B_2、C等。生長在池沼、湖泊或靜水中。中國各地均有分布。每年6～9月間撈取，洗淨，曬乾。方法是取曬乾的浮萍，碾成細末，用米醋（先用水稀釋成5％濃度，即5ml醋，加入95ml涼開水）調成糊，做成面膜敷在面部。每天一次，每次30分鐘。

四、薺苨

又名苦參、甜桔梗，為桔梗科植物。中國各地山野、平原都有分布。有效成分為β～穀甾醇、胡蘿蔔甾醇等。使用方法為取薺苨60克，肉桂0.9克，共碾細末，每次以果汁水（任何類型的水果汁均可）沖服細末3克，每日3次。據宋代《聖惠方》介紹及日本驗證，本方對黑痣也有效果，但必須嚴格禁菸、戒酒。

◆面部排毒──活血化瘀除雀斑

面部排毒法可以排除體內的毒素，活血化瘀除雀斑，對改善血液循環、增強細胞再生、排出毒素有幫助作用。通暢的新陳代謝，可以使身體的皮膚得到滋潤，防止皮膚乾燥、瘙癢，延緩皮膚衰老，使身體中大小血管暢通，還可以達到瘦身、護腎，避免血稠的目的。

一、冬瓜子和白桃花

日本田中孝治先生曾在東洋國際醫學大會上特別介紹了冬瓜子和白桃花。方法：把冬瓜子、白桃花各等量，烘乾，碾成極細粉，加60克左右蜂蜜，調成稠糊狀，塗抹於雀斑部位，每天1次，每次2小時左右，然後清水洗淨。若能增加使用次數和時間，效果更佳。同時最好每日口服維生素C片3粒。

二、排草香

排草香為報春花科植物，又名香草。分布在四川、湖北、雲南、貴州、廣東、福建等地，喜生於山地斜坡草叢中。其全草煎湯對治療水腫有特效。若要治療雀斑，則取其新鮮嫩葉，塗擦雀斑及周圍皮膚，不要用力，以免擦傷。同時用其熱水浸泡液來浸浴面部，每日次數不限。

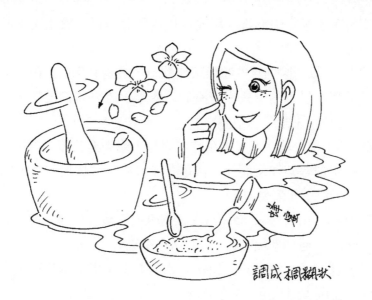

調成稠糊狀

三、紫茉莉種子

紫茉莉又名胭脂花、長春花，是栽培園林類植物。治雀斑主要用其種子。種子含較豐富的亞油酸以及槲皮素等活性物質。方法：取紫茉莉子，曝曬乾後，碾成細粉，取適量，以冷水調成糊狀，塗抹雀斑處皮膚。每日2～3次，每次30分鐘。

◆面部塗汁──清腸熱毒除暗瘡

女人一過30歲，面部皮膚就開始發生色變：長斑、面色晦暗、面色萎黃發青，尤其春季天高風大，氣候變得乾燥，身體內會累積很多的毒素。面部塗汁是一種廣泛使用的天然美容方法，它利用面部塗汁所含的大量營養成分，對皮膚有排毒、抗皺、保濕作用，能抑制皮膚中黑色素的沉澱，淡化面部雀斑及黃褐斑。

藥方1：將蜜糖塗於浸濕的海帶上，清潔面部；如果暗瘡已有膿頭可把海帶、蜜糖、田七粉、靈芝粉，各一湯匙攪勻，用來清潔暗瘡。

海帶有消炎、去熱毒、鎮痛作用；田七可以去瘀生新；而靈芝可以去毒。

藥方2：以清腸熱毒的暗瘡茶作飲料，最適宜腸內有熱毒的人，或經常於嘴部以下的位置生暗瘡的人內服，成分包括田基黃（去腸熱）、蛇舌草（去毒）及花膠。

藥方3：用白茝煎水，加少許白果汁，敷面五分鐘，再用清水清洗；亦或用白蘿蔔連皮磨汁，再用蜜糖稀釋，只塗於有雀斑的位置便可以，毋需全面都塗勻。

藥方4：用田七、丹參、木耳、南棗或紅棗各三錢，再加雲耳二錢，八碗水煎至一碗來飲用，有助淡化雀斑。

丹參有助通心臟血管，加強血液循環之作用；木耳可以去黑色素，減淡雀斑；田七可以去熱毒。

第十四章
運動導引排毒

　　俗話說：「生命在於運動。」運動的好處在於強身健體。氣功、瑜珈、呼吸操，這些運動之所以被酷愛運動的人，視為解毒與養生的「良方」，就是因為它能透過導引煦氣，調整人體陰陽氣血，調整內分泌狀態到最良好的水準，使人能排除體內的毒素，益壽延年，廣大讀者不妨一試。

◆意念呼吸排毒～大腦靜、臟腑動

　　本法具有大腦靜、臟腑動的訓練特點。透過意念呼吸以疏經活絡進行排毒。現實生活中，一個人心理上產生焦慮的原因，可能由於工作不順利、家庭關係不和諧或是家人得了重病；也可能由於個人身體不適，以及受到其他限制……這種惡性循環會日益惡化，導致身體的各種不良反應，譬如：頭痛、失眠。長期下來，更可能造成高血壓及心臟方面的疾病。只需借助意念呼吸排毒，就能達到「鬆弛反應」，我們得以打破惡性的焦慮，重建一個更有效率的心靈，以面對未來更多的壓力和困境。如何正確地進行意念呼吸排毒呢？有許多相關書籍可參考，主要的步驟及重點如下：

第一、安靜的場所

　　首先選擇一個安靜的場所（無噪音或無人走動），不會分心或被打擾。以清晨、睡前、獨自一人時最佳，避免餐後立即靜坐。

第二、舒適的姿勢

盤坐，但不必勉強，一般的席地而坐、雙足不重疊亦可，可於臀部後半加一坐墊抬高身體，以使雙膝觸地。背脊須打直、頭頂正，放鬆而不僵硬；雙手放膝上，手心朝上，眼睛微閉。

第三、正向的信號

靜坐時為阻斷雜念及有害思想，可冥想輕鬆愉快的信號。可以是藍天，白雲，也可以是一句話，一個令你心曠神怡的場景。

第四、肌肉放鬆

靜坐前須使全身肌肉放鬆，可利用緊握雙拳再放鬆，伸展雙臂再放鬆，也可做轉脖子、擺動肩膀等動作，讓肌肉鬆弛。還可用自我暗示法，由腳底逐步向上針對身體各個部位，心中緩緩默念兩次「腳底放鬆」、「腳踝放鬆」、「小腿放鬆」……直至「臉部肌肉放鬆」。

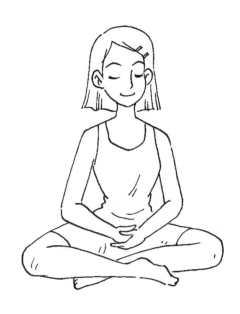

第五、深度呼吸

第一種呼吸法：輕輕閉口，以鼻呼吸，先行吸氣，同時用意領氣下達小腹，吸氣後不行呼氣，而要停頓呼吸（即不吸也不呼），停頓後再把氣徐徐呼出，此法的呼吸運動形式是：吸——停——呼。默念字句一般先由三個字開始，以後可逐漸增多字數。但字數最多不宜超過九個字，在詞意方面要選擇具有美好、健康內容的詞句，常用詞句有「自己靜」、「通身鬆靜」、「自己靜坐好」、「內臟動，大腦靜」、「堅持練習能健康」等。默念要和呼吸舌動密切結合。以默念「自己靜」三個字為例，吸氣時默念「自」字，停頓時默念「己」字，呼氣時默念「靜」字，其餘類推。舌動是指舌之起落而言，舌動配合即吸氣時舌抵上顎，停頓時舌不動，呼氣時舌隨之落下。

第二種呼吸法：以鼻呼吸或口鼻兼用，先行吸氣，不停頓，隨之徐徐呼氣，呼畢再行停頓，此法的呼吸運動形式是吸——呼——停。默念字句的內容同第一種呼吸法。其配合為吸氣時默念第一個字，呼氣時默念第二個字，停頓時默念第三個字。舌動的配合為吸氣時舌抵上齶，呼氣時舌落下，停頓時舌不動，如此周而復始。

第三種呼吸法：較難掌握，一般默念三個字為宜，用鼻呼吸，先吸氣少許即停頓，隨即吸氣舌抵上顎，同時默念第一個字，停頓時舌抵上顎默念第二個字，再行較多量吸氣，用意將氣引入小腹，同時默念第三個字，吸氣畢，不停頓，即徐徐呼出，隨之落舌，如此周而復始。此法的呼吸運動形式是：吸——停——吸——呼。

第六、態度沉著

靜坐冥想（默念禱詞）時，需保持沉著、冷靜，繼續原來的冥想，以不變應萬變。

從養生的角度來看，入靜，即似醒非醒，似睡非睡。世間似有若無的境界是妙不可言的。養生靜坐，可用工作之餘的十分鐘閒暇

進行。

◆五禽戲排毒～使五臟六腑得到鍛鍊

五禽戲已有數千年的發展歷史，是前人模仿自然界禽獸活動的健身經驗，整理為五種禽獸動作。五種動作是：虎、鹿、熊、鶴、鳥。根據多年臨床實驗，人們發現五禽戲具有以下重要的養生治病功效：比如，虎戲：具有擴張肺氣、強筋骨、健腰補腎、調節中樞神經系統的功能，對防治神經衰弱、老年慢性支氣管炎等，效果顯著。鹿戲：具有增強胃氣、舒展筋脈的功能，有利於通調督脈等。熊戲：具有疏理肝氣、增強脾胃、肝腎等內臟器官和四肢關節活動的功能。鶴戲：具有調節心肺、脾胃、壯腰補腎和調節全身氣機血脈的功能。鳥戲：具有調心肺、脾胃和肝膽的功能，並利於打通八脈。

常練五禽戲可使五臟六腑得到鍛鍊。堅持鍛鍊，對神經系統、心血管系統、呼吸系統、運動系統和胃腸消化系統等的一些慢性病，有一定的防治作用。

熊戲～疏理肝氣

熊的身體從外形看去似很笨拙，性情卻渾憨沉穩，且具有輕靈的神態。行進時十分沉穩，靠兩隻臂膀左右晃動而帶動肩、肘、手、髖、膝、足。練熊功時，一定要「氣沉丹田」，四心（兩掌心、兩腳心）朝下，一面走，一面發出哼（嗯）哼（嗯）聲。

預備：兩腳成立正姿勢，兩手交叉，左手在下，右手在上，抱於腹部丹田處，虛靈頂項，頭正身直，沉肩垂肘，兩膝微曲，氣沉丹田，目視前方。

起勢：兩腳分開同肩寬，兩手上提（約平膻中和臍之間），掌心朝下。第一步出左腳，同時輕微晃動左肩，並以肩帶動左臂、左手，向前伸動，同時短吸氣。接著第二步出右腳，同時輕微晃動右肩，帶動右臂、右手向前伸動，同時短吸氣。第三步出左腳（晃

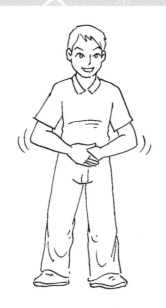

動左肩等要領均同前），當肩帶動左手向前伸進推出時，大喊一聲「嗨」，要求「嗨」音從丹田發出，整個丹田和胸腹部都要有振動感，把濁氣、病氣排出體外。收腹、提肛。以上是腳勢。接著出右腳做右勢：出右腳同上第一步，再出左腳同上第二步，再出右腳同上三步，大喊一聲「嗨」。如式一、二、三步、「嗨」。左右共做7～9遍（也可反覆來回走動）。

兩腳收回成立正姿勢，左右兩手下落回收，抱於丹田。

鳥戲～打通八脈

鳥伸動作要輕捷、舒展、柔和、自然。練此功時要想像自己如一隻飛鳥，拍動翅膀，前後伸展。左或右手向前伸展時吸氣，向後收翅降落時長呼氣。

預備：同前預備式。

起勢：左腳向左前方邁出半步，隨之左手向左前上方伸展，此時身體重心也向左傾，眼看左手心。同時右腳跟踮起，右手向後伸到右腳跟上方，這一過程是吸氣。右腳上前半步與左腳靠近或成立正姿勢，同時左右兩手向胸前回收靠近，指尖相對，掌心向下，接著沉腰下蹲，引氣下行，長呼氣。左右兩手輕輕地落於兩膝上。身

體慢慢起立，還原成預備式。

以上是左勢。接著做右勢，動作完全一致，唯方向相反，左、右交替共做7～9次。

虎戲～擴張肺氣

虎被稱為「獸中之王」，兇猛、威武。練虎功要神發於目、目光炯炯、神氣逼人，包括抓撲、虎嘯等動作。要做到剛柔相濟、動靜相兼。重點在虎撲和虎嘯。

預備：同前預備式。

起勢：兩腳分開同肩寬，兩手下垂於左右兩胯旁，十指微曲，全身放鬆，兩眼平視前方。接著變十指為爪形，兩眼搜索尋找獵物目標（也可以選擇一棵樹為目標），吸氣。看中目標後，隨即左右兩手變為虎爪形發勁，上提於胸前，出左腳隨身體向前猛撲推出，同時怒目揚眉大喝（吼）一聲「嗨」音（一定要從丹田發出）。

右腳上前半步與左腳平行站立，接著全身放鬆，還原成預備式。

以上是出左腳做左勢。接著再出腳做右勢，動作完全一致。如此左、右反覆共做7～9次。

鹿戲～通調督脈

鹿體態輕靈、舒展。練鹿功要求把鹿的探身、左顧右盼、仰頸、蹬跳和奔跑等動作展現出來，並應「氣運尾閭」，練此功可打通督脈。

預備：同前預備式。

起勢：分為四步：第一步，身體略下沉後，重心移於右腳，左腳成虛步，腳跟踮起，接著左腳向左前方邁出半步，左手從丹田出，向左前上方畫圓，隨轉腰轉項、眼看左手心。左手上提畫圓時吸氣，下降時呼氣。第二步，重心移於左腳，右腳向右前方邁出半步，右手從丹田出，向右前止方畫圓，隨轉腰轉頸，眼看右手心。右手上提畫圓時吸氣，下降時呼氣。第三步同第一步，第四步同第

二步。第一、三步，第二，四步各做1次。待以上動作做完，隨即左腳上前半步與右腳靠近，左右兩手同時上提到兩耳前（兩手中指彎曲，拇指搭於中指尖上，食指、無名指、小指向上伸直，如鹿的兩耳），整個身體隨兩腳向前蹦跳3次，口中同時發出「嗨、嗨、嗨」的鹿鳴聲（練功中仍吐嗨音）。

兩腳站立，全身放鬆，還原成預備式。以上重複做7～9次。

鶴戲～壯腰補腎

鶴為飛禽，飛翔時，飄飄然遨遊天空，而站立時如蒼松翠柏，昂然挺立不動。鶴又是一長壽鳥，古云：「千年鶴、萬年龜」，說明龜、鶴都是長壽的動物。練鶴功時，一定要神志安然，展現出鶴的輕翔、恬靜、亮翅，落雁和獨立等主要動作。

預備：同前預備式。

起勢：分左勢和右勢。左勢：身體坐腰下沉，重心移於右腳，左腳成虛步，腳跟踮起。隨即右腳輕輕上提，大腿提高平伸，小腿自然垂直往下，大小腿之間成直角，腳趾微收，狀如白鶴提腿，收瓜，獨立。同時雙手從丹田處向胸前左右兩側畫圓，掌心朝下，如白鶴亮翅，徐徐吸氣。左腳慢慢一放，輕輕落地於左前方，彎腰下俯，兩手從左右兩側下落回收、摟抱於腹部丹田，如白鶴落雁，綿綿呼氣，右腳跟踮起。右勢動作完全同左勢，只是重心移於左腳，輕提右腳，由右腿重複左勢動作。以上左勢和右勢，各做7～9次。

收腳，身體慢慢起立，還原成預備式。

◆瑜珈呼吸排毒～恬靜是人生的健康法則

古代《瑜珈經》曾把人的心理比作一隻發狂的巨象，必須使它安靜和馴服。這種鍛鍊方法在瑜珈術語中叫作山姆波拉傑尼亞（Samaprajanya），即意志鍛鍊。瑜珈術者認為恬靜是人生呼吸排毒的基本方法，是真正排除體內毒素，梳理人體肌腱，練就健全的肉體，增加內心智慧的基礎。

　　練習恬靜瑜珈最好的方法是端坐在一個極為清靜的處所，心裡喃喃地念：「歐姆（OM）、歐姆、歐姆……」需經過一個多月這樣的訓練後，始可進行其他方面的訓練。

　　恬靜瑜珈便是清除心中的一股雜念，意力約束思緒，不使它隨波逐流，飄來浮去。不但要使它穩定，還要確確實實地把它安置於當下，使之固定不移。初學時總會覺察自己的心對這個要求產生抗拒，並往往從現在溜向往事或未來。因此，要求能百折不撓，堅持不渝，甚至使用強力來掌握它。

一、完全呼吸法。

　　這是使所有呼吸器官、肺部的肺泡和呼吸肌肉等完全參與活動的呼吸法，是瑜珈術的基礎。初學瑜珈術者首先要學此呼吸法，達到習慣成自然為止。這種呼吸法能擴大胸廓，增強肺部，排除體內廢氣。

　　1.立式、平坐、盤坐均可，上體放鬆，腰部自然垂直。

　　2.閉口，以鼻呼吸，徐徐吸氣8秒鐘，使肺部底部、中部、上部依序充滿吸入之氣，最後降下橫膈，其次下部肋骨、胸骨、胸廓全

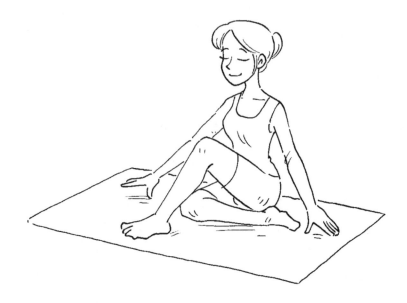

部更向前突出。

3.肺部充滿空氣後，停息8秒鐘。

4.靜靜地從鼻孔呼氣8秒鐘，緩弛胸部，沉下雙肩，盡量收縮腹部，使肺部之空氣完全呼出。

5.胸與腹部完全放鬆後，重複7次。

二、淨化呼吸法

此法能促進肺部組織細胞的更新能力，促進新陳代謝、消除疲勞。

1.兩腳自然開立。

2.慢慢用鼻吸氣8秒鐘，然後停息8秒鐘，同完全呼吸法。

3.兩唇緊閉，中間稍開微隙，使呼氣從微隙而出。在吐氣過程中，可做二、三次停息。停息之後，繼續吐氣，使空氣能吐盡為止。如此反覆進行3次。

三、弛緩呼吸法

此法可消除緊張，使神經系統得到完全休息，在放鬆安靜的情況下練10分鐘，可能比一整夜的睡眠更有效，一般安排在其他鍛鍊結束後做。具體作法如下：

1.仰臥，兩腳分開約與兩肩同寬，兩手分放兩側，手掌向上。

2.自然呼吸，逐漸由快而慢。

3.由腳尖起放鬆全身肌肉，把意識引導到腳、小腿、膝蓋、大腿、腹、胸、手、臂、肩、頭等部位，消除其緊張，逐漸放鬆。當各部位肌肉之局部感消失，則把意識集中在心臟部位。

四、通達幽靈線法

瑜珈術認為，在人體中央有似管狀之線，它自頭頂囟門，沿脊椎直達肛門。左側幽靈線稱為「意達」（idaa），右側稱為「賓伽拉」（Pingala）。意達傳送陰氣，賓伽拉傳送陽氣。行通達幽靈線

法，身體可得非常壯健之活力，此時身體可有麻醉之感覺。具體作法如下：

1.盤坐，練思想安定。

2.左鼻徐徐吸氣，此時以右手指閉右鼻孔，至不能再吸氣時，以別指閉左鼻孔，盡量延長閉息時間。

3.鼻孔閉息不能忍耐時，將閉右鼻孔之手指開放，由右鼻孔徐徐呼氣。

4.從右鼻孔吸氣，操作均同上。

5.左右鼻孔交換進行，每日3次，每次約1小時，3個月為一階段。

◆瑜珈運動排毒～消除內臟機能障礙

瑜珈運動排毒法能徹底有效清潔腸道，清除宿便，改善便祕；增強體內循環與代謝能力，有效排毒；強化消化吸收功能，改善胃酸過多，胃氣脹，消化不良等問題；淨化血液，維護腎和泌尿系統的功能；改善體形，降低體重，對減肥有明顯的作用；改善皮膚狀態，使缺水晦暗、有暗瘡、色斑的皮膚變得光滑。作為現代人們喜愛的一種身心結合運動方式，可幫助人們有效地將毒素排出體內。

一、瑜珈身印運動法

1.雙盤腿坐；2.兩手伸往背後，以左手握住右手臂，上體自腰部慢慢向前彎去；3.一面彎下，一面呼氣，直至頭額貼地為止；4.停息，盡量維持此姿勢，然後緩慢地吸氣，同時直起上體。

作用：強健腹肌，鍛鍊內臟，強壯腰部，通大便，可治內臟下垂。

二、攀腳前彎式運動法

1.仰臥，兩腳併攏伸直，兩手放在身旁，吸氣；2.一面慢慢舉

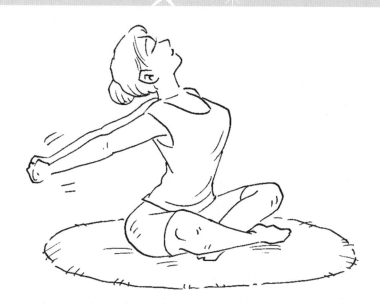

手，上身坐起，同時靜靜呼氣；3.上身向前彎，兩手指攀著腳趾，吸氣；4.腰繼續彎曲，頭部俯下觸及膝蓋，同時呼氣；5.全身放鬆，一面吸氣，上身徐徐直起，並恢復仰臥姿勢。

　　作用：鍛鍊腰肌、腹肌，可消除內臟機能障礙，可治療腰背痛、糖尿病，消除腹部脂肪，強化背部骨骼，使之柔軟，增強彈性。

三、鋤頭式運動法

　　1.仰臥，兩腳併攏伸直，兩手放在兩側，手掌貼地，吸氣；2.一面呼氣，兩腳慢慢舉起成直角，保持10～15秒鐘；3.一面吸氣一面將雙腳越過頭部，腳趾著地，雙臂仍保持原位置，手掌貼地；4.把雙腳伸平直，使腳趾離頭部再遠些，使體重落於脊椎上端；5.恢復原仰臥姿勢。初練者重複做3次，以後可逐漸增加到10次。

　　作用：鍛鍊脊椎神經，糾正歪曲的脊椎骨，提高內臟機能，調理月經，治療糖尿病、貧血引起的頭痛，消除腹與腰部的脂肪，迅速解除疲勞。

四、眼鏡蛇式運動法

1.伏臥，兩腳併攏伸直，肩膀放鬆，兩肘彎曲放在乳房兩側貼腋，手掌著地，深深吸氣；2.一面慢慢呼氣，兩手用力，上身徐徐抬起，先抬頭，次抬頸椎、胸椎，一節一節抬起，盡量抬高。此時臍部以下密切貼著地，臍以上的部位均抬起，面部朝天，停息7～12秒鐘；3.一面呼氣，全身慢慢放鬆，恢復伏臥姿勢。

作用：鍛鍊腹肌，克服脊椎骨的硬直與障礙，能預防腎結石。

五、魚式運動法

1.雙盤腿；2.兩手向後移轉，以雙肘為支點，身體後倒；3.頭頂著地，胸部呈弓形，由頭頂與腳支持體重；4.兩手握住腳趾，靜靜呼吸；5.依相反的順序，恢復原來姿勢。

作用：解除頸部之緊張，除去頭部的壓迫感，擴展胸部，淨化甲狀腺與扁桃腺。

六、弓式運動法

1.伏臥，雙腳相並伸直，全身放鬆，慢慢吸氣。兩手往後伸直，兩膝彎曲，腳底向上，雙手握住兩腳踝；2.抬頭挺胸，胸呈弓形；

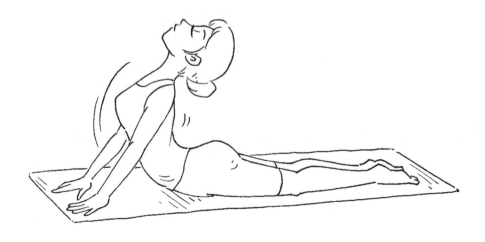

3.一面徐徐呼氣，恢復伏臥的姿勢，意念集中在骨盆。反覆做2次。

　　作用：鍛鍊腹肌，矯正脊椎彎曲，強化整個脊椎與中樞神經，對胸腺、胃、肝、腎、胰臟病等有良好作用，尤其能加強性腺功能，對糖尿病或初期之陰莖萎縮、不孕、月經不調均有治療效果，也可治療肥胖症。

七、蝗蟲式運動法

　　1.伏臥，兩腳伸直，兩手握拳，拳心向上，放在身旁；2.吸氣後，停息，拳頭緊貼地，兩腳伸直上舉，頭正直，下顎著地；3.盡量維持此姿勢，慢慢呼氣，然後恢復原姿勢，並吸氣；4.意念集中在骨盆與脊椎下部。

　　作用：強化腹肌，發達下腰，使脊柱變強健，矯正脊椎前凸，調整肝、胰腺、腎臟機能，治療便祕，擴大肺臟，增加肺活量。

八、跪式運動法

　　1.跪坐，兩腳張開，屈膝，臀部坐在腳間地上。兩手放在身旁；2.兩手伸後，以兩肘支持身體，往後倒下，深深吸氣；3.後頭部著地，再兩肩著地，兩手在頭部兩側伸直。意念集中在心臟及胃附近。

　　作用：鍛鍊腳、膝、腰部，使之強健，可治療消化不良、便祕、坐骨神經痛或不眠症。

九、孔雀式運動法

　　1.兩腳分開，兩肘屈曲，跪在地上，手掌著地，手指向腳部的方向；2.上身向前俯，兩手用力，體重由手部支持，兩腳徐徐向後方伸直，深深吸氣。3.吸氣後停息，重心移至前方，上身向前傾斜，腳尖離地，只用前臂支持整個體重，脊柱伸直。自面部至腳尖與地面平行，將身體浮上騰空。4.一面呼氣，靜靜恢復最初的姿勢。

　　作用：增強消化機能，治便祕，預防糖尿病，擴展胸部。

十、肩立式運動法

1.仰臥，兩腳伸直，兩手放在身旁，吸氣。兩上臂著地，兩腳往上直舉，兩手支撐在上腰部；2.肩以下成一直線，下顎緊貼胸部。在不勉強的原則下，保持此姿勢；3.呼氣，慢慢放下身體，放下兩腳，靜臥1分鐘。

作用：增強性機能，預防生殖器障礙，糾正子宮位置異常，治消化不良、便祕、脫肛，使新陳代謝旺盛。

◆靜坐呼吸排毒～調整人體陰陽氣血

擁有輕盈的身材和強壯的體魄，是許多人的夢想，呼吸操透過導引煦氣，調整人體陰陽氣血，使內分泌狀態調整到良好水準。廣大讀者不妨一試。

一、順腹式呼吸法

坐在凳子上，兩手分開與肩同寬，女性右手四指托著前額，左手四指護著右手四指（男性相反），兩大拇指分別在太陽穴處。彎腰低頭，將兩肘放在兩膝上。雙目微閉，全身自然放鬆，先細細吸一口氣歎出來，想一件高興的事，忘掉憂愁和煩惱。

再隨意吸一口氣呼出來，呼盡時腹部發軟，接著用鼻子細細吸氣，讓腹部飽滿，胸部不動。用口呼氣讓腹部軟下。吸氣時一口氣分兩次吸進去，呼氣時，一口氣呼完。吸——吸——呼，吸——吸——呼，反覆進行。要細吸細呼，不慌不忙，吸八、九成飽。練15分鐘。收式時，直身抬頭，搓雙手，擦面，乾梳頭，雙手上舉伸懶腰，打哈欠，兩手沿體側下落，兩眼慢慢睜開。

每天練三次，時間由自己定。

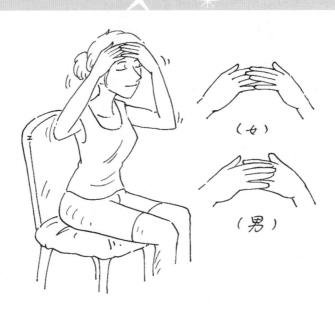

（女）

（男）

二、體呼吸法

端坐在原來的凳子上，兩腳分開與肩同寬，體弱者兩膝內側靠在一起。女右手在上，左手在下，左手心貼著右手背（男相反），兩大拇指指端輕輕換著，手心向上，將兩手放在大腿跟部（即肚臍部位）。身體自然坐直，頭正頸懸，下頜內收，雙目微閉，含胸拔背，垂肩鬆肘，虛腋。先細細吸一口氣吐出來，讓全身放鬆，然後口唇輕閉，舌尖輕抵上牙根，上下牙齒不咬到一起。想想高興事，面帶微笑，懷著愉快的心情練習。

用鼻呼吸（有鼻炎者可用口呼吸），自然呼吸法，不考慮氣吸到哪裡去。吸氣時想個「靜」字，呼氣時想個「鬆」字，把呼吸調整到深長細勻，最後達到悠勻細緩，使呼吸越來越細，越來越弱，想像自己的身體像個絲瓜瓤一樣，全身12.8萬個毫毛孔竅都在呼吸，吸的是清氣、真氣，呼的是廢氣、病氣、濁氣。就這樣，全身吸氣，全身呼氣，慢慢轉為體呼吸。呼氣時，意念把病氣射向天邊。此時鼻子的呼吸很微弱，心境越來越靜，有時忘掉自己，忘掉呼吸，忘掉一切（但不是睡覺）。使自己處於似睡非睡、似醒非醒、

恍恍惚惚、朦朦矓矓、若有若無、不斷延綿、吸氣微微、呼氣綿綿的狀態。練20分鐘或40分鐘結束，結束動作與順腹式呼吸相同。

每次練三次，時間由自己定。

◆行走運動排毒～糖尿病發病率降低45%

行走運動排毒是一種很有效，同時又最容易做到的排毒法，腳被稱為「第二心臟」的原因是，腳心聚集豐富的神經血管，而且溝通身體各器官的重要穴位也彙集於此。由此，便產生了這種行走運動排毒法。有人研究發現，每天持續步行半小時，糖尿病的發病率可降低45%，若堅持到每天步行1小時以上，糖尿病的發病率可降低60%。我們通常會感到行走後身體會輕快得多，就是這個原因。為什麼行走能排毒呢？這需從經絡學說談起。我們知道，足少陰腎經中位置最下的一個穴是湧泉，湧泉穴在腳板心這個地方，是一個井穴，也就是經氣所出的地方，常走路會刺激這個井穴，另外在人體腰部第二腰椎旁開1.5寸處，左右各有一個穴，叫腎腧，是腎臟的本腧穴，而步行則有刺激牽拉腎腧、鼓動腎氣運行的作用，從這個角

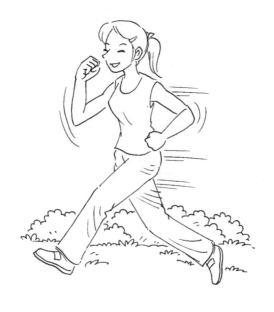

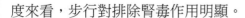

度來看，步行對排除腎毒作用明顯。

　　舉例來說，走1000步應以13分鐘到16分鐘為最適宜。以足掌貼地移動，把腳凌空提起走。也就是拖著足掌向前移動。這樣移動的步子，是拖著整個一條筆直的大腿走路，所以移動起來步伐自然就非常小，哪怕只移動一公分，切忌移大步，切忌心急行走，要平心靜氣地慢慢地移動。在移動中感到起步很困難，這就對了，這就能達到我們所要求的理想的鍛鍊方式。

　　走起來，雙足不要太靠近。太靠近人站著重心不穩，移動起來達不到鍛鍊的要求，雙足距離以14～17公分為宜。同時，雙足掌貼地要朝前平行，不宜八字式。要穿平底鞋。

　　這種移步行走，目的是為了使腰大肌運動，使腰大肌拉直強化，促使氣血通過經絡輸入雙側腎腧，雙腎立即會感到發熱。藉腰大肌強化～拉直～鬆弛的反覆，氣血不斷地輸入雙腎，雙腎由此大熱。另一面，一步一步的行動一次一次的鍛壓著雙腎，使氣血供應因此而充足。另外腰部的第二腰椎棘突下有「命門」一穴，專補命門之火，由於堅持步行，刺激腰椎的命門穴，這樣使腎陰製造陰液可為化生腎精提供足夠的營養，又使腎陽補充了大量的腎氣，使命門之火頓旺。補腎的目的即全面達到了。

　　也因這小步移動，使腰椎、骶椎、尾椎、恥骨的所有縫隙受到有節律的扭動、牽拉、擠壓，使腎腧穴受到溫和的刺激，這扭動、牽拉與刺激不是一次二次，而是千次，對腎臟能復壯、強壯，將達到無法估量的效果。

　　這些小步貼地移動的走路，對內臟進行著有節律的按摩，胃部發熱，去濕去寒，增強消化功能，促進腸蠕動，加快食物的消化吸收，盡行排空腸內積氣，大便祕結解除。脾強肝旺，血液通調流暢，各臟腑得到充分的營養補充，不但腎功能加強了，內臟活動也會加強，人體的精神面貌定會為之一新。所以說補腎能牽動一身。

　　經過對腎的鍛鍊後，雙腰內會有積脹的感覺。它反映了腎不夠強壯的信號，一旦腎強壯了，這些感覺自會消失。根據各人的腎虧

的程度，一般需要三個月左右才會減輕或消失，這時人體的毒素就排除得差不多了。

除此而外，還有一種踩青竹排毒與傳統的行走運動排毒效果相同，均可暢通足部血脈，刺激穴位增進健康。具體方法如下。

1.準備直徑約12公分、長約50公分的新鮮青竹，然後將青竹剖成形如半圓錐的形狀A，和長度相同，直徑約5公分的圓竹B。

2.首先讓身體站穩不得扶持他物，以一分鐘合於自己脈搏跳動的節奏橫踩A，然後斜踩一分鐘，最後縱踩一分鐘。

3.其次，同樣站穩，依照A的要領踩B，踩的技巧是各用單腳力量使B轉動，先以腳心中央滾動一分鐘，然後再以外緣、內緣各踩一分鐘。

4.抓住柱子之類的扶持物，雙足以不轉動的方式站在B上，用腳心中央和趾間轉動B一分鐘，接著是坐在椅子上，雙足踩B前後推動1分鐘。

5.體力充沛者可以每分鐘平均70～80次用右左踏步方式進行。老年人或體力不足者，一分鐘踏50～60次即可。

◆調理丹田排毒～給內分泌器官以良性刺激

上丹田泥丸、中丹田絳宮、下丹田氣海，是調理丹田排毒排毒時常採用的意守部位。下丹田藏精，意守此部位可「練精化氣」；中丹田藏氣，意守此部位可「練氣化神」；上丹田藏神，意守此部位可「練神還虛」。

現代研究發現，在小周天的路徑上，分布著人體全身所有的重要內分泌腺體，在任脈上有甲狀腺，副甲狀腺、胸腺、胰腺、胃腸內分泌腺和性腺等。在督脈上有松果體、下丘腦和腦垂體、腎上腺等。當人體入靜進入氣功態時，真氣被激發而沿周天運行，這時採用不同的意守部位，可給全身所有內分泌器官以良性刺激，可能促使各內分泌器官的功能恢復，並使內分泌腺體之間相互協調。

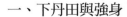

一、下丹田與強身

　　下丹田位於肚臍下，臍後腎前，在這個區域及其周圍分布的內分泌器官有胃腸、胰腺、腎上腺以及具有內分泌功能的腎臟等。胃腸可分泌多種肽類激素，如胃泌素、促胰液素、膽囊收縮素、促胰酶素、抑胃肽等，調節消化系統的功能，促進食物在胃腸中消化和吸收。胰腺中胰島B細胞所分泌的胰島素，是胰腺的重要激素之一，它可促進糖、蛋白質、脂肪的合成，即促進機體的同化作用。腎上腺皮質分泌糖皮質激素和鹽皮質激素，這兩類皮質激素是與生命有關的激素，前者以影響糖代謝為主，後者影響水、鹽代謝為主，並可提高機體對環境變化的應激能力。

二、中丹田與防病

　　中丹田位於兩乳之間的絳宮，此部位於胸骨後，有胸腺及心臟、肺臟、腎上腺。胸腺大小結構隨年齡和機體狀態而變化。胸腺是T細胞分化成熟的場所，可分泌多種胸腺激素，維持細胞免疫功能，也具有維持自身穩定的功能和免疫調節的功能等。

　　如果意守絳宮穴即胸腺部位，有可能刺激胸腺功能，避免胸腺萎縮，或使已經萎縮了的胸腺部分地恢復功能，這樣就有可能使免疫功能持久地維持於最佳狀態，即使機體處於不良環境中也可顯現出極強的生命活力。

三、上丹田與排毒

　　上丹田位於兩眉之間的泥丸宮，這個部位是大腦額葉的位置，練功時意守此部位可透過下丘腦——垂體——腎上腺三個軸實現對機體的整體調節。在這個部位還有一個內分泌腺體稱為松果體，松果體在兒童中期發育至最高峰，一般在7歲之後逐漸萎縮。隨著年齡的增長，松果體內的結締組織逐漸增多，在成年後不斷有鈣鹽沉積。松果體是一個活躍的內分泌器官，主要分泌褪黑激素。褪黑激

素在兩棲類是促使皮膚退色的激素，在哺乳類已失去這種作用，而是抑制性腺激素的釋放。

意守上丹田能夠刺激松果體，延緩松果體的萎縮或使已經萎縮了的腺體細胞部分地恢復功能，從而在體內清掃病變細胞，而且清潔體內環境，產生排毒的作用。

現在讓我們開始練習養生靜坐。

首先，放鬆地坐好。後背不要靠在椅子背上。腳踏實地，與肩等寬。雙手重疊，置於小腹前，男士左手在上，女士右手在上，雙手大拇指相接，身直頭正，下頜微收，舌抵上顎，兩眼平放，目光回收，兩眼輕輕閉合，眉心舒展，面帶微笑，讓我們輕輕地做三次深呼吸。（留出時間）全身放鬆，依次想像有一輪暖陽在你的上丹田泥丸、中丹田絳宮、下丹田氣海之上（各10分鐘），直到一股熱流流遍你的全身，你感到溫暖，舒適。請保持這種輕鬆、愉悅的心態，調整你的呼吸，令它均勻平穩。同時，傾聽一段令人放鬆的音樂。

十分鐘後，慢慢睜開雙眼，搓搓手，搓搓臉，輕拍身體各部，由上至下，回歸自然。

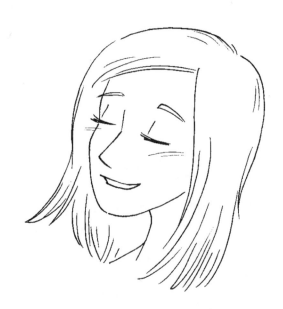

　　靜坐後，人們普遍感到精力充沛，身心愉快，睡眠好。人們說：「每天早晨靜坐以後，都有一種頭腦清醒冷靜的感覺。」最突出的感覺是精力充沛。「遇到問題不急躁，遇到矛盾不上火，煩惱少多了。」

　　總之，只要這三丹田的功能與其所在部位的內分泌腺體的功能相互配合，這些內分泌腺體的生理功能及其變化就有可能作為人體清除垃圾、進行排毒、強身健體、防病治病、延年益壽的生理學基礎。

第十五章
蔬菜水果排毒

　　研究證明，多吃蔬菜和水果可以促進腸蠕動，防止便祕，使我們排出廢物和毒素。當我們身體內部恢復活力，我們也會看起來容光煥發，變得美麗！豆漿、蔬菜、水果、綠茶、水一定要天天相伴，白木耳、黑木耳、蘑菇、蜂蜜、芝麻、紅棗、菊花、海帶、枸杞和大蒜要常吃。這些都是既有營養又能排毒的好東西。

◆花椰菜排毒～抗病毒、有極強的抗癌能力

　　花椰菜是多種疾病的抵禦者的集合體。富含多種較強且廣為人知的抗氧化物質，包括檞皮酮、穀胱甘肽、β胡蘿蔔素、吲哚、維生素C、黃體素、Glucarate、Sulforaphane。有極強的抗癌能力，尤其是抗肺癌、結腸癌、乳腺癌的能力。與其他十字花科植物類似，花椰菜也能加速體內雌激素的代謝，抑制乳腺癌的發生。富含降膽固醇的纖維素，有抗病毒、抗潰瘍活性。富含鉻，有助於調節胰島素與血糖。

◆洋蔥排毒～有抗炎、抗菌和抗病毒活性

　　洋蔥是醫學中應用最古老的東西之一，在古老的美索不達米亞幾乎用來治療所有疾病。洋蔥富含多種抗癌物質，使用在動物上可明顯阻止癌的形成。洋蔥是含檞木酮最豐富的食品，檞木酮是較強的抗氧化劑（含於青蔥及黃洋蔥與紅洋蔥、而不含於白洋蔥），可抑制肺癌的發生。稀釋血液，降低膽固醇，升高良型高密度脂蛋白

膽固醇（推薦劑量為每天半顆生洋蔥）。防止血凝，抗哮喘、慢性氣管炎、乾草熱、糖尿病、動脈粥狀硬化和感染。有抗炎、抗菌和抗病毒活性。

◆芹菜排毒～除熱祛風、甘涼清胃、降低血壓

越南人傳統上用來治療高血壓。芹菜中的化合物可降低動物血壓，相當於人類的劑量為每天2～4根主莖，也有輕度的利尿效果。含有8種不同的抗癌化合物，如肽酸、聚乙炔，可解除致癌劑，特別是煙霧的毒性。某些人在劇烈運動前後吃芹菜會引發輕微或嚴重的過敏反應。

芹菜還含有豐富的鈣質和磷質，是一種營養價值較高的蔬菜。芹菜炒肉清香可口。芹菜煮水喝具有安眠降壓的作用，因此芹菜又得稱「瞌睡菜」。《神農本草經》說芹菜能「止血養精，保血脈，益氣」，具有健神醒腦、潤肺止咳、除熱祛風、甘涼清胃、降低血壓、軟化血管、明目利齒及防治神經衰弱等功效，常食芹菜，能治療缺鐵性貧血。

1.用芹菜煎水服用，對治療高血壓、血管硬化、神經衰弱、小兒軟骨病、月經不調、白帶過多、小便不利等病症均取得良好的效果。

2.芹菜100克，葵花梗20克，煎服，利尿消腫，治療乳糜尿。

3.芹菜100克，熱水汆，與麻油涼拌，治高血壓。

4.芹菜100克，熱水汆，煮花生米50克，涼拌，能養心安神，治療神經衰弱。

5.芹菜汁：芹菜性甘、涼、無毒，有降壓利尿、涼血、止血作用，對高血壓、頭痛、頭暈、小便熱澀不利、風濕、婦女帶下等病，都有一定療效。飲用芹菜汁時，若加上幾滴檸檬汁或其他鮮果汁，會使香味大增。

歐芹也有抗癌活性，含有豐富的抗氧化劑，如肽酸、聚乙炔。

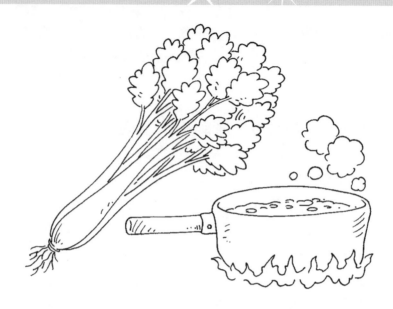

有助於解除致癌物質的毒性，中和煙霧中的某些致癌物，並且也有利尿活性。

◆鵝菜心排毒～治小便不利、尿血、乳汁不通

鵝菜心（A菜心），含鐵量與菠菜相近，而所含胡蘿蔔素比各種蔬菜要多，是一種營養價值較高的蔬菜。鵝菜心中還含有一種人體中難得的酶，它能分解食物中的亞硝胺。亞硝胺是導致食道癌、胃癌的一種致癌物質，經過酶的分解，便失去了致癌的作用，因此，經常吃鵝菜心，有防癌抗癌的作用。與此同時，鵝菜心還能治小便不利、尿血、乳汁不通。

1.鮮拌鵝菜心：鮮鵝菜心250克，洗淨去皮，切絲，以食鹽、黃酒適量調拌，每頓飯食之。治療小便不利。

2.糖水鵝菜心：鮮鵝菜心洗淨去皮，切絲，以白糖適量調拌，治療中暑。

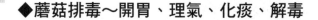

◆蘑菇排毒～開胃、理氣、化痰、解毒

在亞洲長期被尊稱為長壽補藥，是心臟病及癌的治療藥物。現代實驗顯示亞洲蘑菇，如日本蘑菇，有助於防止和治療癌症、病毒性疾病如感冒和脊髓灰質炎、高膽固醇血症、黏性血小板和高血壓。每天食用日本蘑菇，新鮮的（3盎司）或乾的（1／3盎司）可分別降低血膽固醇的7％與12％。日本蘑菇的化合物Lentinan是一種廣泛的抗病毒藥物，可提高免疫功能。在中國常用於治療白血病，在日本用於治療乳腺癌。日本科學家發現日本蘑菇的提取物（硫酸β葡聚糖）在治療愛滋病上比經典藥物AZT更為有效。注意：已知美國市場上的鈕釦形狀蘑菇無治療作用。蘑菇具有開胃、理氣、化痰、解毒的功效。

1.蘑菇炒肉：鮮蘑菇、瘦豬肉，加料酒及調料炒食。能開胃健脾。

2.炒鮮菇：鮮蘑菇作蔬菜食用。可用於傳染性肝炎、白血球減少症的輔助治療。

◆葡萄解毒～防止心臟病，血凝和中風

葡萄富含抗氧化劑、抗癌化合物。紅葡萄（不是白或綠葡萄）富含抗氧化劑槲木酮。葡萄皮含有Reseratrol，可抑制血小板凝集和血栓形成，提高良型高密度脂蛋白膽固醇。在試管試驗中紅葡萄有抗菌、抗病毒活性。葡萄籽油也可提高良型高密度脂蛋白膽固醇。

葡萄果汁有抗病毒活性，富含多種抗氧化劑，尤其是抗病毒的維生素C。可加重燒心感。

每天1～2杯酒有益於心血管系統。紅、白葡萄酒均可升高具有心臟保護作用的HDL膽固醇，紅葡萄酒尤其有助於防止心臟病，血凝和中風，因為葡萄皮含有血液稀釋物質（葡萄皮用於釀製紅葡萄

酒而不是白葡萄酒），可升高雌激素水準，進一步增強葡萄酒升高
HDL膽固醇的作用。可殺傷細菌、抑制病毒，並抑制膽結石的形
成。對某些人，紅葡萄酒會引發週期性偏頭痛。過量的葡萄酒，由
於酒精的影響，會損害心臟、肝和大腦。

◆水梨解毒～消痰降水，解瘡毒酒毒

　　梨味甜微酸，含有多種維生素、微量元素及果糖，營養豐富。
具有潤肺、消痰、止咳、降水及清心等功效。梨有潤肺涼心、消痰
降火、解毒的功效。現在的人，痰病、火病，十成佔了六七成。梨
的補益作用，同其他各物相比，一點也不遜色，但服用也不能過
量。據《類篇》記載，一位男子好像得了病的樣子，精神不振，
無所事事，前往拜見楊吉老醫師診視。楊老說：「你患有嚴重的熱
症，再過三年，當發癰疽而死。」男子聽罷極不高興地離去。後來
他聽說茅山上有位道士，醫術特別高超，又能博聞廣採而不自以為
是。於是他便化裝成僕役，到山上拜見道士，願意做砍柴挑水的工
作。道士便收留他作為弟子。過了很久，他才把真實情況告訴道
士，道士診視之後笑著說：「你可以馬上下山，只需天天吃一顆好
梨，如新鮮梨子沒有了，就拿乾梨子泡湯，食滓飲汁，疾病一定會
祛除，身體一定會康復。」男子遵照施行，歷經一年之後，又遇到
了楊吉老，楊老見他容顏相貌豐腴潤澤，脈息平和，驚歎說：「你
一定遇到了了不起的人物，不然的話，身體哪裡能痊癒呢？」男子
便將情況告訴楊老。楊老穿戴好衣帽，向著茅山下拜叩禮，自責才
疏學淺。

　　從這條醫案看，同我的粗淺認識大同小異。考察這兩條資料，
可見梨的功效非凡，哪裡僅是一點小小的補益作用呢！《本草綱
目》說梨能「潤肺涼心，消痰降水，解瘡毒酒毒」，但不宜吃得過
多，過量吃梨會傷脾胃。凡脾胃虛寒、嘔吐清涎、大便溏泄、腹部
泛痛者，尤宜慎吃。

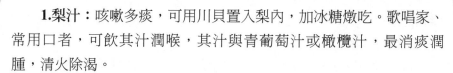

1.梨汁：咳嗽多痰，可用川貝置入梨內，加冰糖燉吃。歌唱家、常用口者，可飲其汁潤喉，其汁與青葡萄汁或橄欖汁，最消痰潤腫，清火除渴。

2.貝母秋梨：大鴨梨或雪花梨一顆洗淨，靠柄部橫斷切開，挖去核，內裝川貝母10克，把梨上部拼對好，用牙籤插緊，放入碗中，加冰糖30克，水少許，再將碗放入蒸鍋中蒸40分鐘即可，吃梨湯，本品有潤肺止咳功效。久咳少痰，尤其小咳嗽食用更為適宜。

3.甜水梨：大甜水梨一顆，薄切，冷開水內浸半日，搗取汁，頻飲。治熱病口渴。

4.梨豆羹：梨一顆，挖空，用小黑豆裝滿，留蓋合住，繫牢，慢火煨熟，將梨搗爛和豆同食。治痰喘氣急。

◆菠菜解毒～通腸解毒、活血補血

菠菜是一種有較高藥用價值的蔬菜。菠菜具有通腸解毒、活血補血、止渴潤燥、理中調氣等功效。常吃菠菜，對患有便祕、痔瘡、高血壓、缺鐵性貧血者大有裨益。

菠菜煮湯，具有通小便、清積熱、利腸胃的作用，值得推薦。

1.油拌菠菜

鮮菠菜200克，先用熱水燙熟，擠出其中水分，再用香油拌均勻，每天早晚兩次當菜吃，用於高血壓病。

2.菠菜內金湯

鮮菠菜根60～120克，乾雞內金15克，水煎飲服，一日1～3次，用於糖尿病。

3.菠菜羊肝羹

鮮菠菜200克，羊肝100克，煮熟後吃羊肝、菠菜並喝湯，用於夜盲症。

4.菠菜汁

鮮菠菜200克，洗淨後搗爛，擠出其中汁液，將汁煮開後服下，

每日2次，用於頭痛。

5.菠菜蜂蜜湯

鮮菠菜200克，用開水煮熟，加蜂蜜一匙，調服，每日2次，用於便祕。

◆蕹菜解毒～各種飲食中毒的妙藥

近年來在北方一些城市的市場上，常可見到一種葉似甘薯而莖空的綠色蔬菜，作湯炒食皆宜，深受人們青睞。這就是蕹菜，也叫空心菜。從植物親緣關係上看，它與甘薯近緣，而它的被採食部分卻與甘薯恰恰相反，是地上部分的莖和葉。在古代，人們採集各種野生植物時，經常有因誤食某些有毒品種而發生中毒的情況出現，唯獨同時採食野生蕹菜的人，則安然無恙。由此，人們發現了蕹菜是一種具有奇特解毒功效的蔬菜。蕹菜的栽培生長方式也很奇特。

在南方，必須於九月入土窖過冬，三、四月取出，用肥土壅埋，所以叫作蕹菜。經過壅埋的蕹菜蔓很快節節生芽，莖蔓柔軟，葉片頗像菠菜，開白色花或花心呈淡紫色。蕹菜既可栽培在畦內，

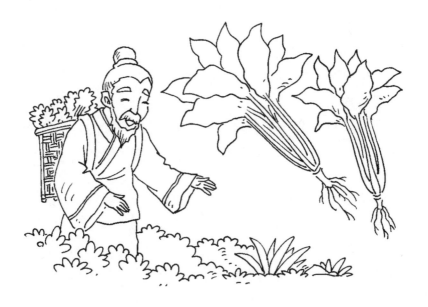

也能浮生在水面。一般旱地栽種者葉小而莖細，叫旱蕹；在水中種植者，葉大莖粗，叫水蕹。更奇特的是，蕹菜還可隨船筏流動生長。蕹菜入藥性味甘、寒，入腸、胃經，常可用於治療鼻衄、便祕、淋濁、便血、痔瘡、癰腫、折傷、蛇蟲咬傷等病症，並具有解緩各種飲食中毒的作用。據現代研究證明，蕹菜中還可用於治療糖尿病。

蕹菜的妙用：

1.蕹菜蘿蔔汁：蕹菜連根、白蘿蔔適量，同搗爛，取汁一杯，同蜂蜜調服。治肺熱咳嗽，鼻出血。

2.蕹菜玉米鬚汁：蕹菜根100克，玉米鬚30克，水煎服。治糖尿病。

3.鮮蕹菜汁：鮮蕹菜洗淨，搗爛取汁，和蜂蜜酌量服用。治淋濁、尿血。

4.蕹菜糖水：蕹菜數根，和糖搗爛，沖入沸水服用。治鼻血不止。

◆蘿蔔解毒～萬能的食物解毒劑

蘿蔔，素有「生開熟補」之說，生吃消食開胃，止渴寬中，熟用化痰健脾，消食導滯，清潔五臟惡氣，令人身體輕鬆，肌膚白淨細膩。有位100歲的長壽老人陳菊金，她說：「天底下絕沒有長生不老藥，天天吃大魚大肉對身體不一定有好處。唐朝丞相魏徵說：『食不重味』，意思是叫我們吃得清淡些。你別小看了青菜、蘿蔔和豆腐！青菜可以補血，還能補肝益腎；蘿蔔是中醫常用藥，有消食、順氣、解毒、補虛之功能；豆腐不但營養好，還益氣和中、生津潤燥，這三樣菜是我家的主菜，你要說它們是長壽菜也可。」

有句諺語：「冬吃蘿蔔夏吃薑，不勞醫生開藥方，蘿蔔上了街，藥鋪不用開。」上述諺語，雖有些誇張，但卻很有道理。蘿蔔在我國最早用於中藥而治病，它有順氣消食、止咳化痰、除燥生

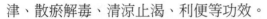

津、散瘀解毒、清涼止渴、利便等功效。

1.患支氣管炎咳嗽的病人，可用紅皮白心蘿蔔適量，洗淨切成薄片放入碗中，內加飴糖2～3匙，置放一夜，第二天即溶化成蘿蔔糖水，頻頻飲服，化咳止痰效果很好。

2.患細菌性痢疾時，可用乾蘿蔔葉90～120克，加水煎濃，當茶喝，有止瀉作用。

3.高血壓病人，可將鮮蘿蔔洗淨，切碎搗爛，擠汁入碗中，每日服二次，每次服一小酒杯，時常服用，有降血壓功能。

4.胃出血的人，可取鮮蘿蔔汁、鮮藕汁各一杯，合勻，一日二次，每次服一杯。

5.便血的病人，可將紅皮蘿蔔的乾葉子，研為粉末，一日三次，每次服6克，連續服用有效。

6.瓦斯中毒昏迷者，取鮮蘿蔔汁一杯，加白糖60克，攪化後灌服可以救治。

7.早期凍瘡患者可將白蘿蔔切片、烘熱，每晚睡前塗擦患部，至皮膚發紅為止，連續使用可令痊癒。

8.蘿蔔燉冰糖：蘿蔔取汁100～200克，加冰糖隔水燉化，睡前一次服完，連服3～5晚。治食積腹脹，咳嗽痰多。

◆胡蘿蔔排毒～保持身體的年輕、活力和抗病力

沒有任何東西能夠像大量的水果和蔬菜那樣有效地保持你身體細胞的年輕、活力和抗病力。它們是衰老、體弱和重病纏身的敵對力量。抗氧化物研究權威埃姆斯博士坦率地說：「如果不吃蔬菜，這就等於在慢性自殺，因為這樣會把你的身體曝露在無謂的細胞損害和癌症的危險之中。」研究不斷地顯示，每天吃5次以上的水果和蔬菜可以使人患癌症的危險減半。

每天食用一根胡蘿蔔，它含有β胡蘿蔔素和兩顆半橘子中才含有的維生素C量，可以使死亡率降低28％。芬蘭最近進行的一些研究

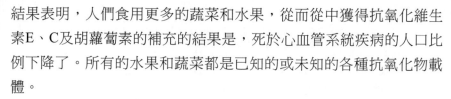

結果表明，人們食用更多的蔬菜和水果，從而從中獲得抗氧化維生素E、C及胡蘿蔔素的補充的結果是，死於心血管系統疾病的人口比例下降了。所有的水果和蔬菜都是已知的或未知的各種抗氧化物載體。

　　一些食物中含有上千種的抗氧化物和能夠提高抗氧化物活性的物質。沒有人準確地知道這些食物中抗氧化物的準確構成，因為它們的化學結構尚未被徹底認識，也許永遠也做不到這一點。但是到目前為止，我們至少知道了胡蘿蔔，不妨每天吃一根胡蘿蔔，生食、熟食均可，熟食更好一些。

　　胡蘿蔔牛奶汁對冠心病、高血脂有輔助治療作用，方中用胡蘿蔔150克，蘋果200克，鮮牛奶100CC。將胡蘿蔔、蘋果洗淨切細，放入果汁機榨汁，去渣取汁，加入牛奶即成。牛奶營養豐富，可益氣補虛、益肺清胃、溫飽生津、降低膽固醇；胡蘿蔔含有降血糖、降血脂物質，可延緩衰老；蘋果可美容防衰，三者相合對高血壓、高血脂、冠心病、糖尿病有輔助治療之效。

◆冬瓜解毒～解熱利尿的理想食物

　　冬瓜是夏秋季的佳蔬，也是一種解熱利尿比較理想的食物或藥物。它的子、皮、肉、瓤均可入藥。冬瓜的營養成分非常豐富，含有蛋白質、糖類、粗纖維、無機鹽、鈣、磷、鐵、胡蘿蔔素、硫胺素、尼克酸、維生素B$_2$、維生素C等。由於它含鈉量低，又能利小便，因此是腎臟病、浮腫病、肥胖症的理想食物。

　　中醫學認為，冬瓜味甘淡、性微寒，入肺、脾、心三經，其皮、籽、肉、瓤均可入藥。但皮的利水作用尤其明顯。有人曾做過試驗「用於非腎性水腫患者，單獨煎服冬瓜皮2兩（100克），並喝上1000CC水，發現在服後2小時內排出的小便量明顯增加。因此，在煮粥食用時，最好連皮同煮，效果更好。

　　1.以鯉魚1尾，熬至湯出後加入冬瓜250克，喝湯，治療慢性腎炎

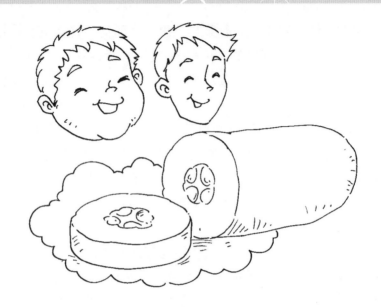

疾病。

　　2.先將整顆瓜外表洗乾淨，剖開挖出瓜心瓤子，連皮切成小方塊，配以50克的海帶、綠豆同煮到一定程度後，加入適量的白糖或紅糖，即成消渴、袪熱、除煩的冬瓜糖水飲，治暑熱消渴病症。

　　3.將切好的冬瓜塊和豬內臟或豬什各200克同煮，加適量的食鹽，這樣的冬瓜湯不僅味鮮可口，而且有補益養陰的作用。

◆白菜解毒～通利腸胃、解毒醒酒

　　白菜菜質軟嫩，味美可口，營養豐富，含有多種維生素，北方民間素有「百菜不如白菜」之說。除上述好處外，在保健醫療上它還具有通利腸胃、解毒醒酒、消食下氣、和中利便、除煩化燥等功效。用於肺熱咳嗽、便祕、丹毒。

　　1.鮮白菜、生蘿蔔各3片，取汁，放適量紅糖，分兩次服下，治木薯中毒。

　　2.白菜絞汁，加白礬15克，豆油100克，攪勻多量頻服。治石油中毒。

3.白菜性味甘平，有解熱除煩，通利腸胃之功。常服白菜汁可預防壞血病，減少腸癌的發病率，對胃潰瘍尤有顯著療效。

◆西瓜解毒～清熱解暑、止渴利尿

西瓜，是夏季最好的解熱解毒的瓜果，其含水量達96.5％，號稱瓜中之王。西瓜味甘美，清涼可口，營養豐富。西瓜瓤甘寒無毒，可止渴解煩、寬中下氣、清熱解暑、利尿、解酒毒、治喉痺，適用於暑濕、溫熱病、熱煩傷津、心煩口渴及小便不暢等症。腎炎、肝硬化及心臟病等水腫患者食用後，既能利尿，又能增加營養，促進食欲。可作為高血壓，急性尿道炎、膀胱炎、輕微之腎臟炎之食餌療法。西瓜食療的用法如下：

1.西瓜汁：西瓜取瓤去籽，用潔淨紗布絞擠汁液。每次喝一碗，可治療熱性病之高熱、口渴、煩躁、尿少而黃等症。

2.番茄西瓜汁：番茄用沸水沖燙，剝皮去籽，用潔淨紗布絞擠汁液。每次用番茄汁半碗配西瓜汁半碗飲用，可治療夏季感冒發熱、口渴煩燥、食欲不振、消化不良、尿少而黃等。

在日常生活中，我們吃完西瓜之後，便習慣性地將瓜皮當垃圾扔掉，殊不知西瓜皮還有許多藥用價值呢。

西瓜皮性涼味甘，無毒，具有清熱解暑、止渴利尿的功效，對暑熱煩渴、小便短少、水腫、丹毒、痱子有較好的治療作用。

1.用新鮮西瓜皮、茅草根各100克，煎水當茶飲，可治療腎炎水腫。

2.取西瓜皮、冬瓜皮各50克，水煎當茶飲之，每日3次，可治糖尿病。

3.西瓜皮去青，煎汁，對黃疸症有良效。

4.將西瓜皮搗碎取汁，塗擦暑痱、丹毒、蚊蟲叮咬之處，有較好的消腫止癢作用。

西瓜皮不僅可入藥，而且營養豐富，含有葡萄糖、磷酸、維生

素C等多種物質，是人體無機鹽的良好來源。同時，輔以其他食物可烹製出美味佳餚。

蘇州民間有一道珍稀菜餚「西瓜雞」，其風味獨特，深受中外賓客稱讚。其製作方法是將成熟的西瓜剖一個小口，挖去瓜瓤，把洗淨的童子雞配以香菇、木耳等佐料放入瓜內，蓋上瓜口，清蒸而成，此菜清香宜人，鮮而不膩，百吃不厭。

◆苦瓜解毒～清腸熱毒，解除勞乏

苦瓜是夏季人們所喜愛的蔬菜。據科學測定，每斤苦瓜中含有蛋白質4.5克、脂肪1克、糖15克、鈣30毫克、磷145毫克、鐵3毫克；苦瓜中所含的維生素C比各種瓜類要高10至20倍，而且維生素B1的含量也居瓜類蔬菜之冠。據《本草綱目》記載：「苦瓜氣味苦寒、無毒，有除邪熱、解勞乏、清心明目、益氣壯陽之功效。」。可見苦瓜具有清暑滌熱、明目解毒的作用。

苦瓜還是治療皮膚暗瘡的良藥。我們知道熱毒的表現大多出現在皮膚，尤其是面部皮膚，這是因為體內的熱毒沿著人體的經絡，

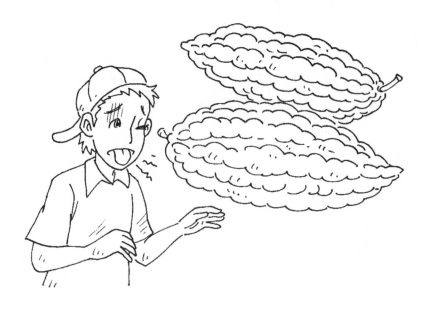

由內向外透發的緣故。面瘡、皮膚痤瘡就是一個最典型的例子，在我看來，暗瘡出現於不同部位，其實跟身體五臟六腑的正常運作有密切的關係。生於嘴巴及下巴四周的位置，通常是由於熱毒及排泄系統出現問題，身體的熱毒未能如常排出體外，原來人體的腦下垂體會令腸部自動分泌出黃體素，刺激大腸蠕動，繼而將廢物排出體外，但是氣血弱的人，便會阻礙正常的排泄運作，令熱毒堆積於體內，暗瘡亦因此而出現；而鼻上出現暗瘡通常是由於經常熬夜，或者是經常吃煎炸食物而引致；至於面頰近顴骨的位置有暗瘡，則表示肝肺不諧調，或者是由於內分泌較一般人旺盛。

　　基本上，出暗瘡的人大都是熱症居多，一般的解決方法都是以清血熱、涼血為原則，當然虛症的人也會生暗瘡症，一般虛症的人的舌頭會較白，治療方法跟熱症的人有所不同，用涼血的方法，會使身體更虛弱，所以要根據患者的體質用藥。具體方法分外用和內服兩種，外用法是用3～4兩的生苦瓜舂爛，跟蜜糖混合，敷面二十分鐘，再用清水洗淨，苦瓜本身有消炎、清血熱的功用；想快些見效，可以將苦瓜汁內服。內服法是，以苦瓜絞汁50CC口服，或苦瓜生切成薄生條，加蜂蜜做成涼茶每天服用，用苦瓜炒菜也是一個不錯的方法。

　　1.鮮苦瓜一個，截斷去瓤，放入茶葉，再接合，懸掛通風處陰乾。每次6～10克，水煎或泡開水當茶飲。治中暑發熱。

　　2.生苦瓜一個，搗爛如泥，加糖100克，搗勻，兩小時後將瓜水濾出一次冷服。治痢疾。

　　3.苦瓜煨為末，開水送服，治胃氣疼。

　　注意，身體屬於虛症的人，最好只做外敷，因為苦瓜本身較為寒涼，如果內服，可能會令身體過於寒涼。

◆南瓜解毒～消炎止痛、驅蟲解毒

　　南瓜味甜適口，性甘溫，有補中益氣之功效。南瓜中所含的

一些成分可以中和食物中的農藥及亞硝鹽等有害物質，促進體內胰島素的分泌。還能幫助肝、腎功能減弱的患者增加肝腎細胞的再生能力。因此多吃南瓜能夠有效地防治糖尿病和高血壓症。此外，南瓜中還含有瓜氨酸，具有驅除胃腸中的寄生蟲、補中益氣、消炎止痛、解毒之效用。

1.南瓜煮牛肉：南瓜500克，牛肉500克，白水煮熟後食用。連食數次後，服六味地黃湯5劑。治肺癰。忌食肥膩。

2.南瓜花煮豬肝：南瓜花煮豬肝200克，調味後食用。治夜盲。

3.瓜子散：南瓜子研末，開水調服，每次一匙，一日兩次，連服5～6日，驅蟯蟲。

◆大蒜──最好的解毒劑

大蒜是一種著名的調味蔬菜，其藥用價值勝過食用價值。中醫學對大蒜的醫療保健功效早有記載，認為大蒜具有消食、開胃、下氣、祛風、解毒、散瘀、驅蟲、止瀉、降壓、止血、利尿、祛痰等功效。據現代醫學研究，常吃大蒜者，其胃癌發病率只有平時不吃蒜的人的三分之一。常吃大蒜可降低膽固醇，緩解冠狀動脈血栓等症。由於大蒜中含有大蒜精油，所以，具有強烈的殺菌作用，可殺滅多種有毒菌類。

日本人常用的健康長壽祕方，就是大蒜，目前在美國、加拿大十分盛行。它是一種新創的健康補給品，大蒜的營養及醫學特性，經科學證明，對於血管有舒張作用，所以能降血壓、血糖，低膽固醇，避免血液混濁，預防心臟病及動脈硬化疾病。大蒜發酵抽取液，可治腰痛、風濕痛。此外，大蒜還對於治療過敏及低血糖症有效。大蒜是少數能治療糖尿病的無害天然藥物之一。俄國科學家證實大蒜有類似抗生素的功能，可抵抗細菌、黴菌及濾過性病毒。

大蒜還是少數能治療皰疹的天然藥物之一，且有治癒罹患癌症的動物及人的臨床證明。大蒜也是具有抗氧化效果的硒之重要來

源，而硒可預防癌症（特別是乳癌）、預防提前老化，為一種天然抗氧劑及去自由基活性劑，可解毒及中和體內許多致癌的物質；科學家已證實硒有延長壽命的功效。

除此之外，大蒜具有強力解毒作用。可中和經由空氣、食物或水等媒介進入體內的一切毒素，避免身體受到傷害。長期服用，必定能改善健康、預防疾病。

藥理分析表明，蒜還可補腦，例如腦力工作者常因用腦過度而出現食欲欠佳、消化不良，甚至血壓升高等反應，久之易致嚴重疾病。如在平時的一日三餐中多吃蒜，則有助於預防上述症狀的發生。因為蒜能促使人的消化液分泌量增加，提高食欲、增加消化功能。研究證明，如果每星期吃上三顆大蒜，身體就會得到極大好處。人體有不少疾患，都是由於血液中脂肪含量過高引起的，在不少基本食品中，如雞蛋、香腸、肉類等，吃了就使血液中的脂肪成分上升，但若同時吃蒜，血液中的脂肪含量則不會有變化，透過吃大蒜可使脂肪不在動脈處沉積，大蒜的確能防止血球在動脈裡形成血栓，同時還可減少心臟病及腦血管疾病的發生。

四年前我在醫院體檢時，被查出腦血管明顯硬化。當時我經常頭昏、眼花、睡不著覺、記性也不好。醫生說這都與我的腦血管疾病有關。一個與我同時參加體檢的同事說：「像你這樣年齡的人，腦血管硬化的多了，不算什麼。我告訴你一個治腦血管的偏方，包准管用。往後你只要每頓飯吃幾瓣生蒜，用不了多長時間，就能見效。」

談到吃蒜，對我並不難，因為我老家盛產大蒜，我小時常吃，從醫院回家後，我每頓飯都會吃2～3瓣生蒜。三個月後，身體狀況有所改善，這就更增強了我的信心。於是，我不論在家還是到外地出差都帶著大蒜。幾年來，我持之以恆，無一天間斷，上個月去體檢，醫生說我腦血管硬化的情況已大有好轉，不僅頭暈、腦脹等症狀消失了，記憶力也提高不少。醫生驚奇地問我：「你都用了什麼藥了？」「什麼藥也沒用，只不過是一直堅持吃生蒜，」我說。

醫生聽後若有所思地說：「日本專家形容大蒜是人體血管的『清道夫』，能降低膽固醇，防止動脈硬化和高血壓，看來還真是挺有道理的！」

現代研究發現大蒜中還含有一種新的氨基酸，叫作「亞力新」。給予小鼠口服，能使移植癌細胞的分裂增殖受到抑制，從而延長了試驗接種動物的生命。大蒜不僅能降低血中膽固醇的含量，還能增加機體免疫能力，防治多種頑固疾病，包括癌症，每日吞服一粒濃縮的20毫克大蒜油膠丸，約相當於2～3瓣生大蒜。

1.蒜一枚，研泥作餅，約銅錢大小，貼足心，左衄貼右，右衄貼左。蒜泥貼足心止鼻衄。

2.蒜頭4枚，搗爛紗裏，外敷牛皮癬處；內服則以開水5斤兌勻，備用。成人每次服5～8CC，一天4次。可治皮炎。

3.用豬肉炒大蒜，盡量食之，少兒酌用。主治支氣管咳嗽。

4.蒜頭30克、花生肉45克、梅肉45克，水熬熟透服用。主治營養性水腫。

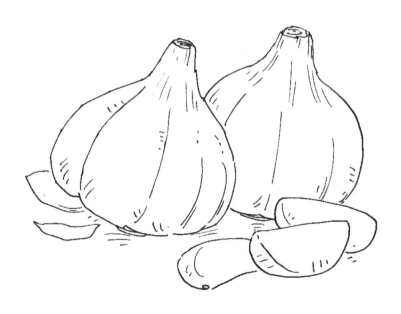

第十六章
心理疏導排毒

　　所有的毒素都不如心理的戕害來得嚴重，心理的鬱毒可以說是最厲害的內毒素，需要我們採取「心病還要心藥醫」的方法來排毒，這就是意念排毒法運用的基礎。在人的內心中，寧靜永遠是沉澱一切心毒、保護內心安定的良藥。現代社會中，名的驅使、利的誘惑、欲的滿足，不斷地把人引向一個喧囂紛亂的世界，但無論再複雜、再遙遠、再深邃、再奇特，終究是自己的內心，終究還是要靠自己的寧靜來照亮。

◆寧靜排毒～排除內心鬱毒

　　所謂意念排毒的目的就是「推陳出新」。推陳就是排濁，出新就是生元。濁是指穢濁，泛指體內不利於健康的痰、血、瘀、濕、風、寒、腫瘤、體液中的廢物及一切病理性產物。排濁的途徑可透過大便、放屁、小便、吐嘔、咳嗽、乾咳、出汗排出。

　　民間常用「心狠手辣」形容一個人的無情，古代文學作品中有人用「你心也忒毒了些」來比喻一個人的心很毒辣，所以人們往往在日常生活中「眉頭一皺」、「毒上心頭」，這「毒」既來自於內心的積怨，也有對外界壓力的反彈，小說筆記中用「毒婦」形容女人的狠毒，用「蛇蠍心腸」形容人的心計，可見「毒」從心生，「毒生自害」，我們只有從內心中消除那些積壓的怨氣及對抗的意義，才有可能保持內心的健康，不受毒念所害。

　　寧靜是心靈深處的一汪清泉，隨時隨地在你我的心中緩緩流過；它是你獨處一地時從容自如、怡然自得的縷縷柔情，更是你永

難忘懷的流光溢彩、秀美清爽的心情。如果每天都生活在自己寧靜的天宇，呼吸著清新空氣，盡享著令人陶醉的大自然景色，就能養得一分寬大容人的器量。中國古代養生觀告誡我們：不必刻意追求可遇不可求的自我境界，而要覓到相親相守的最佳間隙——心靈與自然的默默溝通。

其實，無論古今中外的人們，都總是希望自己的內心充滿光明，清潔而寧靜。在天地之間，守一份清靜，來一份自省的靜修，你一定能領悟和遵循萬物變化的自然法則。對自己的人生時刻保留一腔活水的寧靜。在端莊而又肅然的靜定狀態下，心靈內視，常常透過那喧囂的鬧世，一眼見到那古老熟悉的漫山遍野和白茫茫的湖水，水天相接，一片浩渺。

有時，穿過一片叢林，沿著彎彎曲曲的林蔭小道緩緩行走，看著碧綠的田地，聽著清脆的鳥鳴聲，嗅著空氣中的香草味，那種感覺似走進了大自然的絕妙去處。湖對岸是無垠的田野，幾頭水牛從容地在咀嚼，稀疏的蘆葦在風中搖蕩，應和著牠們的尾鬃。一艘載著鷺鷥的漁舟從湖岸邊的河道裡駛入湖面，一片雲霞般的紅葉，沿河道兩岸一直伸向深處，然後是一片看不清的或者是雲、或者是霧、或者是海。處在自然的空靈之中，就會感覺到所有的霧障都被浩然正氣容納，忘記小我，融入萬物；內氣滾動，裡外溝通，暢流有序；骨骼響起，經絡暢通，在自省和自悟中，身心便得到了充分的解放，生命也不斷地得到高潔的昇華。

這裡再介紹一套內心意念排毒操，適合男女老少自我鍛鍊，實用性強，可增強人體抗病能力。

一、內心洗禮

靜心，為全身導引做準備。

全身放鬆，入靜，站、坐、臥均可，意守丹田，雙手置於胸前，合掌，默念「鬆、靜、空」。與此同時，透過示範及語言誘導自己進入操作狀態。默想氣上頭頂，百會穴打開，大腦、小腦、五

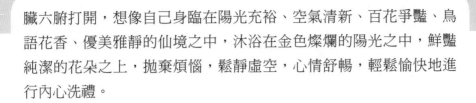

臟六腑打開，想像自己身臨在陽光充裕、空氣清新、百花爭豔、鳥語花香、優美雅靜的仙境之中，沐浴在金色燦爛的陽光之中，鮮豔純潔的花朵之上，拋棄煩惱，鬆靜虛空，心情舒暢，輕鬆愉快地進行內心洗禮。

二、調和氣血

目的在於打通各局部經絡、氣機、能氣血流通，邪氣排除。

盡量體會鬆靜自然的境界，放鬆身體，四肢放鬆，肌肉微微跳動，全身血管經絡打開，放鬆入靜，通經絡、調和氣血、活血化瘀。

1.合掌置於胸前，意念調自己的內氣至雙勞宮穴或劍指處，深深地吸氣，把胸中的病氣、濁氣、悶氣和各種不愉快的情緒統統排泄出去，使心胸虛空開闊，大腦輕鬆愉悅，想像周圍的環境靜得無聲無息，靜能生智，靜能生慧。

2.用右手揉印堂穴1分鐘，內視自己相應的部位，同時配合呼吸，首先把意力集中在頭部，雙手接著按揉百會穴、神闕穴、太陽穴、頰車穴、迎香穴、地倉、人中、聽會、聽宮、耳門、腦空、醫

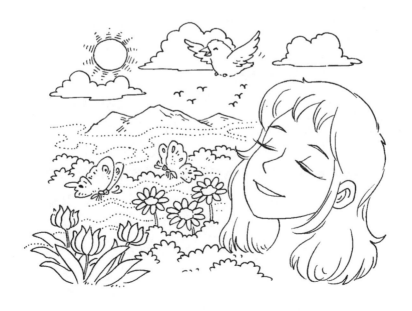

風、風池、風府、天柱、晴明、魚腰、攢竹等穴，注意頭部放鬆、枕部放鬆、頸部放鬆，然後梳頭、叩齒、鳴天鼓、咽津、擦面、推耳、叩頭、擦鼻子，用食指拿提喉結兩側，做上下、前後方向的揉推，然後點按喉結上凹陷處的廉泉穴，口內如舌出現唾液，再徐徐嚥下，拿項筋，接著按天突穴，頭部向前、向後、向左右做大幅度的屈牽、伸張，再做順時針方向的旋轉，把您的手輕輕放到胸部，拍打胸部、疏理肋部，按揉胸部、寬胸理氣，自上而下直推任脈，用中指端按揉中府、膻中20～30次，然後用掌面順時針方向摩腹揉氣海、關元、天樞五分鐘。接著捶擊肩膀、拍背、捶腰背、輕揉腎部，腎為先天之本，人體生命的動力泉源，揉腰眼、摩命門、擦腰骶、摩長強10分鐘。揉腹通氣海，氣海為任脈的主要穴道，按摩此穴有強壯作用，稱為生氣之海，通氣海、強命門。

3.意念隨著我走，肩膀放鬆、大臂放鬆、肘關節放鬆、小臂放鬆、腕關節放鬆、背部放鬆、腰部放鬆、腹部放鬆、大腿放鬆、膝關節放鬆、腳踝放鬆、五臟六腑放鬆。浴臂通經絡，浴臂從肩部開始，緩慢地沿手臂內側向手部推撫，接著施揉內外關，達到寬疏理氣，寧神和胃的效果，揉合谷，對手痛、咽痛、頭痛、腹痛、牙痛有鎮痛作用。按拿合谷、曲池、手三里、手五里、內關、外關等穴，揉臂3分鐘，摩上肢、抖臂、按腕、搓手掌、撥拉手指頭、點勞宮穴，接著浴腰，搓命門，以溫補命門火，培之補腎，固精止滯、舒筋活血，對男女各科疾病作用效果好。

4.全身的關節、肌肉，五官放鬆，心理、情緒放鬆，按揉大腿，浴腿通經絡，拍擊下肢，按揉髕骨、拿小腿、按揉足三里、搖踝關節、搓大腿、點足三里、三陰交、陰陵泉、陽陵泉約20分鐘，用雙拇指分別點按承扶、環跳、殷門、委中、承山、解溪、摩湧泉、擦足心10分鐘，按揉委中穴有清熱、涼血、祛風濕、壯腰膝之功能，全身抖動，這樣抖動有利於疏通經絡、排泄內毒。

5.雙掌朝向頭部上方，採氣於百會、勞宮、湧泉，排除一切私心雜念，七情六欲，全身所有疾病和病氣統統隨著呼氣，透過全身

的毛孔和穴位排出體外。呼吸自然界清新之氣進入體內，沐浴自己的全身，把全身沖刷的乾乾淨淨，接著心胸豁然開闊，頭腦頓時清醒，用意念從上到下依次到頂、喉、心、臍，加上意念想著帶有強大力量從下丹田的百會穴貫入脊柱督脈內，從脊柱督脈向五臟噴射，沖刷著體內各個組織、器官、肌肉，把臟腑組織都沖刷得乾乾淨淨。

6.用意念想像自己的頂輪、喉輪、心輪、臍輪、底輪都有一條青赤、黃、白、黑色的輝光，散著百花芬芳，進入您的全身，青色入肝膽；赤色入心、小腸、心包、三焦；黃色入脾胃；白色入肺、大腸；黑色入腎、膀胱，照耀五臟六腑，滋養著五臟六腑。身心像剛洗過澡一樣全身清潔、爽快、舒適、輕鬆、頭腦清醒、心情愉快。

7.雙手擦面部、梳梳頭髮，接著雙掌重疊在肚臍上，然後順時針旋轉36圈，站立、雙手扶膝，轉動腰、胯、膝、腳踝關節，用雙手拍打肩膀、胳膊等，透過此番調適即可心身安泰，內毒盡消。

◆讀書排毒～排除心毒法

讀書排毒，是以高聲朗讀或低聲默讀書刊，以調節氣機、怡情養性，達到防治疾病的一種方法。古代醫家將「讀書明理」、「讀書悅心」作為修養心身的方法，認為讀書吟誦不僅可以明理，增長見識，還可以在進入意境的過程中，移情忘我而產生某種治病效果。自古詩壇就有杜甫詩能除病的傳說。南宋胡仔在《苕溪漁隱叢話》中云：「世傳杜詩能除疾，此未必然。蓋其辭意典雅，讀之者脫然，不覺沉痾之去體也。」清代青城子《志異續編》載述白岩朱公患有氣痛病，每當疾病發作時「取杜（甫）詩朗誦數首即止。」古時還有一則不藥而癒的醫案：一窮秀才終日伏案疾書，嘔心瀝血，文成而病倒，臥床難起，遂請名醫診治。醫家了解病情後，漫不經心地拿起秀才文稿，故意讀錯句。精神萎靡的秀才聽見自己的「錦繡文章」被讀得支離破碎、牛頭不對馬嘴時，怒不可遏。大怒

之下，翻身起床，奪過文稿，一字一句高聲朗讀數遍，並示醫家之錯。讀罷，秀才自覺手足溫暖，心胸開闊，精神振奮，須臾痛楚若失。

讀書是潛移默化的心理效應，聲情並茂的美學享受，特別是抑揚頓挫的誦讀，既能調節氣機的升降出入，增加肺活量，又能舒肝理氣，調達情志。難怪宋代精於養生之道的文學家歐陽修就有「至哉天下樂，終日在書案」，以及韓駒「唯書有真樂，意味久猶在」的切身體會。

隨著現代生活方式的改變，資訊膨脹和人際關係的複雜化，無聊、沮喪、消沉、悲傷以及冷漠等不良情緒常常自覺不自覺地出現在生活中。由此醫學的模式也相應發生了轉變，人們的健康觀也在不斷更新。追求生理、心理、社會的完美和諧，改變自己的行為方式，需要文化的薰陶、書刊的引導。近年來，在美國和西歐一些國家，醫院裡陸續開設了「病員讀書館」，專門用來為醫療服務；西德一些醫院創建了「快樂的醫院病房」，運用書刊、玩具等有效地幫助病人成功地克服在新環境裡產生的孤獨與恐懼心理。美國心理學家勒納宣導「詩歌療法」，以此來改善患者的心理障礙。「詩歌

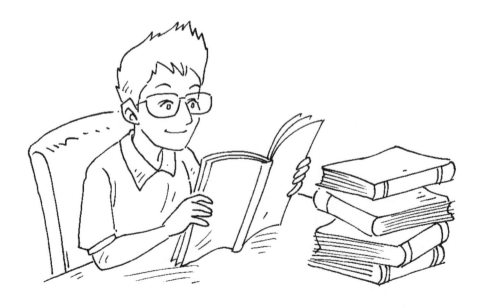

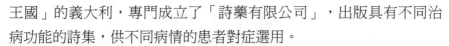

王國」的義大利，專門成立了「詩藥有限公司」，出版具有不同治病功能的詩集，供不同病情的患者對症選用。

　　莎士比亞說：「書籍是全世界的營養品」。讀書排毒正是從心理角度出發，針對不同的病情，指導病人閱讀有益於健康、活躍情緒的書刊，並使病人學會對待不良情緒的方法。國內外醫學專家一致認為：閱讀不同感情色彩的書籍報刊，能解除人的煩惱，淡化抑鬱的心理，調節人體的免疫機能，尤其是神經系統、心理障礙的患者，更適合採用書籍療法。但是，讀書也得掌握要領，內容應有所選擇，才能有益身心。正如《鄢陵縣誌》記載：「好讀書而有要領，經史之處，博及子集，凡讀者皆有益於身心性命。」以及《遵生八箋》所指出的：「讀書之法須掃蕩胸次淨盡，然後吟哦上下，諷詠從容，使之感發，方為有功。」

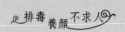

第十七章
蒸氣浴排毒

　　蒸氣浴是一種不可替代的排毒法，在失眠、肥胖症上有其獨到之處。蒸氣浴既可做純水蒸氣浴，也可做藥物蒸氣浴，其防治疾病的原理主要是利用物理溫熱作用及中藥藥物作用，調節高級神經中樞和全身生理及病理，是一種驅邪而不傷正氣、發汗而不傷營衛、內病外治、透邪外出、活血行滯、舒筋通絡的好方法。

◆什麼是蒸氣浴排毒

　　蒸氣浴是一種不可替代的排毒法，因為它在治病療效方面有其獨到的地方。蒸氣浴能夠促進機體的新陳代謝，增強機體抵抗疾病的能力和消除功能障礙。實驗結果表明，在進行蒸氣浴時，體溫平均升高1.8℃，基礎代謝率增高，脈搏和呼吸加快，白血球計數增多。蒸氣浴對神經、肌肉、骨骼、結締組織的變化有直接影響，蒸氣浴時，輸送到肌肉的血液量增加，肌肉血管擴張，肌肉的肌酸和其他廢物可迅速排除，還有助於工作和運動中被損害組織的修復，所以蒸氣浴能使人消除神經緊張和疲勞。疲勞的肌肉、肌腱和韌帶能得到較快的恢復，浴後使人有一種輕鬆感。蒸氣浴對失眠、肥胖症有很好的療效。蒸氣浴既可做純水蒸氣浴，也可做藥物蒸氣浴，其防治疾病的機理主要是利用物理溫熱作用及中藥藥物作用，調節高級神經中樞和全身生理、病理過程。它是一種驅邪而不傷正氣，發汗而不傷營衛、內病外治、透邪外出、活血行滯、舒筋通絡的好方法。

　　據說，有一位病人患了一種風濕病，有人告訴他採用鹽療法，

但沒有見效。後來他讓人在地上挖了一個和自己身體差不多大小的坑，在坑中鋪上熱灰，然後撒上砂土，再撒上樹葉，自己躺在上面，用蒸氣促使自己大量發汗的療法進行治療，結果收到了滿意的效果。這就是蒸氣浴中最常見的一種方法。在現代，人們也仍然採用類似方法治療病症或健身，比如現代蒸氣浴，就是讓人進入一間充滿熱蒸氣的屋子裡，讓人透過發汗來治療疾病。

蒸氣浴的治療保健作用與下列因素有關：

1.以蒸氣刺激且加速代謝過程，可抑制病原性細菌及濾過性病毒的成長。

2.器官及腺體（包括內分泌腺及性腺），受刺激時將增加活力。

3.身體自行痊癒許多急性、慢性疾病，如傷風、感冒、風濕性疾病，甚至於癌症的修復速度也會加速。

4.蒸氣引起大量流汗，許多代謝產生的廢物及毒素會經由流汗排出體外，而皮膚是身體最大的排泄器官——30％以上人體的廢物經由皮膚排泄出去。根據化學分析結果，汗中所含成分幾乎和尿中相同，由於蒸氣浴可刺激汗腺作用，可增加代謝及清潔皮膚的功能。

傳統蒸氣浴又叫「濃煙三溫暖」，是在一座3.6公尺寬5.4公尺長的木製建築中進行的。蒸氣室一般隔成兩間小房間，分成化妝室及蒸氣室。化妝室中備有許多長椅以備蒸氣浴後可以躺下休息。蒸氣室中有一個由原始天然岩石砌成的烤箱，其主要以木材當燃料，室內沒有煙囪，因此加熱時室內充滿煙，烤箱中有一鐵管供熱水流通，蒸氣室中另有冷水設備，有小窗當流通口，室內另一邊設有階梯狀高矮不一的長椅，當烤箱中的岩石發熱時，即可使用三溫暖，此時熄火可打開通氣小口以保持空氣通暢。現今建造的蒸氣浴設施雖使用岩石，但是濃煙也不會進入室內，更新式的設備則經由電力加熱岩石。

進行蒸氣浴前將冷水通於燒熱的岩石上，使室內充滿蒸氣，蒸氣室中有各種高度的長椅，自己可以自由選擇使用溫度，長椅越高，蒸氣溫度也越高，通常蒸氣浴的溫度為攝氏39℃至70℃，但是

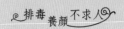
蒸氣浴溫度不宜超過攝氏75℃。

蒸氣浴保健的一個最重要的技術問題就是提高蒸氣浴室中的溫度，常用的提高溫度方法是：在進行蒸氣浴的浴室裡，鋪有兩層上窄下寬的瓦，裡面放著一個直徑約30公分的爐子，洗澡時將其點燃。溫室只有一個入口，沒有窗子，只開有兩個內側大、外側小的孔。爐子點燃之後，室內溫度迅速上升。

為了增加加熱效率以及刺激流汗、升高體溫，人們都使用樹葉，將樹葉紮成一束，夏天用新鮮樹葉，冬天則用乾葉，通常將乾葉束浸在熱水中又恢復成如新鮮樹葉一般。淋浴者先以樹葉束拍打全身，對無所知的人可能會覺得奇怪、與眾不同，但是您必須試著享受此種愉悅及難以置信的樂趣。

◆家庭蒸氣浴排毒的步驟

如果你自己家中有蒸氣浴的設備，請每週做1～2次蒸氣浴，依照芬蘭浴的方法，洗完蒸氣浴後不要立即沖冷水，用一條大浴巾裹住身體，躺下來休息半小時，使體溫緩緩下降。

一、熱水浸泡階段

浴缸放滿攝氏38℃的溫水，全身浸泡在水中只留頭露在外面呼吸空氣，讓熱水不時流入浴缸中以保持水溫在攝氏38℃，半小時後體溫近乎水溫時擦乾身體，用大浴巾裹住全身，然後躺在床上蓋上毛毯，靜靜躺1小時以上，使體溫漸漸還原。

二、蒸氣浴階段

將自己全身用大且厚重的浴巾包好，床上墊上塑膠墊以防弄濕。靜躺於塑膠墊子上，蓋上電毯（只留下一小空隙便於呼吸），必要時再蓋上數條厚毯子，直到全身大量流汗（通常1小時以上），擦乾身上的汗珠。

三、身體降溫階段

當身體出汗以後，把用豆類（大豆、小豆或扁豆等）壓成的洗澡粉抹在身上，以除去身上的汗垢。如果是病人的話，則使用具有藥用功效的香木（如檀香等）粉末混合成的香料製成的洗澡粉。洗淨身體以後，還要在身上塗一層油。目前，一般的做法是蒸氣浴後，用溫水及肥皂洗澡，然後靜靜躺在更衣室中的長椅上休息，使毛孔慢慢縮小，代謝漸緩，身體慢慢恢復正常體溫。

四、蒸氣浴的防病治病法

古代人們在不鋪地板、只鋪著席子和草簾子的悶熱房間中，身上蓋著毛巾進行蒸氣浴，或待在木箱裡，只露出頭部進行蒸氣浴。這些蒸氣浴室，都是以發汗為目的。在蒸氣浴室中發汗，可以促進人體的新陳代謝，消除疲勞，同時還能減肥。此外，在一些地方，人們將岸邊的砂子挖開，就會有溫泉水湧出來。人們穿著舊浴衣之類的衣服，把全身除頭部外都埋在砂子裡。這種露天的發汗療法，對於肥胖症、風濕病、神經性疼痛、胃腸病及痔瘡等等，都有一定的療效。

在佛教醫學的蒸氣浴療法中，除了在地上挖坑，鋪上砂子和樹葉，人躺在上面發汗的方法外，還有一些採用藥物和食物進行薰蒸發汗的方法，而且，這些方法在現代社會也仍為人們所採用。

◆蒸氣浴排毒的方法

現代研究證明，對於面部神經麻痺、感冒、耳痛、呼吸困難、便祕、小便不暢、神經疼痛、風濕、手腳不靈、聲音嘶啞、肺結核、呃逆、氣喘、全身麻痺、身體抽搐、脹腫、胃病等疾病，利用蒸氣浴發汗法進行治療可以得到良好的效果。下面的這些蒸氣浴排毒方法可供廣大讀者參考選用：

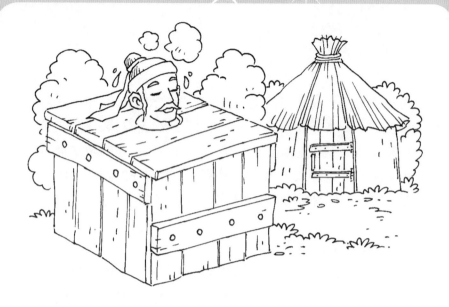

一、奶油發汗法

在煎煮過的藥液中，加入牛奶、油、奶油、肉汁，患者將身體浸泡在裡面發汗。

二、岩石發汗法

將一塊平坦的岩石用木柴燒熱，然後拿掉木柴，把岩石用溫水沖洗一下，再鋪上絹布或毛巾。之後，讓患者全身塗上油，包裹上棉布等，躺在岩石上發汗。

三、中草藥發汗法

將具舒筋作用的中草藥（處方：伸筋草、透骨草、荊芥、防風、防己、附子、千年健、威靈仙、桂枝、秦艽、羌活、路路通、麻黃、紅花，以上各藥等分，共研為粗末，每90克裝一袋，將藥裝入長4寸寬2寸半的白布袋裡，將袋用白線縫好，放入盆中，加冷水適量，放火上煎煮，取其蒸氣熏蒸患處，待藥液稍涼後可以浸洗並將藥袋放置患處熱敷，每次熏洗30分鐘左右，每日一次。也可取乾

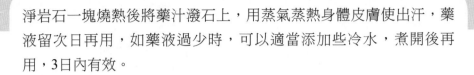

淨岩石一塊燒熱後將藥汁潑石上，用蒸氣蒸熱身體皮膚使出汗，藥液留次日再用，如藥液過少時，可以適當添加些冷水，煮開後再用，3日內有效。

◆蒸氣浴的注意事項

1.在做蒸氣浴前2小時不要進食。

2.蒸氣浴常使心臟及心血管系統承受壓力，所以蒸氣浴的溫度及次數該調節適度。

3.有心臟病及高血壓的人，洗蒸氣浴時必須先請教醫生。

4.做完蒸氣浴後，並不需要立刻沖冷水，而是在更衣室的長椅上，靜躺一段時間，使體溫降至平常體溫，再以溫水沖洗身體，如果蒸氣浴後立刻用冷水沖洗，不但干擾蒸氣浴的效果，而且可能傷害身體。

5.使用發汗療法之前，如果服用油劑，可以先預防便祕的發生。使用油劑和發汗療法，需考慮到患者的體力，應當適當使用含有各種有效成分的發汗劑，以增強治療效果。結合患者身體的實際情況，分別採取強力發汗法、中性發汗法和弱力發汗法，這樣才會有較好的效果。另外，進行發汗療法的時候，患者的眼睛要用清潔的布、麵粉、荷葉等物適當加以保護，在患者的心臟部位，要放上手感較涼的首飾、器皿或用水浸濕了的荷葉等。當患者疼痛消失，患處沁出適當汗液時，便可停止發汗。利用高溫發汗，患者往往會感到氣喘、疲勞、口渴、灼熱、四肢無力、軟弱。

6.酗酒者、孕婦、痢疾及糖尿病患者，患有黃疸、痔瘡、痛風者，以及神志不清、易感到疲勞和體力較差的人，都不宜使用發汗療法。

蒸氣浴後，用浴巾拭乾身體，根據保健需要和不同病症，選取適宜的推拿按摩方法。在推拿按摩前，可補充適量的水分，如溫度適中的果汁或淡鹽水等。

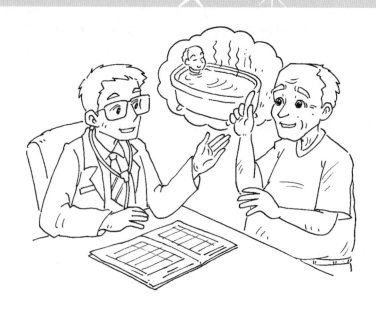

　　蒸氣浴也適用於局部薰蒸，如蒸氣浴面、薰蒸肛門及外陰等，以治療疾病。

　　蒸氣浴不但有很好的保健作用，而且能治療很多種疾病，如類風濕、風濕性關節炎、神經衰弱、肥胖症、各種水腫、腰背痛、消化不良、過敏性鼻炎、痛經等。

國家圖書館出版品預行編目資料

排毒養顏奇蹟：吃對喝對就能快速疏理身上的
毒素 / 漆浩作 . -- 初版 . -- 新北市：華志文化，
2015.03
　　面；　公分 . --（健康養生小百科；31）

ISBN 978-986-5636-11-1（平裝）

1. 健康法
411.1　　　　　　　　　　　　　　104001510

日 華志文化事業有限公司

系列／健康養生小百科 0 3 1

書名／排毒養顏奇蹟：吃對喝對就能快速疏理身上的毒素

作　　者　漆浩醫師

執行編輯　林雅婷

美術編輯　簡郁庭

封面設計　黃雲華

文字校對　陳麗鳳

企劃執行　康敏才

總　編　輯　黃志中

社　　長　楊凱翔

出　版　者　華志文化事業有限公司

電子信箱　huachihbook@yahoo.com.tw

地　　址　116 台北市文山區興隆路四段九十六巷三弄六號四樓

電　　話　02-22341779

印製排版　辰皓國際出版製作有限公司

郵政劃撥　戶名：旭昇圖書有限公司（帳號：12935041）

傳　　真　02-22451479

電　　話　02-22451480

地　　址　235 新北市中和區中山路二段三五二號二樓

總經銷商　旭昇圖書有限公司

出版日期　西元二〇一五年三月初版第一刷

售　　價　一九九元

版權所有　禁止翻印

Printed in Taiwan

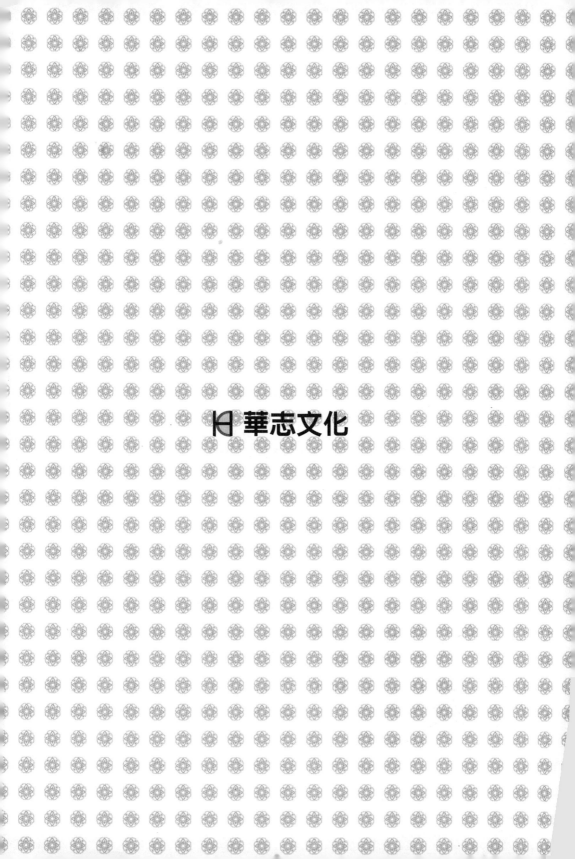

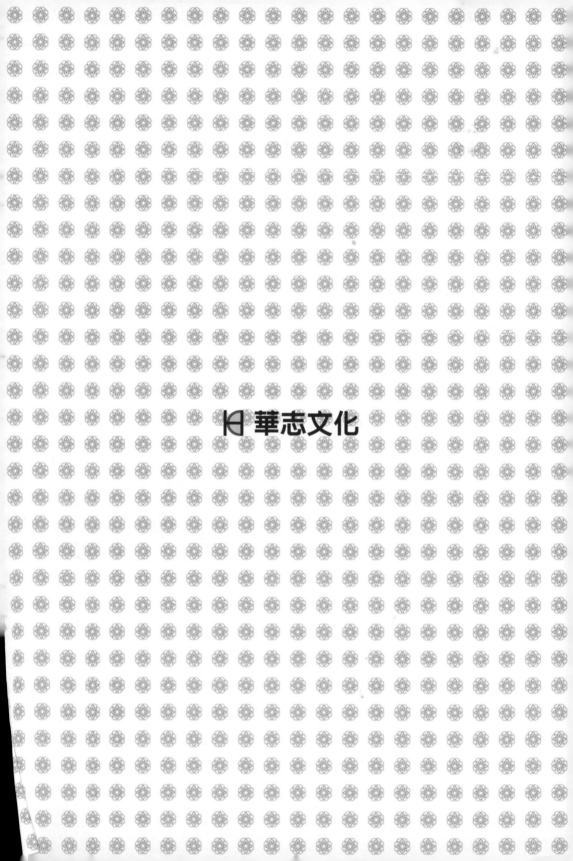
華志文化